FIT FOR LIFE

フィット・フォー・ライフ

健康長寿には「不滅の原則」があった！

ハーヴィー・ダイアモンド
マリリン・ダイアモンド◉著
松田麻美子◉訳・補遺

グスコー出版

日本語版刊行に寄せて

『フィット・フォー・ライフ』という本を読ませていただいて、その内容のすばらしさに私は驚いてしまいました。これはアメリカにお住まいのハーヴィー・ダイアモンドさんとマリリン・ダイアモンドさんがご自身の実際的な体験に基づいてお書きになったもので、原題も「フィット・フォー・ライフ（Fit for Life)」となっています。「ライフ」ですから生命とか生活ということでしょう。ですから「フィット・フォー・ライフ」の意味するところは「生命、そして生活に、よく合っている」ということだと思います。

「自然と健康」についての考え方は、洋の東西を問わず昔からあったようです。古代ギリシャにおいても、当時の哲学者ヒポクラテスは「あなたの食べるものはあなたにとっての薬である」と言っていたそうです。このことは「自然と健康の関係」を簡潔に語っていると思います。「自然と健康」については、アメリカ合衆国において一八三〇年に「アメリカ生理学会」と称する組織が作られ、その後大勢の学者や実践者の方々によって研究されてきました。こうして体系化された健康理論のリーダーである「アメリカ健康科学カレッジ」の学部長T・C・フライ博士は、「健康は唯一健康的な生活からしか生まれない。食べ物こそがその人の生命の長さと質に多大な影響を与える」と言っておられます。

このような考え方を、英語では「ナチュラル・ハイジーン（Natural Hygiene）」というのだそうですが、単なる理論だけではなしに具体的な事例がたくさん盛り込まれてできたものが『フィット・フォー・ライフ』です。この本をヒューストンにお住まいの松田麻美子さんがきれいなわかりやすい日本語に訳してくださいました。

この本のなかには私たちが健康であり続けるための「三つの原則」が説かれていますが、すべて納得できることばかりです。今あらためて考えてみますと、この本に説かれていることのいくつかを私たちはこれまで実践してきました。例えば、「果物を正しく食べること」という原則が記されています。人間は草食動物でも肉食動物でもなかった。果物を主食とする果食動物だった、というのです。私はこの本を読んで「まったくそのとおりだ」と思わず膝を打ちました。

私の夫、三木武夫は果物が大好きで、毎日果物を欠かすことがありませんでした。かなり前の話になりますが、のちに衆議院議員になられて経済企画庁長官や労働大臣という重要なお仕事をされた近藤鉄雄さんがまだ若くて大蔵省のお役人だった時のことです。三木が経済企画庁長官を辞して、当時の世界のニューリーダーの方々にお目にかかるために、アメリカ、カナダから中南米、そしてヨーロッパからソ連、東欧諸国へと駆け足で歴訪の旅に出たことがありました。

そのころ大蔵省から経済企画庁に出向しておられた近藤さんに三木の通訳兼秘書としてお供していただくことをお願いしました。私は三木の外遊にあたって近藤さんにただ一つ強くお願いしたことがあります。それは三木は果物が大好きでしたので、「どこに行っても果物をたくさん買い込んで、ホテルの三木の部屋に置いておいてください」ということでした。近藤さんは私との約束をしっかり守ってくださったのだと思います。おかげさまで三木は三か月で三十数か国訪問という超過密スケジュールを見事にこなして元気な姿で帰ってきてくれました。後年三木が内閣総理大臣としてみなさんのお役に立つことができたのも、健康で政治家として思いきり活動できたのも、果物をいつもよく食べていたことが良かったのだと思います。

米寿を迎えた私に、『フィット・フォー・ライフ』を読んでみなさい、と薦めてくれたのは近藤鉄雄さんです。この本に接し、あらためて健康のありがたみを実感しているところです。大切な健康をどうしたらいつまでも保つことができるか、その基本は私たちの「食」にあります。まさに医食同源です。ぜひこの本を大勢のみなさんにも読んでいただき、一人でも多くの方にこのすばらしい「健康ライフ」を自分のものにしていただきたいと思います。

訳者の松田麻美子さんは、この本のほかにも人々の健康のために役立つ本をたくさん書いておられます。お写真を拝見すると大変魅力的で美しい女性のようです。私も近くお会いすることを今から楽しみにしているところです。

三木睦子

（みきむつこ・三木武夫記念館館長）

三木睦子氏は二〇一二年（平成二四年）七月三一日に逝去されました。九五歳でした。慎んでご冥福をお祈りいたします。（編集部）

訳者からのメッセージ

――あなたの人生の目的は「食べること」ですか？

このページを開いた瞬間から、あなたは、「健康」と「食べること」について今まで抱いていたパラダイム（ものの見方、概念）の転換を求められることになるだろう。なぜならそれは、**私たちがこれまでに教えられてきた栄養学や健康法では、決して永続的な「スリムで健康な体」を獲得できない**ことが明らかになるからである。

私たちの今の体とは、食べ物を食べ、消化し、吸収し、利用した結果の姿である。私たちが選択し、口に運ぶものが、私たちの体を作っている。食べ物の選択次第で、あなたは自分自身をスリムでエネルギーに満ちあふれた健康体に作り上げることもできれば、醜く太り、いつも疲れ切って病んでいるような体にすることもできる。

ここで最も問題になるのが、食べ物の選択である。その選択基準が間違っていれば、あなたは痛みや苦痛から解放されたすばらしい人生を永久に手にすることはできないだろう。それどころか、自分の健康に自信が持てず、絶えず病気への不安や恐怖と背中合わせのまま生涯暮らすことになるのである。

困ったことに現代人の非常に多くが、間違った選択をしている。古代ローマの思想家セネカは、そのことについてすでに二〇〇〇年近くも前に、次のように指摘している。

「人々は至るところで、自分のナイフとフォークを使って無意識のうちに食卓で自殺行為を行なっている。このようにしてほとんどの人は、不適切な食生活によってもたらされる病気で死んでいくのだ」

事実、私たちの周りには不適切な食生活が原因で、苦しみ、若くして亡くなっていく人たちで満ちあふれている。老衰で亡くなるよりも、ガン、心臓病、脳卒中で亡くなる人が多いというのは不自然な現象といえるのだ。人間は本来、誰もが一二〇歳まで生きられる可能性を持っているのである。

この地球上に棲む哺乳類で、病気のために苦しみ、老いる前に死んでいくのは、私たち人間と、ペットや動物園の動物たちのような人間の支配下にある動物たちだけである。私たち人間はあまりにも賢くなりすぎたために、本来の体の生理機能や構造上ふさわしいものからすっかりかけ離れたものを自分たちの食べ物とする基準を作り上げてしまった。「一日三〇品目をバランスよく食べる」というのはそうした誤った基準の一つだ。間違った基準に従って食べても、決してスリムで健康な体にはなれない。

それはちょうど、持っている地図とコンパス（羅針盤）が間違っていれば目的地へは決して到着しないことと同じようなものである。あなたのめざす目的が、スリムで輝くような健康体を保持し、痛みや苦痛から解放された人生をエネルギッシュにエンジョイすることなら、正しい地図とコンパスを手に入れる必要がある。まさにその正しい地図とコンパスに当たるのが、本書『フィット・フォー・ライフ

(Fit for Life)』なのである。本書はきっと、あなたのパラダイムを変えるための決定的なツール（道具）となるだろう。

このツールは私たちの体に最もふさわしい食べ物とは何か、それを、いつ、どのように食べるかという、食べることに関する基本原則ともいえる。このツールを活かせば、誰でも永続的な「スリムで健康な体」を手に入れることができる。すべての人が永久にエネルギーに満ちあふれ、疲れを知らず、すばらしい人生を展開していくことができるようになるのだ。

カレン・マルダー、クラウディア・シーファー、カレン・アレキサンダーといったスーパーモデルや、キャンディス・バーゲン、シャーリー・マクレーン、ウーピー・ゴールドバーグ、シェール、アンジェラ・ランズベリー、シビル・シェパード、ジーン・ハックマン、チェビー・チェイス、ポール・マッカートニーといった人気スター、メアリー・ハート、マーブ・グリフィンなどの人気タレントたちのように、そして世界中に何百万人といる「フィット・フォー・ライフ」の実践者たちのように、このツールを用いて自分の夢を実現させることができるのだ。

「フィット・フォー・ライフ」とは、「生命の法則」にフィットした生き方をすれば、生涯フィットした（良い健康）状態でいられるという意味である。

本書の初版は、一九八五年にアメリカで刊行された。人口のおよそ三分の二は過体重だといわれるアメリカの国内事情を反映してか、永久減量とトータル・フィットネス（心身ともに完璧な健康状態）の手引書として発売早々から大評判となった。

初版は二日で売り切れ、重版以降も一週間で六〇万部を売り上げるという爆発的な人気を博し、またたく間に『ニューヨーク・タイムズ』紙のベストセラー・リストの一位にランクされ、ついにそれを四〇週間連続守り続けるという前代未聞の記録を作ってしまった。ベストセラー・リストに九〇週間連続登場したところで、世界の出版史上最も優れた「健康とダイエットに関する書籍」と評価され、『風と共に去りぬ』や『聖書』とともに『パブリッシャー・ウィークリー』誌の、世界の名著二五冊の中の一冊に選ばれるに至った。

そして刊行以来二〇年を経過した今日でも、アメリカのたいていの書店やヘルスフード・ストア（健康自然食品の店）の書籍売場に並ぶロングセラーとして「世界の名著」の座を守っている。毎年、何百冊ものダイエット本や健康関連本が登場しては消えていくアメリカ社会で、これほど長い間人々に愛読され支持を得ている本は、この分野では一つもない。

それは本書が、真砂のごとく巷にあふれている単なるダイエット本や健康関連本ではなく、「人間の生き方」の原則を書き記したものだからである。現在、世界三二か国語に翻訳され、累計で一三〇〇万部を突破し、「世界の名著」と称されるようになった理由は、まさしくそこにある。

本書のプログラムの効果については、すでに何百万人もの人々によって実証されている。また、本書の出版後、年々明らかにされてきた科学・医学の分野でのさまざまな研究結果も、すべて本書の内容が正しいものであることを裏付けている。

私は本書の根本理念である「ナチュラル・ハイジーン」という自然健康法を指導しているが、この方法でスリムになり健康を回復した人々をたくさん知っている。私自身もそのうちの一人だ。

体は必要な条件が与えられれば、誰でも健康になれるようにできている。太っている人はやせ、肌の荒れている人はなめらかになり、健康上のいろいろなトラブルは次第に改善されていく（先天性のものや末期ガンは除く）。頭の回転の鈍かった人はシャープになり、寝たきり状態、認知症、ガン、心臓病、脳卒中などを恐れて暮らしていた人は不安がなくなり、自分の健康は自分でコントロールできることが自覚できるだろう。

現に中高年から本書のプログラムを始めた人々でさえ、スリムですばらしく健康な体に変身し、医療費を大幅に節約して喜んでいる例が、世界中には数え切れないほどある。

「健康」と「食べること」について、あなたが今持っているパラダイムを修正するだけで、あなたも永久にスリムで健康になり、人生をいっそうすばらしいものに変えることができるのだ。

この本はアメリカ人の手で書かれているため、「日本人には向かない」と思われがちだが、そのようなことは全くない。アメリカ人であろうと日本人であろうと、人間は人類という哺乳類の一種で、人類が守っていかなければならない**「生命の法則」とは、すべてに共通したものである。**

私が指導する「超健康革命の会」（詳細は五四一ページをご覧ください）の会員は皆、この「生命の法則」からすばらしい恩恵を受けている。読者の方にはそうした健康上の恩恵はもちろんのこと、本書を通じ地球の生き物としての「人間の原則」を確認し、人間としての「本当の幸福」、自らの人生における「本当の目的」などについても思いを馳せていただければ、これ以上の喜びはない。

（日本語版においては、日米の食習慣の違いを考慮し、著者と相談のうえ、「生命の法則」がより理解されやすくなるよう随所に注を付した。また原書にはないメニューや記述を追加したこともお断わりしておく）

本書を讃える人々

本書は何百万という人々の健康と幸福のために、大いに貢献している。私自身この本を読んだおかげで、スリムな体とすばらしい健康を手に入れた。スーパー・グッド・ヘルスへの秘訣はすべてここに書かれている。

——ウェイン・W・ダイアー（作家、『自分のための人生』著者）

本書には読者が求めている信頼性がある。私の患者にも『フィット・フォー・ライフ』を推薦するつもりだ。そしてさらに重要なことは、そもそもこの本は決して患者になりたくない、と願っているすべての人々にとっての必読書である、ということなのだ。

——ロバート・メンデルソン（医学博士、『医者が患者をだますとき』著者）

本書は私が知っている自然療法に関する出版物の中で、最も優れた一冊である。どのカイロプラクティックの大学も、本書を必須のテキストとすべきである。

——ジョン・B・ヴォーガン（カイロプラクティック博士）

本書はエネルギーという考え方をベースに、医学を科学的・統合的に捉えた完璧な手本であり、実に重要な作品である。数行読んだだけで、私はこの本に釘づけになってしまった。

――トルーディ・マックワーター（『ナッシュビル・バナー』紙）

大傑作としか言いようがない。

――エマニュエル・M・ビスキュシ（医学博士）

本当にすばらしい。『フィット・フォー・ライフ』は栄養学に欠けている重要な点について教えてくれている。私自身もその方針に従っており、私の患者たちにも本書をすすめている。

――ジャン・エドワード・モーゼ（カイロプラクティック博士）

『フィット・フォー・ライフ』はすばらしい内容にあふれた本だ。私自身、この本に紹介されている食事のスタイルを一年間実行してみた。今では私の患者の多くにこの方法を紹介している。

――フィリス・テリー・ゴールド（心理学博士、サイコセラピスト）

本書に寄せられた読者（米国）からの証言

この本は、ナチュラル・ハイジーン（自然健康法）の基本的な考えとライフ・サイエンス（生命科学）を、論理的に、そして分かりやすい方法で結びつけている。この本にはノーベル賞が与えられるくらいの値打ちがある。

——B・T・（アイオワ州オーセージ在住）

本当に革命だ。栄養学と予防医学に関して私がこれまでに読んだ本の中で、これほど人を感動させずにはおかないものはなかった。

——D・R・（オハイオ州シンシナティ在住）

この本は私が求めていたものでした。私の体は人生の四〇年間というもの、活力や精力が失われていました。ところが四〇回目の誕生日が近い今、これまでの四〇年間よりも元気になり、これからの人生が楽しみになってきたのです。私はこの本に、「ありがとう、ありがとう、ありがとう……」とだけ言い続けなければならないと思っています。

——B・D・（ルイジアナ州コットンポート在住）

私はオレゴン州にある国立自然療法医学カレッジの四年生です。ナチュラル・ハイジーン（自然健康法）にしっかりと基づいている本書の考え方は、どんな健康状態の患者にとっても非常に役立つ知識と勇気を与えてくれることでしょう。本当に必要とされているものを与えてくださったことに感謝しています。

——T・S・（オレゴン州ポートランド在住）

まさにこれはアメリカの国民に与えられた栄養学に関する最高傑作といえるものです。私は登録看護師として、結婚、家族、子供に関するカウンセラーをしているのですが、相談に来た人にはぜひこの本を推薦するつもりです。レシピ（調理法）も大変優れています。

——C・F・（カリフォルニア州ルーカディア在住）

五年間医者通いをして、薬を飲み続けてきましたが、私の胃腸障害を治してくれたのはこの一冊の本でした。『フィット・フォー・ライフ』は私の残りの人生のために、食習慣を変えてくれました。

——J・M・（ユタ州ミッドヴェール在住）

主人と私はこの本のプログラムを二五日間実施してみました。そして今、体のエネルギーをこんなに感じたことはなかったことに気づいたのです。主人は一〇キロ、私は四キロ体重が減りました。減量できたばかりでなく、外見や気持ちが変わったため、人生に対する態度や見通しも変わりました。私たちは二人とも子供のとき以来感じたことのなかった幸福感やスタミナを感じています。この本は、私たちの人生を変えてくれたのです。

——N・P・（カリフォルニア州サンノゼ在住）

何年もの間、さまざまな減量法を試してみたのですが、どれも長続きしませんでした。この本のプログラムは、完全にリラックスして実行できます。私はまだ、晩酌にスコッチがやめられないし、ステーキやピザを食べてしまうのですが、それでも八キロ以上の体重が落ちました。しかし、何よりもうれしいことは、エネルギーの喪失感がなくなったことです。ですから、一生この方法を続けていくつもりです。

——N・C・（ニュージャージー州モンマウスビーチ在住）

信じられないことですが、わずか四日で私はとても元気になりました。最初に気づいたことは、仕事をしているときのエネルギーレベル（精力）が高まってきたことでした。顔色も良くなり、どんなことでもやり遂げられそうな気がしています。人生のすべてが楽しくてしかたがありません。体重は四・五キロ落ち、血圧も下がり続けています。

——C・U・(フロリダ州マイアミ在住)

私は今までずっと鼻炎に苦しんできたのですが、この本によって生まれ変わりました。体にものすごい変化があり、別人のようになったのです。この一〇週間で九キロも体重が減ったうえ、頭痛もなくなりました。アスピリンや胃薬もいらなくなり、二〇歳だったときよりも、はるかに多くのエネルギーを感じています。

——G・W・(カリフォルニア州クーパーチノ在住)

私は登録看護師です。この本のプログラムは私の人生を根本から変えてくれました。すでに九キロも減量でき、かつてあった頭痛もなく、大好きだった甘いものもやたらと欲しくはなくなったのです。この本に感謝しています。

——V・M・(カリフォルニア州ブレア在住)

夫と私は、この本のプログラムに便乗して二か月になります。主人は一三・二キロの減量に成功し、見た目にもそして実際の気持ちも、ここ何年も経験したことがないほど良くなりました。私のほうも九・五キロやせ、気分は最高です。『フィット・フォー・ライフ』は一つの生き方を示してくれたのです。

——C・A・(ネブラスカ州スパークス在住)

この本を著わして、私を救ってくれたことに感謝しています。三週間前には朝の九時にベッドから自分の体を引きずり出すのが、私にとっては至難の業でした。今、プログラムの二週間目にいます。ほとんど尽きることのないエネルギーに満ちあふれています。

——E・F・（テキサス州プラノ在住）

私は七三歳です。先日、年に一度の健康診断を受けたところ、「いったいどのようにして、すべての数値が大幅に改善されたのか」と担当医がびっくりしていました。中性脂肪値、コレステロール値など、すべてが「正常」あるいは「ほとんど正常」だったのです。私にとってこの本は「幸福の使者」だというこことをお伝えしたい気持ちです。ハーヴィーさん、マリリンさん、どうもありがとう。

——H・K・（フロリダ州ボーイントンビーチ在住）

私は今、これまでにした買い物の中で、『フィット・フォー・ライフ』が最高のものの一つだと信じている。

——G・C・（アラバマ州メントーン在住）

◉現代医学と栄養学の常識を覆した快著——推薦の辞①

人間の体は一四〇年、あるいは今日の我々の寿命の倍は長持ちすべきである。したがって、医療科学は偉大な進歩を遂げてきたとはいえ、それは半分しか役目を果たしていないということを銘記しておくことが大切だ。

科学は自然の法則を説明するために、人間の頭が行なう試みにすぎない。本書は栄養学について、人間の頭が今日までに作り上げてきたものではなく、「自然の法則」の点から説明している。

さらにこの本は、医学校が栄養学について教えていることを「時代遅れなもの」、それどころか「危険なもの」とさえ指摘している。そして、我々が長年教えてきた教義は、単に牛乳やキャンディー、肉を代表とする営利本位の大企業などによって少しずつ洗脳された「不健康なプログラミング」にすぎないと看破している。

本書のおかげで私たちは、人生の長さと質の両面を伸ばすうえで、非常に大きな一歩を踏み出すことができるだろう。

——エドワード・A・タウブ（医学博士、ヘルス・アウェアネス財団会長、ホリスティック・メディシン〈統合医療〉創設者）

◉「フィット・フォー・ライフ」実践のすすめ――推薦の辞②

本書のプログラムのすばらしい点は、人生を健康に生きていくための端緒になり得るという点にある。多くの人がこれを減量のプログラムとして始めるだろう。そして、このプログラムには確かにそのための効果がある。しかし、もっと重要なことは、これは「人生をこれまで以上に生産的なものにしていける生き方」の第一歩となる、ということにあるのだ。

私はみなさんに、自分の体を使って自分なりに本書に書かれていることを実証されてみることをぜひおすすめしたい。たとえうまくいかなかったとしても、失うものは何もない。なぜなら、本書のガイドラインに従ったため害を被ったというような人を、私は一人も見たことがないからだ。

――K・S・ローレンス（医学博士）

目次

日本語版刊行に寄せて（三木睦子）…… 1
訳者からのメッセージ…… 5

第一部 生き物としての「人間の原則」…… 35
——「フィット・フォー・ライフ」を支える理論と哲学（ハーヴィー・ダイアモンド）

第1章 ——自然の法則に基づく「フィット・フォー・ライフ」…… 37
◎「フィット・フォー・ライフ」とは何か…… 37
◎本書があなたに約束できること…… 39
◎食べ方には「原則」がある…… 42
◎体のためにエネルギーはこうして使う…… 44
◎誰もが健康でスリムな体を手に入れられる…… 46

第2章――ダイエットとは何か……51
◎ダイエットが罪悪である理由……51
◎しっかり食べて、永久にスリムでいられる方法……56
第3章――究極の健康哲学「ナチュラル・ハイジーン」とは何か……59
◎私を変えた夢のような出会い……59
◎「自然と健康と食べ物」に関する哲学……63
◎誰もが持っている自然治癒力の利用……65
◎人体の神秘と驚異の能力……69
◎食べ物が病気を引き起こす……72
第4章――人間本来の「補給・同化・排泄のサイクル」とは……77
◎体には二四時間周期のリズムがある……77
◎「排泄のサイクル」に従うことの重要性……80

第5章 「毒血症」とは何か……83
◎人はなぜ太るのか……83
◎老廃物を溜め込まないための三原則とは……87

第6章 [原則1] 水分を多く含む食べ物を食べること……91
◎人体も地球も、七〇%は水である……91
◎体が求めているものは、果物と野菜の水分……93
◎飲み水は役に立たない……96
◎生命力のある食べ物が、体を作る……98
◎野生動物が健康な理由……100
◎一〇九歳まで現役、ウォーカー博士の長寿の秘訣……103
◎食事の七〇%は水分の多い食べ物に……107

第7章 [原則2] 食べ物は正しく組み合わせて食べること……111

◎組み合わせ次第で、エネルギーはこれだけ違う……111
◎消化に要するエネルギーは、水泳以上の重労働と心得よ……113
◎胃腸はこんなに酷使されている……115
◎「食べ物の正しい組み合わせ」がエネルギーの浪費を防ぐ……120
◎肉は野菜と一緒に、パンも野菜と一緒に食べる……126
◎時代遅れの四大基礎食品グループ……130
◎ライオンは一品料理しか食べない……136
◎一〇キロの減量も一〇日で実現可能……139

第8章——［原則3］果物を正しく食べること……145

◎人間は果食動物だった！……145
◎どんな食べ物も果物の生命力にはかなわない……148
◎果物は消化にエネルギーを使わない……149
◎「食後のフルーツ」は腐敗の元凶……151

◎果物こそ人間にとって最も完全な食べ物である……156
◎果物の正しい食べ方①――新鮮な果物だけを食べる……157
◎果物の正しい食べ方②――空腹時にのみ食べる……160
◎「朝食信仰」の嘘……162
◎午前中は果物を欲しいだけ食べる……165
◎果物では太らない……167

第9章――「解毒と排泄」が健康と病気を支配する……175
◎老廃物を捨てて、スリムになろう……175
◎不快感は体の自己調整作業……178
◎一生を通じて人生を楽しめる「ライフスタイル」……182

第10章――現代人はタンパク質を取りすぎている……187
◎過剰タンパクは諸病の根源……187

◎ゴリラのスタミナ源は、肉ではない……192
◎ライオンが肉食動物を襲わない本当の理由……195
◎「アミノ酸プール」の奇跡のメカニズム……198
◎人間の体は肉を食べるようにはできていない……203
◎それでも肉を食べたい人へ……208
◎「ビタミンB12」不足の真相……211

第11章——牛乳は健康食品などではない……221
◎「牛乳神話」の正体……221
◎「牛でさえ大きくなれば牛乳を飲まない」という事実……228
◎人間は三歳を過ぎると、牛乳を消化できない……233
◎ヨーグルトは長寿食品などではない……237
◎牛乳を飲んでもカルシウムの補給にはならない……239

第12章――食べ物だけでは補えない運動《エクササイズ》の効能……245
◎なぜエクササイズが必要なのか……245
◎空気と太陽は生命の源……249
第13章――「フィット・フォー・ライフ」は誰もが実現できる……253
◎「体が真実だと信じているもの」に心は従う……253
第14章――最もよく尋ねられる質問への回答……259

第二部 豊かな人生を送るための「行動プログラム」

――「フィット・フォー・ライフ」実践への道（マリリン・ダイアモンド）……289
第15章――美食が地球と人間をダメにしている……291
◎三一歳で知った「豊かで満ち足りた人生」……291

◎輝かしい人生の幕を開けてくれたプログラム……298

第16章——朝食は無理に取らなくてもいい……303
◎起きて最初に食べるもの、それは果物！……303
◎朝の果物で向上する子供の学習能力……307

第17章——フレッシュジュースはエネルギー源の塊……311
◎ジュースは必ず搾りたてで……311

第18章——エネルギーを浪費しない食べ方……317
◎肉を味わうのはディナーのときに……317

第19章——「フィット・フォー・ライフ」のための買い物リスト……319
◎リストの利用法と食品一覧……319

第20章――サラダ・パワーとその無限の魅力……349
◎「主食はサラダ」がエネルギー増、体重減を導く……349
◎サラダ・バーはこうして利用する……352
第21章――「フィット・フォー・ライフ」実践のためのガイドライン……359
◎まとめのアドバイス14項目……359
◎食べすぎにご注意！……362
第22章――あなたの幸せと地球のために……367
◎本書の実践は、「地球との共生」体験……367
第三部　「フィット・フォー・ライフ」のための四週間メニュー（マリリン・ダイアモンド）……371

第四部　特選レシピ一覧（マリリン・ダイアモンド）……387
第五部　日本の読者のみなさんへ……449
――「フィット・フォー・ライフ」をより深く理解するために（特別寄稿――松田麻美子）
I――今、アメリカはこうなっている……451
◎最も新しい食事習慣とは……451
◎アメリカ人が肉を食べなくなった三つの理由……454
◎ある牧場主の告白……458
◎私たちが守るべきもの……460
◎スポック博士もベジタリアンだった……462
◎公的機関によるベジタリアン食のすすめ……463
◎禁煙運動から禁肉運動へ……465

Ⅱ―衝撃のデータ、「チャイナ・ヘルス・プロジェクト」……467
◎牛乳を飲まない中国人が、なぜ骨粗鬆症にならないのか……467

Ⅲ―アメリカから何を学ぶか……481
◎アメリカ並みに悪化している日本人の体……481
◎鶏肉、豚肉、魚もヘルシー食品ではない……483

Ⅳ―あなた自身の「実行」を促すために……487
◎日本のみなさんの疑問への回答……487
果糖の心配／日本人の主食／朝の米食／医者の指導／体の冷え／熱い食べ物／残留農薬／カリウム／食費／肉のスタミナ／疲労時の食事／野菜の加熱／寄生虫／O‐157／子供の成長／和食へのこだわり／プログラムの守り方……に対する疑問・心配への回答

Ⅴ――日本人向けのメニュー……517
◎和風味への簡単アレンジ……517

「フィット・フォー・ライフ」と私（「訳者あとがき」にかえて）……528
店舗紹介……542
特選レシピ索引……547
総索引……555

本文&カバーデザイン／津嶋デザイン事務所
本文イラストレーション／下村　都
カバーイラストレーション／依田定幸

［読者の方へ］

本書は、直接的にも間接的にも、医学的アドバイスを与えているわけではありません。また、医師の承諾なしに、病人に治療法としてのダイエットをすすめているものでもありません。健康や栄養の専門家諸氏は、広くさまざまな見解を有しているはずです。診断や処方を行なうことは著者の意図するところではありません。本書の目的は、健康を追求するという人類共通の目標に向かって、読者が医師と協力するのに役立つこと、そのための健康に関する情報を提供することです。

フィット・フォー・ライフ

——健康長寿には「不滅の原則」があった！

私たちがその健康を保証しなければならない
世界中のすべての子供たちに――

第一部

生き物としての「人間の原則」

——「フィット・フォー・ライフ」を支える理論と哲学

ハーヴィー・ダイアモンド

第1章

自然の法則に基づく「フィット・フォー・ライフ」

◉「フィット・フォー・ライフ」とは何か

今までに経験した方法よりもっと賢明なやり方で体重を減らせたらと思っている人、永久に贅肉をつけずにいたいと思っている人、そして、食べる楽しみを十二分に味わいながらそれを実行できればと思っている人……。そんなことを望んでいるみなさんへひとこと申しあげたい――おめでとう！　なぜなら、そんなみなさんの希望をすべて可能にしてくれる情報を本書が満載しているからである。

本書は、私たちの体と食べ物との関係について、一五年以上にわたり徹底的に研究した結果をまとめたものである。

ダイエット（訳者注・食事制限）を実践すると必ず起こる「やせてはまた太る」という繰り返しにう

んざりし、自分の体重を完全にコントロールできる方法を探している人にとって、本書に書かれている内容はまさに朗報に違いない。つまり、しっかりと食事をしつつ減量していける方法を発見できるのだ。しかもそれは、永久に体重を減らす方法でもあるからだ。

みなさんの中には、もしそれが本当だとしたら、話がうますぎると思っている人もいることだろう。私自身もかつては、そうだった。しかしそれはうますぎる話でもなければ嘘でもない。私自身が実体験を通して発見したやり方であって、**理想体重にまで減らしていく間、好きなように食べていてもい**い方法なのである。

「食べる」という人間としての喜びを失わず、イライラした気分とは無縁でいられ、そして待ち遠しく感じられるほど食事の時間を大切にし、さらにうれしいことに、最も快適な体重を永久に維持できるのである。それが**「フィット・フォー・ライフ」**（訳者注・「もっと健康になるための、生命と調和した生き方」といった意味。本書の原題『Fit for Life』でもある）のすべてである。

「フィット・フォー・ライフ」は決してダイエットを意味した言葉ではない。厳しい食事制限などではなく、一つの生き方として日常生活の中に取り入れることができるライフスタイルそのものである。

カロリーを計算する必要などなく、猛烈な空腹を我慢するような減量法ではない。食べる量を制限されることもなければ、習慣を改めることもない。薬やダイエット食品なども使わない。なぜならこれは、一時的な手段ではないからだ。

つまり本書は、**毎日の食事に関する基本原則**を集めたもので、それをどれだけ利用するかは、読者次第である。ここに掲載されているプログラムは、おそらく読者の方にプレッシャーをかけることは全くないだろう。本書掲載の知識を生活に取り入れれば、順調に規則正しく体重を減らし、生涯、健康に暮らしていけるようになるだろう。

「フィット・フォー・ライフ」は永久にやせることを可能にしてくれる。このプログラムによって読者は**「食べるために生きる」ことをやめ、「生きるために食べる」ことを学ぶだろう。**カロリー計算をしなくても、冷蔵庫に鍵をかけなくても、ダイエットなどしなくても、太る心配をせずにごちそうを食べられる――それは決して不可能な夢ではなく、今すぐ実現できることなのだ。

◉本書があなたに約束できること

読者の中には、減量のための生活で疲労困憊の極に達したり、あげくは病気になってしまった人もいるかもしれない。やせるための努力はもうこれで最後にしたいと思っている人もいるだろうし、減量の効果があって、しかも信頼できる食事のプログラムがあったら、と願っている人もいることだろう。

「フィット・フォー・ライフ」を実現すれば、次のことが容易に実現される。

- **体に必要な栄養をすべて満たすことができる。**
- **いつもエネルギッシュでいられる。**
- **生涯最大の減量ができる。**

・**減量したあとのリバウンドの心配がない。**

・**自分に自信がつく。**

本書との出会いによって、そのすべてを叶えるチャンスが訪れたのだ。つまり、規則正しく食べられて、健康でいられて、体重が減って、太ることや腹のたるみなどの心配をせずにすむようになれるのである。

こんなに多くのことを約束すると、すぐに、「モヤシ、レタス、小麦胚芽、デザートはおろしニンジン。こんなメニューに違いない」などと連想した方もいることだろう。事実はこの先を読み進めればすぐにお分かりいただけると思うが、そんな心配は無用であることの証明に、ここで典型的な一日の食事プログラムがどのようなものになっているか、少しだけ紹介しておこう。

・**朝食**――朝、目が覚めたら、搾りたてのフルーツジュースを大きなコップに一杯飲む。フルーツは好きなものなら何でもよい。季節のもので、手に入れやすいものなら何でも結構。もしオレンジやミカン、グレープフルーツなどを選んだ場合、値段の張らない柑橘類用の搾り器ですぐにジュースを作ることができる。多目的用のジューサーを持っていれば、新鮮なリンゴやイチゴ、パイナップル、スイカなどのジュースや、あるいはスイカとメロンを合わせたジュースも作れるだろう。要は、**一日の始まりを新鮮なフルーツジュースで元気づける**ということである。

ジュースのほかにもっと食べ物が欲しければ、**新鮮なフルーツサラダ**、または、**新鮮な果物**を気軽に食べればよい。新鮮な果物だったら、好きなものを何でも、しかも**食べたいだけ**食べてかまわない。**ただし、缶詰の果物は禁物である**（缶詰の果物がなぜこのプログラムに適さないかは後述する）。

朝一番にジュースとパイナップルを半分食べる人もいるだろう。十時頃になって、空腹を感じれば、また新鮮な果物を食べる。グレープフルーツ一個、またはミカンを一～二個、あるいはリンゴかモモを一つ。もっと食べたければパイナップルをさらに加えてもいいし、サクランボ、ブドウなど、季節ごとに好きなものが選べる。水分の多い果物を食べてもまだ満たされなければ、バナナを一～二本食べるといい。

「フィット・フォー・ライフ」のスタイルとは、**正午までの午前中は、空腹を感じたら、いつでも果物が食べられる**というものである。

・**昼食**――昼は、**大盛りのサラダ**がメインになる。新鮮で生の野菜なら、好きなものを何でも使える。ドレッシングはバラエティーに富んだものの中から、好きなものを選び、もし食べたければ**全《ぜん》粒《りゅう》粉《ふん》（ホールウィート）のパン**をトーストしてバターをぬったもの、あるいはサラダにスープを添えてもいいだろう（訳者注・和食党の人はパンとスープの代わりに**ご飯**と**味噌汁**でもＯＫ）。

マヨネーズかバターをぬったパンにアボカドやトマト、キュウリ、レタスをはさんだ**サンドウィッチ**もおすすめだ。とびきり美味のアボカドとトマトのサンドウィッチをまだ食べたことがない読者にとっては、これは大変なごちそうになることだろう（訳者注・ご飯党には、アボカドを芯に巻いたお寿司、いわゆるカリフォルニア・ロールが絶品）。

・**夕食**――夕食はまず、**フレッシュ・ベジタブルジュース・カクテル**を一杯。多目的用のジューサーを持っている人は、このカクテルを大きなグラスに作って、それを飲みながら食事の支度もできる。そして**バターつきのサツマイモ**、**ご飯**、または**ベークドポテト**、さらに軽く蒸した**温野菜の取り合わせとサラダ**。あるいは「地中海風ライスサラダ」（三九六ページ参照）や「ステーキ党のサラダ」（四一五ページ参照）なども食べられるし、お好みの**肉**や**魚料理**も楽しめる（訳者注・和食党には、**五目ちらし寿司**や**お刺身**、**ご飯**に**豆腐**や**納豆**が用意されている）。

マンネリを避けたければ、おいしいスープに焼きたてのバターつきコーンブレッドやコールスローなどもいいだろう。生野菜や温野菜、または炒め野菜などを取り合わせて、アボカドやアルファルファとともに、温かいトルティーヤ（訳者注・メキシコの主食。トルティージャとも言って、北京ダックを包む皮に似たトウモロコシの粉を薄く焼いたもの。輸入食料品店などに置いてあるが、家庭でも簡単に作れる。四〇六ページ上段参照）で巻く食べ方もある（訳者注・手巻き寿司に似ていて、実においしい。ただし、どうしても和食でないと、という人は、トルティーヤではなく、のりとご飯で本物の手巻き寿司をどうぞ）。

◉食べ方には「原則」がある

以上のように、このプログラムにはワクワクするようなおいしい食べ方が豊富にあって、食べてみたいメニューが満載されているはずだ。飽きてしまわないだろうかとか、食べたいものが食べられないのではとか、どうしていいか困らないだろうか、といった心配は無用である。数多くのすばらしい食べ物があることが分かっていただけることと思う。

メニューのほとんどが手軽に作れるものばかりという点からしても、このプログラムに従うことは難しいことではないはずだ。これまでに食べたことがなかったものでも、十分に満足感を与えてくれる独創的な料理もたくさん登場する。このプログラムでは、普段から馴染みの食べ物に重点を置いているので、食生活をほんの少し変えればいいだけのことである（訳者注・日本人の食習慣は欧米人のものと異なるため、メニューには、日本人の嗜好に合わせた献立も適宜併記した）。

このプログラムの大きな特長は、何を食べるかという点ばかりでなく、**食べ物をいつ、どんな組み合わせで食べればいいのか**という大変重要な点に着目していることである。本書で述べている**いつ、どんなふうに**という要素は、おそらくあなたがずっと求めてきたものであり、これを考えずに減量を成功させることは不可能だろう。

幸いこのプログラムは日常生活の中に容易に取り入れることができ、減量法としても、効果抜群なものになっている。革新的であると同時に、実践自体が楽しめるものなのだ。一時的に目的を達成すればよいというダイエットとは全く異なり、私たちの体にとっての根本的な健康をめざすプログラムである。したがって、一所懸命苦労して減らした体重がまた増えてしまって失望するといった経験は、二度としなくてすむはずだ。この方法で減らした体重は、永久に戻ることはない。

◉体のためにエネルギーはこうして使う

「フィット・フォー・ライフ」は、「自然の生理学的法則」と「人体のサイクル」とに基づいたバランスの取れた健康法である。自然の法則に基づいているため、安全であり、しかも確かな効果があるのだ。人間の体を含め、生あるものはすべて、自然の摂理によってコントロールされている。したがって、私たちが効率よく体重を減らしたかったら、やはりこの自然の法則に従うことが早道になる。

この健康法の考え方の基礎にあるものは、**減量に関する普遍的な真実**である。その考え方は今日まで、あまりよく理解されてきていない。その真実とは次のとおりである。

- **安全で永続的な減量とは、体が自由に使えるエネルギーの量と密接に関連している。**
- **そのエネルギーを効率よく使うことによって、老廃物（余分な体重）は排泄できる。**

ポイントは、体がエネルギーを自由に使えるようにしてやることによって、効果を発揮する点にある。体は、この自由に使えるエネルギーを使って、余分な体重を取り除くために、自動的に働くようになる。自由に使えるエネルギーが多くなればなるほど、さらにもっと多くの体重を減らすことができるようになる。

本書を読んだ方は、エネルギーを自由に使えるようなライフスタイルを実践することによって、かつて経験したことがなかったほどの多量のエネルギーが得られるようになるだろう。

体にとって最も役に立てられるようエネルギーを徹底的に効率化していくことが、「フィット・フォー・ライフ」の狙いである。**このプログラムは、やせたい人のためだけに作られたものではなく、むしろ多くの人々が経験している、体力の低下を改善するものとして考えられたものである。たとえ減量する必要がない人でも、このプログラムを実行すれば、エネルギーが高まるのをはっきりと感じるようになることだろう。**

もし何らかの理由でこのプログラムをストップすることになっても、心配には及ばない。また戻ってくればいいだけのことだ。ただし、できるだけ早いほうがいいことは言うまでもない。

これはダイエットのような一時的な行動パターンなどではなくて、一つのライフスタイルであるので、おそらくこの方法を忘れてしまうようなことはないだろう。事情によって、たとえ一時期に離れたとしても、いつでもこのプログラムに戻ってきて、どの段階からでも再開すればいい。すぐに効果のほどを再確認できるはずだ。結論すれば、最も速くやせたかったら、プログラムから逸《そ》れないこと、最善の結果を得たかったら、すすめられたプログラムをしっかりと守ることである。

テキサス州ブッダでヘルス修養所を営むラルフ・シンケイ博士が『ヘルス・リポーター（Health Reporter）』の中で、次のように書いている。

「アメリカ人は太っていることに慣れきってしまっているが、これは決して万国共通の状態ではない。アジアから南アメリカやニュージーランドに至るまで、世界中で長生きしている人々は皆、ほっそりしている傾向がある。アメリカでは、健康で、長寿で、退行性疾患（訳者注・組織が退化していく病気）にかかっていない人々は、標準体重よりも一五％もやせているグループに多く見受けられることを保険会社の統計が示している」

肥満をもたらすライフスタイルとは、病気をもたらすライフスタイルであるともいえる。本書のプログラムは人々に新しいライフスタイルを紹介するために作られたものである。**肥満に関する多くの問題やさまざまな病気は、人間の体がどのように働くかということについて無知であることから生じた結果といえる。**体内エネルギーは、余分な体重を減らすうえで果たしている大切な役割や、どのように食べれば体にとって効率的かということについて無知であったり誤った考え方を持ち続けているために生じた結果でもある。

ジョイ・グロスはその著『積極的な人々（Positive Power People）』の中で書いている。

「生命は、恐ろしいと思われるほどの〝不変の法則〟に基づいている。たとえその法則を知らなかったとしても、法則を無視したためにもたらされる報いから免れることはできない」

◉誰もが健康でスリムな体を手に入れられる

「フィット・フォー・ライフ」のプログラムは普遍的な原則と、生理学的な真実に基づいている。この考え方をぜひ生活の中に取り入れてみてほしい。その結果として、健康でスリムで若々しい肉体、美しさ、バイタリティー、そして心理的・精神的健康といったものを手にすることになるだろう。

一七年ほど前、親しかった友人が怒ったはずみに私にこう言ったことがある。

「おい、デブッチョ、あっちへ行って、もっと太ってろよ！」

この言い方は私を非常に傷つけた。確かに当時の私は、せり出したお腹をゆったりした衣類で巧妙に隠していたくらい太っていたのだが、私にショックを与えた最大の理由は、友人のコメントによって、これまで努力してきたダイエットが全く役に立たなかったということを思い知らされたことだった。私としてはダイエットに関してかなりキャリアを積んだつもりで、少しはスリムになってきていると信じ込んでいたのだ。

私は目に止まったものは、どんなプログラムでも試してきた。「三〇日間、卵とチーズだけ」と言われたら、私はそれを実行した。そのプログラムが「三〇日間、セロリとハンバーガーパティだけ」を要求していたら、そのとおりの食事をした。確かにその方法で私は一時的にやせることがあった。一度はやせるのだが、そのプログラムが終わるが早いか以前の食習慣に戻り、体重もすぐにまた元に戻ってしまう、というのがいつものパターンだった。

何らかのダイエットを経験したことがある人は、私の言っていることがどういう意味なのか、分かっていただけるだろう。ダイエットをしている間、私が考えていたことはただ一つ。そう、食べ物のことだけだったのだ。苦しい試練が終わるやいなや、私は飢餓状態から抜け出すために、レストランめざして家から飛び出して行ったものだった。どんなに減量しても、減らすのにかかった時間よりもはるかに短い期間で、私の体重は元に戻ってしまい、さらに数キロ増えたように思えるのがいつものことだったのだ。

子供の頃は太っていなかった。しかし二〇代前半、空軍を除隊してから太りすぎで悩み始めることになった。肥満はいっこうに改善されることなく、私の人生で、最も活発で生気にあふれていなければならない期間、私はずっと二三キロも余計な体重を抱えていたのである。そしてついに、最も恐れていた九〇キロの大台に達し、さらにそれをオーバーしてしまったときには、もうすてばちの心境になっていた。

同じ頃、まだ若かったにもかかわらず、父が胃ガンで亡くなった。若い頃の父はボクサーだったこともあり、たくましい肉体を誇り、体重も九〇キロ以上あった。しかし死亡時には、わずか四五キロにも達していなかった。

父が亡くなってまもなくのある晩のこと、私は恐怖のために熱に浮かされて目を覚ました。私は、身長一七八センチに対して体重が九一キロもあったので、健康上たくさんの問題を抱えていた。生前の父も、同じような問題で苦しめられていて、私同様、常に体の不調を訴えていた。その後の私の研究で分かったことだが、体重が二三キロも余計にあると、いかなる場合でも肉体的にほかの障害を抱えることになるのだ。

父はよく風邪をひいたり、頭痛を訴えたり、「胃の調子が悪い」とか「力が出ない」などと絶えずこぼしていた。

私の場合も同じだった。私はスポーツ嫌いで、仲間とスポーツに興じることもなく、海岸でシャツを脱ぐことは、体を傷つけられるくらいつらくていやなことだった。一日の仕事が終わると、食べることと、自分自身をなぐさめるためのエネルギー以外は全く残っていなかった（食べるために必要なエネルギーだけは、いつも奮い起こしていたようだ）。

父が亡くなったとき、私は自分自身に対して憐れみをもよおすとともに、死の恐怖感を味わったのだった。しかしこの恐怖は、重大な転換をするための大きな原動力となった。若くして死ぬということへの恐れに加えて、「デブッチョ」と呼ばれたくないという願いが重なり、ついに矢も楯もたまらず、「決断しなければ」という気になったのである。

いつも食べているビッグマックとコークをやめる覚悟をして、「元気を回復しよう」と自分自身に約束したのだ。そうした意気込みの中、一大決心をして、先に述べたような一連のダイエット生活を始めることになったのである。

最初のダイエット法を実行し、次に二番目の方法、そして三番目の方法をと、失敗と失望を繰り返した結果、私が悟ったことというのは――。

第2章 ダイエットとは何か

◉ダイエットが罪悪である理由

私たち人間のあらゆる行動の中で、最も効果がなく奇妙な行為といえるものが、ダイエット（食事制限）であろう。

ある目標数値を達成するために、何日も何週間も、また何か月も、自己の欲望を抑え、自分自身を規制するようなことがほかにあるだろうか。そしてその目標が達成されるやいなや、すぐにその数値はまた目標と離れていってしまうのだ。こういったプロセスが挫折感を与えるほどひどいものではないかのように、相変わらず多くの人々が、この無益な行為を定期的に繰り返しているのだ。

ダイエットによって短期間で急激にやせはしても、体重は再び元に戻るだけだ。おまけに心理的、精神的、肉体的にすっかり消耗してしまい、結局、永久減量という最終的なゴールへは決して到達できない。しかも、この頻繁に行なわれる無駄な努力が過度のストレスと心の荒廃を引き起こすということは、ダイエット経験者なら誰でも知っていることだろう。

「ダイエット」とはいったい何なのだろうか。人々は鏡の中の太った自分を見られなくなるくらいまで好きなものを食べ続け、洋服が着られなくなってしまうほど、その欲望を満たし続け、そのあげくに、このわがままな行動の埋め合わせをするため、自分自身を無理やり「ダイエット」に追い込むのである。これでは、あなたの車がガレージから盗まれてしまったあとに、走って行ってガレージに鍵をかける行為と同じようなものだ、被害はすでに起こってしまったのだから、それでは遅すぎる。

欲望というわがままを抑えるためには、たいていの場合食べ物を取り上げてしまうという方法が採用される。今日、市場に出回っているほとんどの「ダイエット矯正法」は、ダイエット実践者たちに「あらゆる犠牲を払っても体重を落とすこと」に専念するよう要求している。そして多くの場合、彼らが**犠牲にしているのが「健康」という最も重要なもの**なのである。

ダイエットはなぜ効果がないのだろうか。その答は実に明快だ。ダイエット実践者はダイエット中、何を考えているのかを考えてほしい。私が実践していたときと同様、ほとんどの場合、苦しい体験が終わったあとに何を食べようか、と考え続けているのだ。食べ物のことばかりを考えていて、どうして減量に成功できるだろう。食べ物をお預け状態にすることは、健康的な永久減量法ではない。食べ物のお預けは通常、あとに食べることへの渇望を引き起こし、問題をいっそう複雑にしてしまうだけだからだ。お預けと渇望は悪循環となるのである。

ダイエットに効果がないもう一つの理由は、それが一時的なものにすぎないからだ。効果は一時的、瞬間的なものでしかない。永久にスリムになりたいのか、それとも一時的でいいのか。この答も明白だ。永続的な手段を用いれば、永続的な結果が得られるし、一時的な手段では、一時的な結果しか得られることはない。

こんな声を耳にしたことがあるだろう。

「街にあふれているダイエット法はどれもみんな試してみたけど、どれ一つとして効果がなかった」

その声の持ち主は、どのダイエットもすべて試してみたにもかかわらず、成功していない。それは**ダイエットという行為自体が間違った手段**だからなのである。厳しい食事制限を伴うものは必ず失敗する。長期間にわたっての厳しい食事規制に耐えられる人は、ほんのわずかしかいない。それなのに、多くの人たちはほかの方法を知らないため、今まで行なってきたダイエットという方法を選択するしかないのである。本当は、自分たちのせり出したお腹との闘いを、キッパリと終わらせてくれる永続的な方法を探し続けているのだ。

私たちがダイエットをしている間、体は新しい食事法に順応しようとして混乱に陥ることになる。そのうえその食事法が終われば、今度はまた元のパターンに戻ろうと懸命に努力するのだ。それはまるで鉄の棒を何度も曲げては何度も伸ばすということの繰り返しに似ている。最終的に鉄の棒はもろくなり、折れてしまう。同様に、私たちの体もダイエットを繰り返すことによって、何度も何度も押したり突いたりしていると弱くなり、ついには壊れてしまうことになる。

ハリス社の世論調査によると、アメリカ人全体の六二％は太りすぎで、四二〇〇万以上のアメリカ人たちが病的に肥満、つまり九キロ以上の太りすぎだと考えられている。また国民の半分以上が、ダイエット中か、ダイエットをした経験があるという。

以上のことからはっきり言えることは、**ダイエットをしても効果がない**ということである。これまでに効果があったこともなければ、今後も決してないだろう。実に多くのダイエット法の実践結果がそれを証明している。

過去二〇年間に、いったいいくつのダイエット法があっただろう。五〇？　一〇〇？　もしこれらのうちで一つでも本当に効果があったとしたら、なぜ尽きることなく新しいダイエット法が続々と生まれてくるのだろうか。もしダイエットに効果があるなら、この国の肥満率は増加どころか減少していったはずではないだろうか。

一九八二年には、アメリカ合衆国内だけで一五〇億ドルが減量計画のために費やされた。一五〇億ドルも、である。一五〇億ドルあったら、毎日一〇〇万ドルずつ四〇年間使うことができ、まだ四億ドルも余るのである。もしダイエットに効果があれば、この途方もない額のお金が、肥満の問題を必ず解決してくれるはずではないだろうか。だが実際は、この額が毎年一〇億ドルずつ増え続けているのである。登場しては消えていく新しいダイエット法がたくさんあるにもかかわらず、肥満の問題は悪くなる一方なのだ。

ダイエットをしたときに経験する心理状態には、誰もがうんざりしているはずである。その苦悩と挫折感は、我慢するのが困難だ。ほとんどのダイエット法は、互いに矛盾したことを言っているので、一般の人は何を信じたらよいのか余計に迷ってしまうことだろう。

ある評判高いダイエット法では、「主にタンパク質を食べて、炭水化物は少なくするように」と言っているのに、別の人気ダイエット法は、「炭水化物を主に食べてタンパク質はごく少量にするように」と正反対のことをすすめている。いったい、どちらが正しいのだろうか。

あるいはまた、「食べたいと思ったときには何でも食べて、あとでパイナップルとパパイヤで洗い流してしまうように」と言っているダイエット法や、「好きなものを何でもいいから少量ずつ取り合わせて食べるように。ただし必ずエクササイズ（運動）をし、前向き志向で生きるように」と言っているものもある。さらに「思いつくものは何でも食べていいが、最初にその重量を量るように」と言ったり、「そのプログラムに執着するのは一回につき二週間だけにしておかなければならない」と言っているものもある。

そして実に多くのダイエット法が全く飽き飽きするくらいにカロリー計算を信頼しきっている。最も危険なのが、本物の食べ物の代わりに、薬と健康食品で代用するというものである。

しかし、ここで考えなければいけないのは、このダイエット法によって支払われる犠牲についてのことである。これまでダイエット法を信頼しきってきたにもかかわらず、実はその効果がないことを私たちはすでに知っているのだ。だとすると、私たちが選択できるものとはいったい何なのだろうか。あなたは今からそれを読もうとしているのである。

◉しっかり食べて、永久にスリムでいられる方法

これから述べることは、「自分たちの健康にとってどうすることが一番いいのか」を、あなた自身が判断するときに必ず役立つ情報である。誰が正しい答を持っているかを決めるのは、論争している人たちではなく自分自身なのだ。

本書がここで紹介するのは、新しい手段、新しい考え方、新しい食べ方についてである。ダイエットには一切ふれない。ダイエットはすでに時代遅れの代物であり、役に立たないことははっきりしている。ダイエットという考え方に束縛されず、早く断ち切ってしまうことだ。「永続的な減量とは、ダイエットをやめたときに実現される」ということを、自らの体験で発見してほしい。

なぜならそれが私の経験したことだからだ。私は三年間のダイエット生活の後、やっとダイエットによる減量をあきらめたのだ。そして自分が納得し、道理にかなった答を見つけ出す決心をしたのである。必要なのはどのようにして自分の体をケアするかを学ぶことだ、とはっきり分かったからである。私の体にはスリムで健康になれるパワーが潜在的に備わっていることは分かっている。私が見つけ出したかったのは、そのパワーを引き出し、維持していく方法を教えてくれる学習課程だったのだ。

ある夜のことだった。自宅から三二〇〇キロ離れた場所で音楽祭があり、私はそこでかなり健康そう

に見える二人が、カリフォルニア州サンタバーバラにいる友人の体について話しているのをふと耳にした。彼らはその友人がいかに健康美に優れているかということに関する長い論文について話していた。私は耳をそばだて、彼らの話に割って入った。

「失礼ですが、……どなたのことについてお話しされているんですか?」

それから二四時間もしないうちに、私はサンタバーバラへ向かっていた。そのとき私は、人生において最も驚くべき発見をしようとしているとは、全く知るよしもなかった。私は昔から継承されている最高の科学に出会おうとしていたのである。

第3章 究極の健康哲学「ナチュラル・ハイジーン」とは何か

◉私を変えた夢のような出会い

ナチュラル・ハイジーン。初めてその言葉を耳にしたとき、「ああ、そのことだったら知っている」と私は思った。つまりそれは、歯を磨いたり、耳の後ろ側もきちんと洗うことだったり、私がそうだったように、この言葉を聞くと、多くの人たちはこういった行為をイメージする。

[訳者注]ナチュラル・ハイジーン

ハイジーン（hygiene）という単語は、元来「衛生、清潔、摂生、健康法」を意味し、「ナチュラル・ハイジーン」を直訳すると「自然健康法」となるが、ウェブスター英英辞典で

「hygiene」を引くと、こうした意味より先に「健康および健康維持のための科学。健康を保ち、病気を予防するための原則の理論」と記されている。

実際には、ナチュラル・ハイジーンとは**人間の体をケアし、大切に維持するための最も優れた方法**のことである。私がその言葉を聞いたのは、私がそれまでに出会った中で最も健康的な顔をした人の口からだった。

J氏（本人の希望で略称使用）をひと目見ただけで、この人は自分の体をいたわる方法について何かを知っているはずだ、とすぐに分かった。彼の澄んだ瞳、輝いている肌、穏やかな物腰、そして均整のよく取れた体つきと比べれば、私が過去にアドバイスを求めた健康の専門家たちは、みんな落第だといってよかった。J氏は私に言った。

「君は自分を殺そうとしているんだよ。そんなことはしなくてもいいのに」

その言葉は私の心に希望の灯をともしてくれた。この出会いが私をナチュラル・ハイジーンへと導いてくれたのだ。J氏は、なぜ私が太っているのか、減量したとしても、やせた体重をそのまま維持するのになぜそんなにまで悪戦苦闘するのかについて、簡潔に説明してくれた。彼の説明は私にとって、実に納得のいくもので、その明快さにはとにかく驚いてしまった。

体を自分でも誇りに思えるような最高の状態に持っていき、それを維持するのにはどうしたらいいのか——J氏の最初の説明を聞き、かつて覚えたことのないほどの喜びと安堵感でいっぱいになった。これこそ私がなんとしても手に入れようとしていた情報だったのだ。

それから三年半の間、私は幸いにもJ氏のもとで学習に励むことができた。それは実にすばらしい体験だった。日々彼の知識の恩恵にあずかったばかりか、ナチュラル・ハイジーン関連のすべての資料を入手し、読むこともできたのだ。ナチュラル・ハイジーンについての知識を修得した後、私はそれを実践し、それを教えることを一生の仕事にしようと決心し、サンタバーバラを去った。

その後の一〇年間、私はさらにナチュラル・ハイジーンの勉強に取り組み、ナチュラル・ハイジーンの原則をライフスタイルとして利用する方法を個人的に指導したり、「ダイアモンド・メソッド」として知られるセミナーを開き、これまでに何千人もの人々に話をしてきた。

あらゆる階層や年齢層の人々から、何千通もの熱烈な手紙を頂戴したが、どれもがナチュラル・ハイジーンの正しさを証明しているものだった。

一九八三年の初め、私はテキサス州オースティンにある「アメリカ健康科学カレッジ（The American College of Health Science）」で、栄養科学の学位を取得した。そのカレッジはナチュラル・ハイジーンの学位を授けるアメリカ合衆国唯一の学校だった。

一九七〇年、ナチュラル・ハイジーンを紹介されてからわずか一か月で、私は二三キロやせた。この数字は何年もの長い間、減量目標として私がずっと格闘してきたものである。それから今日まで、リバウンドしてまた太ってしまったという経験は皆無である。私は食べることが大好きで、グルメ雑誌を読んでいるだけで、数キロ太ってしまうようなタイプの人間だが、以前と違って実際に太ってしまうということはなかったのだ。ナチュラル・ハイジーンによって、食べることへの欲望を満足させるばかりでなく、私の体に最もふさわしい体重を保てるように体を機能させるには、どのように食べたらいいかを学んだからだ。**食べるために生きるのではなく、生きるために食べる**ことを学んだのだ。言い方を換えれば、もう以前のように体重が増えなくなっているのは、ダイエットをしたからではない。ダイエットではなく、**ライフスタイルを変えた結果、体重が減った**のである。

スリムになることはナチュラル・ハイジーンをライフスタイルとして取り入れたときに得られる数々の恩恵の一つにすぎない、ということを覚えておいてほしい。驚くほどのエネルギーが増したこと、そしてうれしくなるくらい体調がいつも万全なのを感じるようになったことは、私の人生にとって歓迎すべきおまけだった。

いつも一貫して高いレベルのエネルギーが、体内にあるのを自覚できるなどとは、全く夢にも思っていなかったことである。このような余分なエネルギーがいつもあるため、知人たちの中には、私のことを愉快でなく思っている人もいる。私はすでに四〇歳を過ぎているが（訳者注・一九八五年当時）、二五歳のときよりも、今のほうがはるかに健康であるということを実感している。この喜びはすべてナチュラル・ハイジーンのおかげである。

［訳者注］「アメリカ健康科学カレッジ」について

現在は、経営者が代わり、名称を左記のように改め、本部をカナダに移してナチュラル・ハイジーンの指導を行なっている。

連絡先は、「Fit For Life® Sciences Institute and The College of Natural Health」
P. O. Box 41065 Winnipeg, Manitoba　R3T　5T1　CANADA
E-mail : college@fitforlife.com
http://www.fitforlife.com/college.html

◉「自然と健康と食べ物」に関する哲学

ナチュラル・ハイジーンは、その歴史を古代ギリシャにさかのぼることができる。キリスト誕生の約四〇〇年前、当時の指導者であったヒポクラテスは、「あなたが食べるものはあなたにとっての薬である」とナチュラル・ハイジーンの哲学を簡潔に述べている。

アメリカ合衆国におけるナチュラル・ハイジーンの歴史は、「アメリカ生理学会」と呼ばれる組織が設立された一八三〇年に始まる。一八三八年、同会はボストンに図書館と食料品店を設立、おそらくこれが、アメリカ最初のヘルスフード・ストア（健康自然食品の店）であろう。

一八五〇年頃、四人の医学博士、シルベスター・グラハム、ウィリアム・オールコット、メリー・ゴーヴ、アイザック・ジェニングスが最初のナチュラル・ハイジーン活動を始め、時を置かず、多くの仲間の医師がこのグループに加わった。伝統的な西洋医学にもっと自然な取り組み方を加えることを望んだのだ。

一八六二年には、ラッセル・トゥロール博士が「全国ハイジーン協会」を設立。トゥロール博士は一八七二年に『ハイジニック・システム（Hygienic System）』を出版し、人々から大歓迎を受ける。以来今日まで、ナチュラル・ハイジーンに関する多くの書物が出版され、そのすべてが、最高レベルの健康を手に入れ維持していくうえで、毎日の食事がいかに重要であるかを説いている。

二〇世紀に入ると、その深い見識で尊敬されたハーバート・M・シェルトン博士が登場する。

博士は一九二八年から八一年までテキサス州サンアントニオで、クリニック、研究所、教育プログラムを含む「ヘルス・スクール」を運営していた。彼は新しい研究結果や考え方からなる膨大な量の論文を著わし、ナチュラル・ハイジーン学者として、その哲学、原則、実践に関する最高の権威とされている。ナチュラル・ハイジーンという学問に、誰よりも多くの重要な文献を加え、一九八五年に九〇歳で亡くなった博士は、次のような有名な言葉を残している。

「自然の法則、宇宙の真理、科学の原則は、健康との関係において、ほかのすべてのものとの関係と同様に、まさに一定で、不動、不変のものである。ナチュラル・ハイジーンとは、人間の生命や健康維持のための研究であり、健康が損なわれたとき、その回復手段への応用を研究しようとする生物学の一分野といえる」

今日、最も有名で活動的なナチュラル・ハイジーンの支持者は、先の「アメリカ健康科学カレッジ」の学部長、T・C・フライだろう。彼は健康に関する優れたスポークスマンでもあるが、ナチュラル・ハイジーンについて次のように述べている。

「ナチュラル・ハイジーンは自然と調和している。エネルギーに満ちた生物の原則とも調和している。それは科学的にも正しく、哲学的・倫理的にも確かなものだ。常識とも一致する。さらにそれを実行すると、必ずうまくいく。ナチュラル・ハイジーンは天からの贈り物である」

彼の信条は、**「健康は唯一、健康的な生活からしか生まれない」**というものである。

K・R・シドゥワ博士はロンドンでナチュラル・ハイジーンを指導しているが、彼は「第三世界代替医療学会」でナチュラル・ハイジーンについて、「これは治療のための究極の哲学、またはテクニックだ」と述べている。

［訳者注］ナチュラル・ハイジーンについての情報や定期刊行物について

希望される方は、Natural Health Association（旧称：American Natural Hygiene Society）P. O. Box 30630, Tampa, Florida 33630（E-mail:anhs@anhs.org, http://www.anhs.org）までご連絡を。

◉誰もが持っている自然治癒力の利用

ナチュラル・ハイジーンは、今日、長寿と健康、そして病気とは無縁の人生を楽しんでいる世界中の人々の間で実行されている健康法である。

ナチュラル・ハイジーンの基本的な考えは、**「体は健康を求めていつも努力しており、有害な老廃物を自ら絶えず浄化することによってそれを成し遂げようとしている」**というものである。ナチュラル・ハイジーンは「食べ物こそがその人の生命の長さと質に多大な影響を及ぼす」ということを認識し、そのうえで実際にその食べ物を摂取していくという方法を取る。減量云々以前の問題として、「病気の予防と健康的な生活」をめざしているのである。

自然の法則に違反しているために起こる結果（訳者注・病気やさまざまな症状）と絶えず闘うのではなくて、健康上の問題を引き起こしている**根本的な原因を取り除く方法**を、人々に教えているのである。

ナチュラル・ハイジーンの根本原理は、人体はセルフ・クレンジング**（自らの浄化力）**、セルフ・ヒーリング**（自らの治癒力）**、そしてセルフ・メインテイニング**（自らの機能維持力）**を潜在的に備えているという考え方である。

つまり、この健康法は、**「全人類の治癒力は、すべて体の中に存在している」**という考えに基づいているのだ。さらに加えて、自然は常に完璧であり、これ以上改善されることはあり得ないという考えも、その基本となっている。したがって、自然はそのいかなる回復作業をも妨げるようなことはしない。私たちが生命に関する自然の法則を破ったときに限り、不健康な問題（例えば余分な体重、苦痛、ストレスなど）を抱えることになる、という考え方である。

ナチュラル・ハイジーンの最もすばらしいところは、いろいろな手段を具体的に示すことによって体重をコントロールするチャンスを与えてくれることにある。これらの手段は、常識、本能、正しい論理など、形となって見えないものもある。これらは私たちの誰もが生まれつき備え持っている重要な手段といえる。だが、人生を続けていくうちに、何らかの理由でこれらの特性に次第に頼らなくなってしまうのだ。

自然治癒力という本能をもう少し利用してみるよう話すと、たいていの人が、「そうあるべきだと、いつも、ちょっとは感じるんですけどね。でもやっぱり……」と答える。外部からの圧力が別の方法(訳者注・医者や薬などによる治療)で回復させるように納得させてしまうのである。時がたつにつれてますます人々は本能の力を無視するようになり、その偉大な力を全く使わなくなってしまうのだ。自分の体重をコントロールするために、常識や本能、正しい論理といった手段をどのように使えばよいのか、それは本書のいたるところで述べられているはずだ。

この世で最も強力な手段とは――それは自然からの贈り物であり、人間の体とそれを支配している計り知れない知能である。

人間の体は、自然の最も優れた創造物である。体力、能力、適応力の点で、これに匹敵するものはない。私たちの体内に存在する生まれつきの知能の及ぶ範囲は、あまりにも広大で、唖然としてしまうほどだし、心臓は二四時間に一〇万回も鼓動している。

心臓とその血液を汲み出す装置について考えてみてほしい。あらゆる科学者たちがその複製を作ろうと試みたが、成功することはなかった。その装置は一五万三六〇〇キロメートル以上もの血管へ、一日およそ二万三八〇〇リットルもの量の血液を汲み出している。五〇年間にすると、四億三四〇〇万リットルにも及ぶ。それらの血液は二四兆の細胞から作られていて、毎日全身を三〇〇〇回から五〇〇〇回循環している。毎秒七〇〇万個の新しい血液細胞が作られ、この汲み出し装置は鼓動を打つのを一瞬も休むことなく、ノンストップで何十年も働き続ける能力を持っているのだ。今述べたことは、循環組織だけの話であることを忘れないでほしい。

この心臓という装置は、これらの機能を果たすために熱を発生しているはずなのに、常に三七度という一定の温度を保っていることに気づいているだろうか。体の最大の器官である皮膚には、四〇〇万個以上の毛穴があいていて、心臓の冷却装置として二四時間作動し続けている。

消化器官と代謝組織は私たちが食べたものを、健康な血液、骨、そして細胞組織に変えるための驚くべき能力を備えていて、常に完璧なバランスを保っている。呼吸器官である肺は、血液が必要とする酸素をうまく血液に供給しており、複雑な骨格組織は、人間の直立歩行を支える骨格を備え、筋肉組織と見事に調和して働いている。体を自由に動かせるのもこの筋肉組織のおかげである。

そしてさらに驚くべきことに、この人体という機械は新しい生命を誕生させることができるのだ。受精卵だった小さな生命を、一人前の人間に発育させるための力と知恵の偉大さは、私たちの理解の範囲を超えている。五感の働きだけでも識者を唖然とさせてしまう。人体が規則正しく行なうさまざまな活動のリストを作れば、一冊の本を埋め尽くすほどになるだろう。

この完璧な物体の舵取りをしているのが、脳である。脳はこれらの驚くべき活動のすべてを監督し、どれも皆、正確に働いているかどうか目を光らせているのだ。その仕事ぶりを見ていると、精巧な時計作りの名人の仕事さえ、幼稚なものに見えてくることだろう。脳は二五〇億以上もの細胞からできていて、これまで分かっている細胞の中では、最も高度に発達している。

◉人体の神秘と驚異の能力

それぞれの細胞について検証してみると、さらに強烈な印象を受けるだろう。一つの細胞は、顕微鏡を使わないと見えないが、そのミクロの世界で行なわれていることには驚嘆させられることばかりである。

一つの細胞が保持している知恵は、全人類の知識をすべて寄せ集めたものよりも優れている。体内の最も小さな細胞でさえ、その細胞の中の一番小さな構成成分の約一〇億倍もある。その細胞では世界中にある化学プラントを合わせたものよりも、もっと多くの化学反応が行なわれているのである。一つの細胞は、染色体、遺伝子、DNA、ミトコンドリア、酵素、ホルモン、アミノ酸、そして何千ものさまざまな化学物質、さらにここで述べるにはあまりにも多すぎる化合物など何千もの成分から構成されている。

この地球上の誰一人として、一つひとつの細胞を何がどう作動させているのか、説明できる人はいない。何千もの機能を類別することはできるが、これらの機能の背後にある力は、到底私たちの理解の及ぶところではないのだ。言い換えれば、体内器官に備わっている生来の知能は、私たちがものを考えるために使っている頭脳という知能よりはるかに精巧なものなのである。

体内には肝をつぶすようなすごい細胞が、六〇兆もあるという事実を考えてみてほしい。そしてこれらはどれも、精密で完全な機能として働いているのである。七〇年、八〇年、あるいはもっと長い間絶え間なくずっと！

それぞれの細胞の中には細胞核があって、染色体を含んでいる。染色体の中には遺伝子があり、その遺伝子の中には生命の要素であるＤＮＡが存在する。ＤＮＡによって目の色が何色になるのか、花がどんな香りを持つようになるのか、あるいは、鳥の羽の光沢がどうなるのかが決定される。七五兆の細胞すべての中の染色体から、全部のＤＮＡを取り出して集めてみても、冷蔵庫の中の氷一つの大きさの箱の中に収まってしまう。それほど小さな質量にもかかわらず、このＤＮＡのもつれをほぐして一つに繋いでいくと、その長さはおよそ一二八〇億キロメートル、地球と太陽の間を四〇〇往復以上できるといわれている。

ほかのものに例えて考えてみよう。そうすれば、今挙げられている数字の規模を理解するのに役立つことだろう。また、それらの数字と調和するために、いかに巨大な協力が必要かということも理解できるはずである。

地球上にはおよそ六〇億の人がいるが、数百万の人たちが一緒に集まって、すべての点で仲むつまじく協力し合っているところを想像することさえ難しいことだろう。まして六〇億すべての人間が、秩序正しく行動しているところなど想像も及ばない。ところが、体内で行なわれている作業はそんなものではないのだ。

一万二五〇〇個分の地球があると想像してみてほしい。それぞれの地球に六〇億の住人がいて、一人残らず秩序正しく行動している。すべてが同じ政治的思想を持ち、同じ宗教を信じ、同じ信念を持っている。そしてみんなが全く同じ目標に向かって動いている。なんとすごいことだろう。

「月はチーズでできている」という怪説のほうが、まだ信憑《しんぴょう》性があるようにさえ思えてくる。しかしまさにそれは、体の中にある何兆もの細胞が実際に毎日行なっていることなのである。

人間の一つの細胞は、実験室の中では、死ぬまでにおよそ五〇回分裂を繰り返す。もし人間の細胞のすべてがそんなに何回も分裂するとなると、私たちの体重は八〇兆トン以上もの重さに達してしまう。このような驚異的な事実を考えてみないことには、天文学的な数の細胞が協力して行なっている活動に必要な無限の知能について、ある程度の知識を把握することはできない。

例え話をもう一つ挙げておこう。まず最初に、重要な手紙を友人に宛てて書いているところを想像してみてほしい。そして手紙を書きながら、同時にお気に入りのテレビ番組を見ている。さらに「積極的な心の持ち方」と題するテープも聴いている、としたらどうだろう。果たしてこの三つの作業をどれだけうまくこなすことができるだろうか。おそらく、そんなにうまくはいくまい。そのうえ夕食の支度をし、床磨きもするとしたら……。それ以上作業を加えないで、といいたいところだろうが、これらの五つの作業を同時にしようとすると、どれも皆、完璧に行なわれる可能性はなくなるだろう。

たった五つの作業でさえそうなのだ。ところが、私たちの体ときたら、なんと一日一〇〇〇兆もの作業の過程を二四時間万遍なくこなしているのである。一〇〇万や一〇億、あるいは一兆どころではない。一〇〇〇兆も、である。しかも、でたらめにではなく、代謝のすべてと生命維持のためのプロセスを水ももらさぬ完璧さをもって遂行しているのだ。人体の能力と生命維持のプロセスの偉大さを見るとき、私たちは桁外れの知能が発揮されていることに対して、畏れ敬わなければならないだろう。

◉食べ物が病気を引き起こす

体の驚くべき機能からして、この偉大な機械が、健康にふさわしい体重になるための機能を与えられていないなどということが考えられるだろうか。常識的に見ても、それは考えられないことだ。体が自らを維持していくためのメカニズムは、生まれたときから備わっている。健康は生まれたときから権利として与えられているのである。しかし、肥満は健康とはいえない。つまり肥満状態は、権利を破棄している状態ともいえるのだ。

植物は部屋の中のどこに置かれていようと、光の来る方向へ向かってどちらにでも伸びていく。それと同様に体もまた、完全性を求めて絶えず努力しているのだ。人間の体はちょうど、呼吸やまばたきと同じように、自動的に行なわれる生物行為として、生命維持にふさわしいより良い健康状態を求めて、休むことなく努力している。

常に良い健康状態を保つには、このプロセスを妨げるのではなく、促進する方法を学ぶことだ。環境に関するあらゆるものが私たちの健康状態に影響を及ぼしているが、生命に関するものの中では特に、私たちの毎日食べている食べ物ほど、体に悪影響を与えているものは、ほかにない。

もしあなたが体重の問題で悩んでいるとしたら、体内に入れている食べ物がその問題を引き起こしている主原因となっていることは間違いない。さまざまな分野の医師たちによって、「食物と健康維持との関係」について、ますます多くの情報が公表されている。

ベストセラーになった『栄養学に関して、いつも知りたいと思っていること(Everything You Always Want to Know About Nutrition)』の中で、著者のデーヴィッド・ルーベン博士が同僚の医師に宛てた手紙を紹介している。

「我々の患者にとって、薬よりもはるかによく効くもので完全な種類の物質があります。それは食べ物です。我々自身の過ちからではないのですが、我々は、医学における食物の分野を無視してきました。我々の医学教育がそれを無視してきたのです。インターン期間も専門医学実習期間も、それを無視してきました。その結果、我々は非常に大勢の病人を治療しなければならなくなったのです。しかし、これらの多くの病人たちは、**食べていないという理由からではなく、食べているという理由から病気になってしまった**のだということを、信頼のおける雑誌が次々に明らかにしています。アメリカのみなさん、あなたやあなたの子供たちにとって、最大の脅威は核兵器ではありません。**最大の脅威は、あなたがお皿から食べようとしている食べ物なのです**」

アメリカ上院の栄養問題特別委員会のスタッフによって作られた「アメリカ合衆国のための食事改善目標（ダイエタリー・ゴール）」は、次のように述べている。
「我々は薬品や医学的技術によって、主な健康上の問題は解決できると信じるようになってきた。近代医学のおかげでガンや心臓病のような病気が征服できると強調されているため、その陰に隠れて毎日の食事がこれらの病気にどのような影響を及ぼしてきたかということについては、長い間、明確にされてこなかった。その結果、予防ではなく、治療が今日の主たる解決策となってしまっている。ところが、単なる医学的な治療をいくら施しても、問題は決して解決されない。国民一人ひとりの健康は、遺伝、環境、生活習慣によって左右されるが、我々が食べるものに比べたら、これらのどれも、さほど重要ではない！」

何をどう食べればいいかを習得したことで、この国の死因第一位と第二位の病気（心臓病とガン）が減ったと仮定しよう。この仮定は、これらの病気の前ぶれとなることが多い肥満に対しても十分な効果を発揮するということを意味することになる。そして現実に、「食べ物」と「肥満」や「病気」はどれも皆、互いに深く関係していることが明白になってきたのだ。

アメリカでナチュラル・ハイジーン健康法が始まってから、一世紀半以上も経過するが、なぜか非常に少数の人々しかこの健康法について聞いたことがないというのが現状である。

あなたも本書で知るまで、この健康法について聞いたことがなかったかもしれない。私のセミナー参加者に「ナチュラル・ハイジーンについて聞いたことがある人はいますか?」と尋ねると、たいていの場合一%以下の人の手しか挙がらない。

実に単純明快であり、実用的で、しかも成功間違いなしの健康法なのに、さほど知られていないというのは奇妙だ。マスコミにあまり取り上げられなかったことに加えて、広まらなかった大きな理由は、人々が安易に利用できるような実行プログラムがこれまでに全く紹介されなかったからである。

マリリンと私が行なったことは、ナチュラル・ハイジーンを簡単に実践できるよう、その根本原理を**「食事の原則」**としてまとめたことである。この「食事の原則」は、ダイエットの必要性を減らしたうえで、楽にやせられるというものだ。「米国ナチュラル・ハイジーン協会」(一九四八年に設立)の元会長、ジャック・D・トロップ氏は述べている。

「『フィット・フォー・ライフ』はナチュラル・ハイジーンの根本原理を簡略化し、それを歴史上初めて、多くの一般大衆に広めてくれた」

第4章以降、ナチュラル・ハイジーンの考え方を掘り下げていくことになるが、4章ではまず人体の興味深いある現象について考察してみる。この現象は、容易に永久減量する方法を学ぶうえで重要なものとなるからだ。

読者の中には、長期間にわたってダイエットをしたことがある人もいるだろうが、おそらく次の章で紹介しているような、魅力的でショッキングな考え方には今まで決して出会わなかったことだろう。

第4章

人間本来の「補給・同化・排泄のサイクル」とは

◉体には二四時間周期のリズムがある

この章の見出しに掲げた「サイクル」とは何のことかお分かりだろうか。たいていの人はそんなものが存在していることにさえ気づいていないが、「二四時間周期の体のリズム」については、多数の研究がなされてきている。

スウェーデンの科学者、アール・ウェアーランドや「アメリカ健康科学カレッジ」のT・C・フライによるもの、そして体内時計に関する著書を著した心理学者、ゲイ・ガイアー・ルースによるもの、また、数多くの研究者や科学者らによって、「二四時間周期の体のリズム」に関する研究成果が発表されている。

これらの研究で明らかにされた事実とは、**「人間の食べ物を処理する能力は、毎日決まって起こる三つのサイクルが効率よく機能しているかどうかにかかっている」**というものである。そしてこれがこの章のテーマになっている。

この「サイクル」についての考えは、一日における体の機能に基づいたものである。つまり、私たちの体は、毎日食べ物を取り入れ（補給）、その食べ物の一部を吸収し（同化）、使わない部分を捨てる（排泄）という作業を繰り返している。これらの作業を行なう三つの機能は、どんなときでもある程度行なわれているのだが、実はそれぞれに、一日のうちで最も機能が活発になる特定の時間帯があるのだ。

> ◎**正午〜午後八時――補給**（摂取と消化――食べることと食べたものの分解）
> ◎**午後八時〜午前四時――同化**（吸収と利用――体への同化）
> ◎**午前四時〜正午――排泄**（体内の老廃物と食物カスの排出）

私たちの体のサイクルは、体がどのように働いているのか実際に見ていれば、はっきり分かる。起きている間に食べていること（補給）は明らかだ。食べるのが遅れると、時間が経過するにつれて空腹はひどくなる傾向がある。睡眠中、ほかに目立った作業をしていないときには、体は日中の間に取り入れた食べ物を吸収し利用しようとする（体への同化）。朝、目を覚ましたとき、私たちは、「朝の息」と呼ばれる臭い息を発散し、舌はたぶん白っぽい膜でおおわれている。それは体が使わないもの、体の老廃物を排出している最中だからである（排泄）。

夜遅く食事をするとどうなるか、翌朝はどんな気分になるだろうか。これまでに何度も経験して十分自覚している人もいることだろう。目が覚めたときグロッキーになっていたり、または「毒物を飲まされたような感じ」がしたかもしれない。その理由は、食べ物が胃から出ていったあとの過程である「同化のサイクル」が妨げられてしまったからである。

消化機能の点から見ると、体のためには食後、少なくとも三時間の余裕を持つことが必要だ。三時間というのは、食べ物が胃から出て行くのに必要とする時間で、それを実行すれば「同化のサイクル」は、時間どおりに始められる。したがって、夜は早めに食事を取ることが理想である。夜遅く食べ物を体内に入れると、「同化のサイクル」の時間帯までに食べ物が消化されないため、同化される準備が体内でできていないのだ。「補給のサイクル」が制限時間をはるかにオーバーしてしまうため、同化のサイクルも延長され体が排泄を求めている時間帯にまで侵入してしまうことになる。八時間ごとの規則正しいサイクルは、混乱に陥り、体内の自然の作業が妨げられてしまう。そのため、「毒物を飲まされたような感じ」のいやな気分で目を覚ますことになるのだ。

また、これまでに朝食を抜いたことがある人は経験していることと思うが、朝何も食べなくても、昼食時間まで、十分持ちこたえることができたはずである。その理由もこのサイクルの仕組みを知っていれば納得がいくだろう。体は排泄を求めているのだ。実際に排泄したかしなかったかにかかわらず、とにかく体は食べることを望んではいなかったからだ。だが、昼食時間が過ぎても食べずにいると、不快になったに違いない。それは、体が「補給のサイクル」に入っていて、食べ物を取り入れる準備をしていたからである。

◉「排泄のサイクル」に従うことの重要性

「フィット・フォー・ライフ」のプログラムは、自然が与えてくれた体本来のサイクルに基づくライフスタイルに、私たちの食習慣を戻すように作られている。このプログラムの基本原則をよく理解するにつれて、体の持つサイクルのすばらしさが、次第にはっきりとしてくるはずである。しかし、せり出したお腹を小さくする努力を行なっている人のために、今は「排泄のサイクル」の重要性を確認し合えたらそれで十分である。

そのサイクルが妨害されるのではなく、助長されてくると、ほとんど間違いなく、体内に封じ込められている「スリムな体型に戻そうとする力」が発揮できるようになる。「排泄のサイクル」について理解するということは、体から有害な老廃物や余分な体重を取り除くのに役立つ。

アメリカのおよそ三分の二の人々が太りすぎなのは、私たちの伝統的な食習慣が、体にとって最も重要な「排泄のサイクル」を徹底的に妨げているからである。言い換えれば、私たちは食べ物を体内に取り入れ（それも驚くべきスピードで！）、その食べ物から体が必要なものを利用してはいるものの、使えなかったものを捨てていないのだ。

多くのアメリカ人は満腹になるまで朝食を取り、昼も腹いっぱい食べ、そしてまた夜にも腹いっぱい食べているため、排泄よりも取り込むほうにより多くの時間を使っている。大方のアメリカ人たちの胴回りが贅肉だらけであることに、何の不思議があるだろうか。

以上のことから、**やせるための成功の秘訣とは、有害な老廃物を取り除き、食の不節制をしないこと**であることが分かるだろう。

さて、この有害な老廃物がどうしてできてしまうのか、そしてそれはどうすれば取り除くことができるのか。それは次の章で説明しよう。

第5章 「毒血症」とは何か

◉人はなぜ太るのか

毒血症。今日の現代科学では「代謝のアンバランス」と呼ばれている症状を説明するのに、ナチュラル・ハイジーンのパイオニアたちはこの「毒血症」という用語を用いた。医学博士、ジョン・H・ティルデンが、その著書の中で初めて紹介した言葉だ。人間の体は「組織を作ること（同化作用）」と「組織をこわすこと（異化作用）」に対して、バランスを保つよう精巧に作られている。その作用の一方が、他方より多くなる状態が「代謝のアンバランス」である。

一九二六年、ティルデン博士は、『毒血症が明らかにしたこと（Toxemia Explained）』と題する本を著した。この本は、私がこれまで読んだあらゆる「ダイエット」関連書と違って、「体はどのように機能しているのか」、そして「体重に関して体が協力して働こうとしないのはなぜなのか」といったことについて、はっきり理解できるように説明してくれた最初のものだった。「何が間違っていたのか」「なぜ間違っていたのか」「それをどうしたらいいのか」について、実に分かりやすい方法で説明してくれていたのだ。

そのとき私は、遅々として進んでいなかった減量をもっと早く遂行できる、と初めて実感できたものだった。この本は、純粋に健康をテーマにして書かれたものだったにもかかわらず、「人はなぜ太るのか」ということに関して、私が知りたかった情報・知識を実に具体的に教えてくれたのである。

ティルデン博士は**「組織の中が毒血症の状態になっていることが、余分な体重を増やしてしまう根本原因である」**と説明している。体内を毒性物質がないきれいな状態に保っておけば、快適な体重を保つことは容易だろう。なぜなら、体内に毒性物質が過剰にあることが肥満の前ぶれだからだ。

さて、それではその毒血症とは何のことだろうか。それはどのようにして発症するのだろうか。それをなくすためにはどうしたらいいのだろうか。

ナチュラル・ハイジーンの考え方によれば、毒血症が組織の中で作られる原因は二つある。一つは体が行なう正常で自然な作用によってであり、もう一つは、故意あるいは気づかないまま、私たちが定期的に体に与えてしまうことによってである。いずれも体から取り除くには、エネルギーが必要となる。

前者による毒血症は、**「代謝のプロセス」**を通して引き起こされる。あなたがこのページを読んでいる間も、体内の組織はじっと静止してはいない。一所懸命に働いているのだ。古い細胞は、絶えず新しい細胞と入れ替えられていく。実際一日に、三〇〇〇億から八〇〇〇億の古い細胞が、新しいものと取り替えられている（毎日入れ替えが必要になる細胞の数は、食事の中に加熱調理したものがあるか否か、刺激の強い食べ物が含まれているか否か、などによって異なる。これらのものは、細胞を消化器官から失わせてしまう）。

古い細胞は有毒なので、排泄のための四つの経路、つまり、腸・膀胱・肺・皮膚を使って、できるだけ早く組織から取り除かなければならない。これは本来、体が持っている正常で自然なプロセスである。これらの有毒な物質がきちんと排泄されている限り、私たちは古い細胞が排泄されていることなどに意識を向ける必要など全くない。体の排泄処理に必要なエネルギーが体に十分ある限り、この老廃物は正しく排泄されていくのだ。

もう一方の後者による毒血症は、組織の中で正しく消化・吸収され、細胞内に取り入れられなかった食物の副産物から作られる。

アメリカでは、食べるもののほとんどすべてを、食べる前に「加工して変えてしまう」という奇妙な習慣がある。私たちの取る食事の大半は、十分な量の新鮮な食べ物というよりは、むしろ加工されたもので占められている。購入時には新鮮な食べ物の生命が失われていない場合でも、私たち自らそれを調理という方法で加工してしまうのだ。私たちが口にするほとんどすべての食べ物を、私たちはフライにしたり、バーベキューにしたり、蒸したり、炒めたり、煮込んだり、ゆでたり、あるいは焼くなどして調理しているのだ。

食べ物が、その本来の状態から加工されてしまっていること、そして**私たちの体の生理機能や構造は、このたくさんの加工された食べ物を処理するようには作られていない**という理由から、消化や吸収が完全に行なわれないのだ。その結果、食べ物による副産物が生まれ、体内に相当量の残留物が形成されることになる。この残留物が有毒なのである。もし毎日の食事の中で、加工された食べ物がきわだって多くなっていると、体の組織はいつも過剰労働を強いられることになるのだ。

私たちの体は今述べた二つの方法で、毎日毒血症の症状を作っているのである。一つは正常な「代謝のプロセス」から、そしてもう一つは「有効に利用されなかった食べ物によってもたらされる残留物」から。この有害な老廃物が、排泄される量よりも多く作られると、余分なものが体内に溜まってしまうということは、すぐに分かるだろう。これが余分な体重となるのだ。さらに困ったことには、毒性物質が酸性であることだ。体内に酸が蓄積されると、組織はそれを中和するために水を溜め込むようになり、その結果、いっそうふくらみが加わり体重が増すのである。

ここで、あなたが大きな会社で働いていると想像してほしい。あなたの仕事は、毎日二〇箱の書類を細かく切断して捨てること。ここで、もし十分な時間がないか、または十分なエネルギーがないために、一日に一五箱分しか切断できないと仮定しよう。翌日、新たに二〇箱分の仕事を与えられるが、前日からの残りがまだ五箱残っている。一日に一五箱しかこなせないのだから、二日目が終わったところで一〇箱分の仕事が残る。月曜日から仕事を始めて一週間に七日働いたとすると、次の月曜日に二〇箱の仕事が届けられたところで、合計五五箱分の仕事があることになる。しかし、一日一五箱の処理能力しかない。たった八日間で四〇箱もの仕事を残しているのだ。これらの箱は切断されるまで、どこかにしまっておかねばならないのだが、いったいどこにしまえばいいというのだろう。

もし、あなたに何らかの体重の問題があるとすれば、右の状態こそまさに、体が扱わなければならない問題なのである。毎日、体が毒性の老廃物を排泄されるよりも多く作っていけば、それはどこかにしまい込まれることになる。しかし体は常に自身を守り、その完全な状態を維持しようとしているので、この老廃物を生命維持に必要な臓器の中や、その周辺にしまい込むようなことはしない。したがって、それは脂肪組織や筋肉の中にしまい込まれることになるのだ。つまり、太股《ふともも》の中やお尻の中、胴回り、二の腕の中、顎《あご》の下など、私たちが一番嘆きたくなるすべてのところに、老廃物がしまい込まれるのである。

もし、この問題が改善されずに進行していくと、最終的には肥満ばかりではなく、漠然とした不快感やだるさ、無気力感を招くことになる。それは、溜め込まれた有害な老廃物を取り除こうとするために、体が非常に多くのエネルギーを使い果たしてしまうからである。

◉老廃物を溜め込まないための三原則とは

半世紀以上も前に、ティルデン博士は著作の中で次のように述べている。

「この問題は個人の手に負えないように見えるが、そうではない、それは単純な生理現象であって、ミステリーではないのだ。誰でもこの状態はコントロールできるし、その人が望む程度に、どんなふうにでも変えられる。それは単に毒血症を理解しているかどうかの問題だ。その人の体内に溜まってしまった老廃物を取り除き、排泄されるよりも速いペースで溜まっていかないよう気をつけるために、必要なことを行なうかどうかの問題なのだ」

「排泄のサイクル」を妨げずに、最も効率よく機能させることが、きわめて重要なのである。たとえ気がつかなくても、「排泄のサイクル」を妨げてしまっているとしたら、太る原因となる毒性の老廃物が体にどれだけ多量に溜め込まれることになるか、ご理解いただけただろうか。

もちろん、人がしなければならないことは、体から毒性物質を取り除き、溜め込まないことだが、しかし、どうすればそれが可能になるのだろうか。私たちの最大の関心事であるこの点については、私が学んだナチュラル・ハイジーンの知識を使えば解決できる。つまりその方法とは、**「体内の毒性の老廃物を絶えず取り除き、ひどい状態になるまで溜め込まないようにする」**という理解のもとに実践する、健康的なライフスタイルである。

すばらしいことに、このライフスタイルは楽しさにあふれ、きゅうくつな感じがしない。食べることの楽しみも十分に残されている。やせて健康になるためだからといって、まずくても仕方なく食べるという行為とも無縁である。これは私自身にとって、必要不可欠なことだ。自らのグルメの味覚を奪ってしまうような食べ方を取り入れることは、決してできなかったからだ。

これをきっかけに、グルメだったマリリンのキャリアを活かして、このプログラムを本当に楽しい食事のライフスタイルに変えるメニューを作り出した。バラエティーに富んだそのメニューは、ナチュラル・ハイジーンのプログラム効果をいっそう高めることになった（その成果は第三部、第四部を見ていただければお分かりかと思う）。

私たちが食べ物を従来どおりに楽しみながら、「代謝のバランス」を保ち、組織から毒性の物質を取り除くには、どうしたらいいのだろうか。

それを解決する手段は三つある。どれもこのプログラムを正確に実行するのに役立つもので、永久減量というあなたの目標を実現するのに役立つものである。第6章、第7章、第8章では、その解決手段の基本となっている「三つの原則」について述べることになる。

第6章

［原則1］水分を多く含む食べ物を食べること

◉人体も地球も、七〇％は水である

「第一の原則」についてお話しする前に、あなたにまず、簡単な作業をしていただきたい。

一枚の紙に、今日食べたものを書き出してみてほしい。今日はまだ何も食べていなかったら、昨日のものでもかまわない。この章が終わるまでに、この表はある重要な目的を達成するうえで、大変役立つことになるだろう。体の中に入ったものは、たとえごくわずか試食しただけのものでもすべて列挙してほしい（友人が自慢のスフレを作ったときに、あなたがそれをほんの一口食べただけであっても書き出してほしい）。

書きあげたら、しばらくその表は端に置き、「第一の原則」について述べることにしよう。

生命にとって絶対欠くことができないものとして、食べ物や空気とともに、まず水が挙げられる。生まれた瞬間から死ぬまで、生きていくためのものとして私たちは食べ物と空気と水を本能的に必要としている。もし植物に水が与えられなかったら、植物は萎《しお》れて枯れてしまう。もし体に水が与えられなかったら、同じことが起こる。

水の重要性については、すでに明らかである。私たちが住んでいる地球は約七割が水だということをまず考えてみてほしい。もし私たちが月面から地球を見下ろしているとすると、私たちの地球の表面の七割が水であることが分かるだろう。残りの三割が陸地である。世の中すべてのものは大宇宙の縮図といえる。地球の奥深くに分け入り、哺乳類たちを見たなら、その体は少なくとも七〇%が水であることを発見することだろう。初めてそのことを聞いたとき、私は信じられなかった。体内に流れる水など全く見ることはできないし、その音を聞くこともできなかったからだ。そしてまた同様に、人間の体も七〇%は水からできているのである。

ここで、常識的な質問をさせてほしい（これは本書の根本に関わる質問である。ナチュラル・ハイジーンは、「何が正しいのか」ということについて考えるにあたり、医学書などを使わず、人間としての生まれながらの感覚や判断力を利用している、ということを知ってほしいのである）。

地球の七〇%が水で構成され、地球という生命体がそれだけの量の水に頼っているということを念頭に置いて考えてほしい。**もし体の七〇%が水で構成されているとしたら、体を常にベストコンディションにしておくには、水分が少なくとも七〇%を占める食事をしなければならない、というの**

が道理にかなってはいないだろうか。私たちの体の七〇％が水だとすると、定期的に水を補給しなかったら、体はどこから、その水を得るのだろうか。

生まれた瞬間から息を引きとるまで、生命維持に絶対必要である水分を、体は常に切望しているのだ。生きているためには、「水を摂取」しなければならないのである。お分かりかと思うが、私が述べているのは、「水を飲む」という行為ではなく、「いかに水を摂取するか」ということについてなのである。

◉体が求めているものは、果物と野菜の水分

「良かった。私は一日にコップ八杯の水を飲んでいる」と思って、一瞬安心した人もいるかもしれない。しかし、私がここで述べている効果を得るには、水を飲むことだけでは到底達成できない。「水分を多く含む食べ物」と述べるとき、私はこの地球に存在する食べ物でもともと多くの水を含んでいる、ある二つのものを指して言っているのだ。地上にある食べ物でこの要求を満たしているのは二つのものしかない。その二つのものとは——**果物**と**野菜**である。

それ以外のものは、凝縮された食べ物なのである。つまりそれは、加工され、調理によって水の成分が取り去られてしまっている状態のものなのだ。だからといって、やせるためには、もっぱら果物と野菜だけしか食べてはいけないといっているわけではない。私が言いたかったことは、体の七〇％は水分

なので、七〇％程度が水分であるような食事を取るべきだということである。それはつまり、私たちの毎日の食事の中では、果物と野菜をずっと多くし、**凝縮食品**（パン、米、肉、魚、乳製品など）は三〇％程度に抑えるようにすべきだということになる。

私たちが水を必要とするきわめて重要な理由が二つある。それは、「体に滋養を与えること」と「体内の浄化」のためである。水は食べ物の中の栄養を体のすべての細胞へ運んでくれるうえ、さらに毒性の老廃物を体外に運び出してくれる。

人間の体が要求するすべての栄養素、ビタミン、ミネラル、タンパク質、アミノ酸、酵素、炭水化物、脂肪酸などは皆、果物や野菜の中に含まれている。つまり**人間の体が生きていくうえで必要とされるものはすべて果物と野菜でカバーされてしまうのだ。**

ビタミンなどをはじめとする栄養素は、これらの果物や野菜に含まれる水によって腸へ運ばれ、そこですべての栄養素が吸収される。**水分を多く含んだ食べ物を食べることは、人間の体が要求しているものをすべて含んだものを食べることになる。**みなさんの中にはビタミン剤を飲んでいる人がいるかもしれない。しかしそれは、私たちが望んでいるものではない。私がここで述べているビタミンやミネラルは、人間の体が利用できるものであり、薬局にではなく果樹園や畑に豊富にあるものなのだ。

水分は体内に栄養を運ぶことができるものであり、体の老廃物を浄化するという重要な機能を果たしてくれている。私たちにとって、「浄化すること」と「解毒すること」は同じことを意味している。減量の際には、この浄化あるいは解毒（デトックス）がきわめて重要なものとなる。

持ち物に例えれば、それが車であろうと洋服であろうと、きれいにしたいと思ったらまずは洗わなければならない。あなたは昨日、入浴するかシャワーを浴びるかしたことだろう。もし昨日していなければ、一昨日したかもしれない。あるいは今日するかもしれない。長い間シャワーや風呂を使わずにいるようなことはないはずだ。つまりそれは、清潔でいたいからだ。

体も洋服と同じなのである。今着ている服を半年も脱がなかったらどうなるか想像してほしい。そんなことは決してしようと思わないだろう。あるいは、半年も車を洗わずにいて、しかも雨が降らなかったら、どうなるだろうか。運転したくともガラスが汚れて外が見えなくなってしまっていることだろう。これはほんの一例にすぎないが、どのようなものでも洗浄しなければ、いかに汚くなってしまうかが、お分かりいただけただろう。

しかし、定期的にきれいにされていなくてはいけないのに、ほとんど洗浄されていない唯一のものがあるのだが、それは何か、お分かりだろうか。

それは、私たちの体内である。私たちは、体の中が十分洗浄されることのないような方法で食べ、生きているのだ。アメリカ人の六二％が肥満なのは、そのためである。またこの事実は、この国の四人のうち三人が、一生のうちに何らかの心臓病やガンにかかる原因にもなっている。

体の外側は洗うけれど、もっと重要な体の中側が洗浄されることはない。**一生**という何十年もの長い間、毒性の老廃物を体内から洗い流すという**最も重要なことをしないですませているの**である。

◉飲み水は役に立たない

体の中を洗浄できる唯一の方法は、水分を多く含んでいる食べ物を食べることである。ただし、**水道水やペットボトルの水を飲んでも、その作業をしてくれない。**飲み水は果物や野菜の中に含まれる水分とは違うので、酵素や生命を保つほかの要素を、体内に運んではくれないからだ。**果物や野菜に含まれる水分が定期的に与えられると、体の三つのサイクル（補給、同化、排泄）は、どれも大変円滑に機能するようになる。**

体をきれいにするのではなく、私たちはむしろ汚染するような方法で食べている点に注目してほしい。**私たちは体を詰まらせるような方法で食べているのである。**体を詰まらせれば詰まらせるほど体重は増し、やせることはますます困難になる。

これからは何か食べるときに、その食べ物を見て、自らに向かって次のことを自問してみてほしい。

「偉大な働きをしているこの体が体内に入れようとしている食べ物は、果たして体をきれいにしてくれるものだろうか、それとも、体を詰まらせてしまうものだろうか？」

あるいは、

「この食事は、果物や野菜のほうが多くなっているだろうか？」

さらに次の質問もとても重要なものなので、常に自問してほしい。

「私は今、体をきれいに（解毒）しているものを食べているだろうか。それとも、この食べ物は浄化を妨げようとしているものだろうか？」

この国では、私たちが食べるほとんどのものが、体を詰まらせてしまう性質のものである。食べ物が、私たちの体を詰まらせ、体が詰まっているために、不快感を感じ始める。そして、気分を良くするようにするため何らかの処置をする。同時に、私たちは組織を詰まらせる食べ物を、依然として食べ続けている。だからこそ、これからは、食べ物を見たときに、自分自身に尋ねてみることだ。

「この食事のおよそ七〇％は、水分を多く含む性質のものだろうか？」

あなたの食べるものがもしそうでないとすると、減らしたいと望んでいる体重を減らし、それを永久に保つ方法はなくなってしまうことだろう。本当に健康になることを望み、そしてその健康な体を維持していたいのならば、自分自身に対して、先の質問をし続けることが、絶対必要条件になってくるのである。

アメリカで毎年二〇万件もの心臓バイパス手術が行なわれている理由は、人々の動脈が詰まっているからである。この不幸な二〇万人のうち、水分を多く含む食べ物中心の食事をしていた人はどのくらいいるであろうか。おそらくごくわずかに違いない。

不思議なことに、私たちはお金を払わずに手に入れたものについては、かなり粗末に扱う。この神秘的で信じられないほどすごい機能を持った肉体を、私たちは生まれたときにただで与えられたため、正しく評価せず、むしろ虐待しているのである。本当は体と協力して働かなければならないのに、自分の体に逆らってばかりいるのが実態なのだ。

浄化させるどころか、詰まらせてしまうようなものをたくさん食べてしまう理由は、私たちが自分の味蕾《みらい》（訳者注・舌にある味覚を感じる細胞）の奴隷になっているからである。目の前にある食べ物に足が生えて、どこかへ行ってしまうようなことでもない限り、口に入れることができて、味が良いものだったら、私たちは何でも食べてしまう。深く考えてみるなどということはない。

食べ物に関して私たちが唯一要求することは、「どんな味をしているのか」だけである。持病がなければ、体のほかの部分のことなど気にかけることはない。味覚を感じるとき、体のほかの部分（食べ物が味蕾を通過したあと、それを処理しなければならないところ）についても少しは気遣うべきだろう。なぜなら、味蕾というほんの小さな一部分の反応だけをとても重んじ、体全体という大きな部分の反応を全く無視しているというのはあまりにも矛盾しているからだ。

◉生命力のある食べ物が、体を作る

誰かがこんなことを言うのを、耳にしたことがないだろうか。

「けさ寝坊しちゃってね。家を出る前に朝食を取る時間がなかったんだ。家を飛び出して大急ぎで会社へ駆けつけて、それから、これ以上できるとは思えないくらいのたくさんの仕事をこなしたんだ。休憩時間も全く取らないで、一日中仕事のしっ放しだったよ」

退社時間になり、この人は突然、自分がどんなに空腹でいるかということに気づき、胃のあたりをさすりながら「ピザかチーズバーガーでも食べるかな」などと呟いたかもしれない。「あー、腹がへった。一日中何も食べていなかったんだから、仕事をやめて小腸を洗い流し、大腸をきれいにしてくれるものを何か食べに行こう」

そんなことを言う人はまずいないだろう。

人々はたいてい空腹になると、おいしくて、そのとき一番食べたいと感じているものを食べようとする。それが普通の行動だろう。しかし、「食べてみておいしい」ということだけを考えていたのでは、体が自ら浄化・解毒を行なう機会を失ったままにしてしまうのだ。もし常に「ただ、おいしいだけのもの」を食べていれば、体を詰まらせ、いっそう体重増加を招くとともに、問題をさらに深刻化させることになる。やせることを妨げながら食べているからである。

私が述べているのは、しばらくの間、食べるものを楽しまずに食事をしなさい、ということでもなければ、味のないものばかり食べるべきだ、ということでもない。私が言いたいのは、おいしいもので、しかも同時に体全体の要求にかなうものを食べていただきたい、ということである。

私は、**食事をするとき、七〇％の水分を含んだ食べ物（果物と野菜）と、三〇％の凝縮食品（果物、野菜以外のものすべて）を取る**ことを提案しているだけのことなのである。

果物と野菜でどんなことが起こるか、とにかく結果をみてほしい。想像していた以上のことが起こるのだ。本書で紹介している独創的で革新的な考えは、おそらく、あなたの食に関するライフスタイルを永久に変えることになるだろう。あなたが今、空腹で何か食べようと思っているとしよう。今のあなたは、「おいしくて、しかも、体を詰まらせることのない食べ物はないだろうか」と考えるかもしれない。

それに対する回答は次のとおりである。

「生き生きして、活気に満ちあふれ、最も理想的な体型をしていたかったら、**生きている食べ物**を食べなければならない」と。

これは実に簡単な原理なのだ。すばらしい頭脳の持ち主でなくてもこのことは理解できるはずだ。つまり、**「生きている体は、生きている食べ物から作られる」**ということである。生きている食べ物とは、水分を多く含んでいる食べ物のことである。調理加工されて水分が失われているものは、生きている食べ物ではない。もし食事の七〇％以上が、加工され本来の性質を変えられた、生命力のない食べ物で構成されているとしたら、体はどんなことになるか、想像してみていただきたい。

ここで再度強調しておきたい。果物と野菜には非常に多くの水分が含まれている。それ以外の食べ物は凝縮されたものである。すなわち、水分は、加熱調理または加工によって失われてしまっているということである。

◉野生動物が健康な理由

次に検証したいことは、ほかの動物たちの実態である。私たち人類をほかの哺乳類と比較してみることである。すべての哺乳類を想像してみてほしい。私が述べているのは、ペットとして飼っている動物や、動物園にいる動物たちのことではない。なぜなら、彼らは人間の支配下にあるため、人間が抱えているものと同様の問題点を持っているからである。

あなたは、原野の中で肥満のトラやインパラ（ウシ科哺乳類）を見たことがあるだろうか。自然の中にいる動物で、歯を失ってしまい食べるために入れ歯をしている動物を見たことがあるだろうか。あるいはよく聞こえるように補聴器を使っている動物を見たことがあるだろうか。よく見えるようにと眼鏡をかけている動物はいただろうか。禿げてしまったためにカツラをかぶっている動物、心臓の働きを助けるためのペースメーカーをつけている動物や、人工透析を受けている動物がいるだろうか。毎年一〇〇万頭の動物が心臓病で死んでいくというようなニュースや、五〇万頭の動物がガンで死んでいくというニュースを聞いたことがあるだろうか。あるいは二五万頭が脳卒中で死んでいくというニュースや、何千頭もが糖尿病で亡くなるというニュースなども決して聞いたことがないはずだ。

それは、野生動物たちは良い健康状態を保っていないと生きていけない、という理由もあるが、最大の理由は、自然界の動物たちが私たち人類に比べてはるかに健康だからであり、太りすぎていないからである。それはなぜなのだろうか。

それを理解するために私たちがしなければならないことは、私たちが食べているものとほかの動物たちが食べているものとを比較するだけで十分だろう。自然界にいるほかの哺乳動物たちは、水分を多量に含んだ「生命のあるもの」を食べており、熱調理によって水分が失われてしまっているものや、加工されているものなどは食べない。だから、彼らの健康状態は私たちよりもはるかに優れているのである。

肉以外のものは全く食べないとされる肉食動物でさえ、水分を多く含んだものを食べているのだ。実際のシーンを見たり、あるいは映画などで、ライオンがシマウマやヌー（ウシ科哺乳類）を襲って解体するところを見る機会があった人は気づいたかもしれない。ライオンは、必ずその獲物の下側を裂き、腹部を開け、腹の中に顔を突っ込み、まず腸を食べるのである。残酷な描写になってしまったが、それが事実であり、サバンナで実際に行なわれていることなのである。

ライオンがシマウマを解体するとき、真っ先に腸めがけて行くのは、なぜだろうか。それは「通例として肉食動物はほかの肉食動物を食べない」ことと密接に関係している。考えてみてほしい。ライオンがトラを食べることはないし、熊が狼を食べることもない。肉食動物は、植物や果物を食べる動物を食べているのだ。なぜならば、腸にあるものこそがすべての動物たちにとって必要とされているものだからである。

実のところ、彼ら肉食動物もまた、植物性のものを食べなければならないのだ。すべての動物は、食べ物を植物性のもの、または植物性のものを食べている動物から直接取り入れる。ライオンが真っ先に腸へ向かって行くのは、そこに、あらかじめ消化されて水分を多く含んだ食べ物があるからである。ライオンは、そうしたあとに臓器を食べ始める。臓器も非常に水分を多く含んでいるからだ。血液をピチャピチャなめる。それは血液が九〇％以上水だからだ。つまりライオンは、動物の中側から外側へと食べていき、結局最後に残るのは筋肉質の肉なのである。

◉一〇九歳まで現役、ウォーカー博士の長寿の秘訣

私たちが必ずすべきことは、一生を通して、水分を多く含んだ生きている食べ物を十分に取るようにするということである。時には、その日食べたものが、水分を含んだもの七〇%と凝縮食品三〇%という理想のバランスから逸脱することがあるかもしれないが、たいした問題ではない。その時々で、凝縮食品のほうがずっと多くなることがあっても、罪の意識を感じないことだ。人には、とても食べたくてたまらなくなる決まった食べ物がある。それは、その人が長年かかって習慣化してきたもので、これらの好物を克服するには、ある程度の時間がかかる。要は、この七〇対三〇のバランスを維持できなくなるほど頻繁に逸脱し、体を混乱させないようにすることだ。

ある日、胃がもたれるほど食べてしまったとしよう。そういったときには、水分を多く含む食べ物が非常に少なかったことを考えて、翌日は水分を多く含む食べ物をより多く摂取するようにすればよい。

結論は、**どんな食べ物にしろ、いつも必ず、水分を多く含んでいる食べ物を食べることが重要だ**、ということである。このことをぜひ心に留めておいてほしい。このことを軽視したり無視したりすると、望むだけの減量や、減量後の体重を維持していくことは決してできないだろう。

このライフスタイルの重要性については、半世紀以上の間、これらの原則を研究し続けてきたノーマン・ウォーカー博士の言動が明確に裏付けている。

博士はアリゾナに住み、自分の食べる野菜は自分で育て、本を書き、完全に自立して暮らしていた。高齢にもかかわらず、車椅子の必要もなければ、食事を食べさせたりする介護人も全く必要としなかった。

博士の優れた健康と長寿の秘訣については、自著『Pure & Simple Natural Weight Control』（邦訳『自然の恵み健康法――野菜とフルーツの自然食』一九九八年、春秋社刊）の中で、博士自らが次のように記している。

・新鮮で天然のままの状態にあるすべての植物、野菜、果物、木の実、種などは、原子と分子で構成されている。それらが天然の状態にあれば、これらの原子と分子の中に、**酵素**として知られる活力に満ちたパワーが内在している。酵素とは目に見える物質や物体ではなく、生物の生きた細胞の原子と分子の中に存在している**生命の源**といえるものである。

・人間の細胞内にある酵素は、植物の細胞内の酵素と酷似している。そして人体を構成する原子と植物を構成する原子は、各々が互いに引き寄せ合うという性質があるのだ。その性質を利用し、体の細胞を作り変えたりするために特定の原子が必要になると、その磁石のような誘引力を互いに発揮する。つまり、摂取した天然のままの食べ物の中から同じタイプの原子を人体の細胞のほうに引き寄せてしまうのだ。

・右に述べた仕組みがあるからこそ、私たち人間の体は天然の食べ物の細胞から、酵素という目に見えないパワーを与えてもらい活気づけられているのである。しかし、この磁石のような誘引力は生きている分子間同士でなければ作用しない。さらに酵素は熱に対して非常に敏感で、摂氏五四・四度以上になると死滅する（訳者注・四七・七度で活性を失う）。それ以上の高温で調理された食べ物はどんなものでも、そこに内在していたはずの酵素パワーはすべて失われてしまっているのである。**加熱調理された食べ物は死んだ食べ物以外のなにものでもない。**

・死んでいる物質というのは生きた組織としての仕事を全うできない、というのは自明の理だ。摂氏五四・四度以上の高温に当てられた食べ物は、その生命体としての価値や栄養的価値をすべて失くしてしまう。このような食べ物でも、人間の組織の中で自らの生命を支えることだけは続けているが、それは、健康、エネルギー、活力を次第に衰退させているという高い代償のもとで行なわれているのである。

この本だけでなく、すべての著書の中で博士は、**「スリムで生気あふれる体を持ちたいと思っているのだったら、水分を多く含むものを食べることが重要である」**と強調している。

そして長生きの秘訣を身をもって示してくれた博士は、最晩年まで実に健康的に生き、右の著書の執筆後、一〇九歳で亡くなるのである。臨終の際も病気や痛みは全くなく、眠っている間に、静かに自然死のように息を引き取った。この事実だけをもってしても、私は博士のアドバイスを聞き入れたいと思っている。

一九八〇年、『ロサンゼルス・タイムズ』紙と『ウィークリー・ワールド・ニューズ』紙は、中国に住むウ・ヤンキンという男性の記事を載せた。ヤンキン氏は一四二歳で、彼が自転車に乗っている写真が掲載されていた。毎日の食事について尋ねられた彼は、「トウモロコシ、米、サツマイモ、それからほかの果物と野菜を食べている」と答えたそうだ。長生きしている人は、身をもってその秘訣を示してくれているものである。

一九七三年一月号の『ナショナル・ジオグラフィック』誌は、アレキサンダー・リーフ博士という科学者の記事を掲載している。リーフ博士は世界で最も長生きしている人々を探す旅に出かけ、世界の三大長寿民族、ロシアのアブハジア共和国、エクアドルのビルカバンバ、そしてヒマラヤの麓のフンザに住む人々を発見した。

ビルカバンバやフンザの人々には肥満が全く見られず、アブハジア共和国も肥満の人はごく少数しかいなかった。特筆すべき点は、これらの地域の人々がほとんど病気にならないということだった。ガンもなければ心臓病もない。それに加えて、長寿者のほとんどが一〇〇歳以上であるにもかかわらず、非常に活発で肉体的にも年齢を感じさせなかった。

リーフ博士の食習慣に関する調査によると、アブハジア共和国の人は、約七〇％が水分を多く含んだ食べ物を取り、ビルカバンバとフンザの人たちは、八〇％以上が水分を多く含んだ食べ物を摂取しているという。博士だけでなく多くの学者たちは、これらの人々の桁外れな長寿ぶりに、度胆をぬかれるほど驚愕したのだった。しかし、ここが肝心なのである。くどくなるが、あえて繰り返す。長生きしている人は、その秘訣を身をもって示してくれているものである。

◉食事の七〇％は水分の多い食べ物に

ここで、九一ページでお願いした「今日食べたものの明細表」を見ていただきたい。あなたに次の二点についてお尋ねしたい。

・食べたものの約七〇％は、水分を多く含んだ食べ物（新鮮な果物や野菜、そしてそれらのジュース類）だっただろうか？

・それは、あなたが通常摂取している食べ物なのだろうか？

もし七〇％が水分を多く含んだ食べ物でなく、しかもそれが、いつもと変わらない一日のメニューだったとしたら、その明細表が、あなたの体重問題の最大原因を明示しているはずだ。

もちろん、ストレスなどの心理的要因や過労など、どれも皆影響しているし、生活のほかの要素も肥満の要因になってはいる。しかし、その要因を全部合わせても、食べ物が人間の体重に与える影響には及ばないのだ。

昔から言われている「一日リンゴ一個は医者要らず」という教訓は、間違ってはいない。ただしこれからは、「一日リンゴ一個（オレンジやそのほかの果物を数個）とサラダは医者要らず」とすべきだろう。無論実行されれば、医者が失業するのは間違いあるまい。

「水を飲むこと」についての質問も多い。例えば、「私は一日にコップ八杯の水を飲んでいますが、このまま飲み続けても大丈夫でしょうか?」といった質問だ。普段から水を多めに飲んでいる人にとっては気になるところだが、実は水分をたくさん含んだものを食べていると、体が水をあまり欲しがらなくなるのだ。必要としなくなるのである。

つまり、一日コップ八杯の水を飲んでいる人は、体が必要としている分量の水を食べ物から得ていないためにそうしているのだ。そういう人たちの食事は凝縮食品が圧倒的に多くなっているはずで、ひっきりなしに喉《のど》が渇くというわけである。水分を奪われたものを食べて水を別に飲むのではなく、水分を多く含む食べ物を食べていれば、喉の渇きはずっと少なくなることが分かるだろう。

ただし、どうしても水が飲みたくなった場合は、できる限り蒸留水を飲むことだ。山の湧き水はインオーガニック・ミネラル（有機組織に欠ける無機のミネラル）を含んでいるために、人間の体にとって理想的なものではない。人間の体はインオーガニック（無機）・ミネラルを利用することも、急いで排泄することもできない。これらのインオーガニック・ミネラルは、体の組織の中でコレステロールと結びつく傾向があり、動脈内に厚いプラークの層を形成する（訳者注・プラークとは、脂肪やコレステロールとインオーガニック・ミネラルの化合物の堆積物）。

それに対して蒸留水はこのような悪影響を人体に与えない。果物か野菜を食べるときには、植物の組織の中で蒸留された水（蒸留水）を自然と飲んでいることになる。土の中から取り込まれたインオーガニック・ミネラルは、植物の組織の中で蒸留のプロセスを経てオーガニック（有機）・ミネラルに変えられる。私たち人間はそれを使っているのだ。

蒸留水は体からミネラルを抽出してしまうといったことを聞いたことがあるかもしれないが、これは部分的にしか正しくない。蒸留水によって抽出されたミネラルはインオーガニック・ミネラルで、体はこれを利用することはできない。したがって、それを排出することは結果として健康に良いのである。蒸留水は細胞組織の構造の一部となっているオーガニック・ミネラルを抽出することはない。ミネラルがいったん細胞組織の一部になると、それが抽出されることはないのだ。

水に関することで、もう一つ重要なことを述べたい。

食事をしながら水を飲むと、体を非常に衰弱させる。多くの人が食べることと飲むことを同時に行なっているが、これは良い習慣とは言えない。胃の中には、食べ物を分解している消化液があり、食べ物と一緒に水を飲むと、これらの消化液を薄めてしまうことになり、食べ物が正しく消化されるのを妨げてしまうからだ。

このことは、「補給のサイクル」と「同化のサイクル」も妨げてしまうことになる。そして、莫大なエネルギーを消耗させ、重要な「排泄のサイクル」全体に悪影響を及ぼすことになるのである。

以上をまとめると、次のようになる。

水分を多く含んだものを食べることにより、体から毒性の老廃物を洗い流すことができる。その結果、体重は減少する。水分を多く含むものを食べ続けることで、毒性の老廃物を蓄積させないようにすることができる。そうすれば減らした体重を、再び戻してしまうということはない。

このことによって、減量においては「排泄のサイクル」がいかに重要かが分かる。十分な量の水分を多く含んだものを食べることほど、「排泄のサイクル」をはかどらせる習慣は、ほかにはない。それを証明することも、実に簡単である。このプログラムを始めるやいなや、あなた自身が実証することになるのだから。

次の章で紹介する体の解毒に役立つ二つ目の手段とは、果物や野菜と同じくらい重要なものである。その話、つまり「第二の原則」も、あなたの好奇心をそそるような現象であることは間違いない。

第7章
［原則２］食べ物は正しく組み合わせて食べること

◉組み合わせ次第で、エネルギーはこれだけ違う

「食べ物の正しい組み合わせ」については、すでに聞いたことのある方もいるかもしれない。食べ物の組み合わせの考え方は、現在広い範囲で認められつつあり、かなり知られ始めているからだ。「食べ物の正しい組み合わせ」の重要性は、過去八〇年にわたる熱心な研究の結果として証明されたものである。このテーマについて研究を始めた最初の人たちの一人に、イワン・パブロフがいる。パブロフについてはご存じの方も多いかと思うが、彼は条件反射の実験のほかに、「食べ物の正しい組み合わせ」について、非常に多くの研究を行なっている。

一九〇二年、彼は『消化腺の仕事（The Work of the Digestive Glands)』という題の本を出版し、

その中で「食べ物の正しい組み合わせ」についての根本的な原理を明らかにしている。

「食べ物の正しい組み合わせ」は、減量に非常に効果的であり役立つものだという、その価値を実証する研究がたくさんある。なかでも注目に値するのがハーバート・M・シェルトン博士によるものだ。博士は一九二八年から一九八一年までテキサス州サンアントニオでヘルス・スクールを運営しており、彼はそこで、入手できる最も詳細な研究データを集めている。

さかのぼること一九二四年の『米国医師会ジャーナル（The Journal of the American Medical Association）』誌の中で、フィリップ・ノーマン博士の支持を受けたシェルトン博士の研究は、「食べ物の組み合わせの効果と確実性」を一つの学問として明らかにしている。

「食べ物の正しい組み合わせ」の原則を破ると、体には支障が起こり、減量を成功させるのに大きな妨げとなる。もし「補給のサイクル」がどんな方法でにしろ妨げられると、それに続く「同化のサイクル」「排泄のサイクル」もまた妨げられるということは自明の理である。**原則をきちんと守ることほど、「補給のサイクル」を効率よく機能させるものはないのだ。**

この原則が、減量にどんなに役立つか説明しよう。

あなたは一日をどのようにスタートしているだろうか。朝目が覚めたあと、活力に満ちた気持ちでベッドからさっと飛び出し、勢いよく一日の仕事に立ち向かう態勢ができているだろうか。それとも、体をベッドから無理やり引きずり出して、覚醒のための濃いコーヒーをガブ飲みするほうだろうか。期待に満ちた積極的な気持ちで一日を送っているだろうか。あるいは、「やれやれ、金曜日まで何とかもちこたえられるといいけど」などと考えているだろうか。一日が終わるとき、まだエネルギーが残っているだろうか。家族や友人たちと一緒の時間を過ごすことを楽しみにしているだろうか。それとも、夜になると、夕食を取るエネルギーがかろうじて残っている程度で、就寝前の時間を、テレビの前のソファーにだらしなく座っているだけだろうか。

これらの二つのタイプの間にある相違は、一つの決定的な要素で説明することができる。それは**エネルギー（活力）の差**である。

◉消化に要するエネルギーは、水泳以上の重労働と心得よ

本書を手に取っている人で、これ以上のエネルギーなどもう欲しくない、と思っている人はおそらくいないだろう。あればあるだけ欲しいというのは、お金と同じである。私が五〇ドル札を渡したら、みなさんはそれを破いて捨てたりしないだろう。ましてや、お金よりももっと大切なエネルギーを、もしもらうことができたら、承知のうえでそれを捨ててしまうようなこともしないだろう。ところが、みなさんは、無意識のうちにその行為を日々実行しているのだ。

走ったり歩いたりしているとき、遊んでいるとき、座って本を読んでいるときなど、いかなる行動であっても、私たちは何かをするときにはエネルギーを必要としている。もし体にエネルギーがなかったら、それは私たちが生きていないことを意味している。エネルギーがないということは、「生命がない」

ということなのである。

誰もがもっと多くのエネルギーが欲しいと思っているのに、実際に人間の体にとって最も多量のエネルギーを必要とする行為が何かを知っている人は少ない。驚くべきことに、それは「食べ物を消化する」ことなのである。

食後になると、眠くなったことがないだろうか。食事のあとは、誰もが眠くなるのである。それは体が食べ物を処理することにすべてのエネルギーを集中させてしまうからだ。食べ物を消化するのに要するエネルギーとは、自転車漕ぎ、ランニング、あるいは水泳以上なのである。**食べ物の消化活動以上にエネルギーを使うような行為は何もない。**

エネルギーは、体の重要な解毒（有害な老廃物の排泄。デトックス）を行なううえで、非常に重要であり、このエネルギーによって体から有毒な老廃物を規則正しく排泄することができれば、私たちは規則正しく体重を減らすことになり、減った体重も元に戻ることはない。

「排泄のサイクル」はきわめて重要なものであり、その排泄にはエネルギーが必要なのである。

体は私たちの協力がないと、有害な老廃物を排泄することができない。私たちが、体のためにしなければならないことは、体が使えるエネルギーを、いつもきちんと与えてやることである。これが健康でスリムな体になるための解決策である。

【訳者注】

一般的な食事をしている人は、フルマラソンをするのに要求されるカロリー（約一六〇〇キロカロリー）以上のエネルギーを毎日の消化に費やしている、といわれている。駅まで一五分の距離さえ歩くのが苦痛でバスやタクシーを使う人にとっては、自分の体の中にそんなエネルギーが潜んでいるなどとは信じられないことだろう。その貴重なエネルギーをほとんど消化に使ってしまうので、体がほかのことに使えるエネルギーはずっと少なくなってしまうのだ。

◉胃腸はこんなに酷使されている

「食べ物の正しい組み合わせ」の原則は、ある特定の食べ物を組み合わせるほうが、ほかの組み合わせよりも消化が非常に楽に、しかも効率よく行なわれる、ということが発見されたことから生まれた。食べ物を原則どおりに組み合わせて食べると、どんなに好ましい結果が得られるかは、生理化学、特に消化の化学によって証明することができる。

この原則のポイントは、体のエネルギーをうまく使うことである。正しい組み合わせは、消化のプロセスを効率よくさせ、そのために要するエネルギーを合理的に活用できるからだ。「食べ物の正しい組み合わせ」の原則は、次のようなことを教えてくれている。

人間の体は二つ以上の凝縮食品（訳者注・パン、米、肉、魚、乳製品など、果物、野菜以外の食品）**を、胃の中で同時に消化するようには作られていない。**

これは非常に単純ではあるが、きわめて重要な事柄だ。**果物や野菜以外の食べ物はどれも凝縮食品である。**その凝縮食品を、人間の胃は一度に二つ以上消化することができないので、同時に二つ以上食べるべきではないことを示している。

消化器官の長さが三・七メートルあるライオンからおよそ八五メートルもあるキリンまで、それぞれ特定のタイプの食べ物を体の機能・構造上うまく受け入れるために、哺乳類はどれも独自の消化組織を持っている。

この地球上には、肉食動物、雑食動物、穀食動物、そして果食動物が存在する。人類はどのタイプの消化組織を持っているかに関してはいろいろな論争があるが、一つだけ確かなことは、人間は、これら四つの異なった消化組織を四つとも持ち合わせてはいないということである。

それにもかかわらず、私たち人間は、ライオン、キリン、豚、馬、そしてサルが常食としているものをみんな食用としている。しかも私たちは、これらの動物たちが食べているさまざまな種類の食べ物を一時《いちどき》に食べているのである。これでは消化器官に非常に大きな負担を与え、組織の中に有毒な老廃物を作り出し、莫大な量の貴重なエネルギーが無駄に使われてしまうのも無理はない。

肉とジャガイモを一緒に食べたことがあるだろうか。魚とご飯はどうだろう。鶏肉と麺類は？　卵とトーストは？　コーンフレークなどのシリアルと牛乳は？

「ちょっと待ってください。今挙げた組み合わせが良くないのだったら、残っている食べ物は何もないじゃありませんか」などと反論するかもしれないが、心配には及ばない。食べるものは豊富にある。

実のところ、いつもこのような組み合わせで食べているとしたら、あなたの体は酷使された状態であり、また、スリムな体つきになることも、必要なエネルギーを手に入れることもまず不可能だろう。

減量の基礎は**解毒**である。そして解毒の作業は、エネルギーがあるかないかによって大きく左右されるのである。胃の中で、食べ物が不適切に組み合わされることが、まさに私たちの体にとっての「エネルギー危機」の原因なのだ。そして、これまた、この国の人々が五〇歳という若さで次々に亡くなっていく要因でもある。「死」とは、体がもはやその健康状態を保つエネルギーがないことを意味している。したがって、エネルギーがなくなってしまえば、五〇歳で死ぬこともやむを得ないことなのだ。

この国の人口の三分の二近くの人々が肥満である。その多くの原因は、私たちの食べているものがでたらめで、無分別に組み合わされているという事実にあるといえるのだ。

先の「肉とジャガイモの組み合わせ」を例に取ってみよう。おそらく誰でも一度は同時に食べた経験があることだろう（今私は、肉とジャガイモを例に挙げたが、ご飯と魚、麺類と鶏肉、パンとチーズなどの組み合わせについても皆、同じことがいえる）。

仮に、ステーキを食べていると考えてほしい。好きなように焼いて食べる。ひとたび胃の中に入ると、この凝縮されたタンパク質は、それを分解するための特別の消化酵素である酸性の液を要求する。

そしてそのとき、同時にベークドポテトも食べようとしている。

ここであなたはこう反発するかもしれない。

「ちょっと待ってください。ジャガイモは野菜だから、許されるんじゃないですか」

確かに、ジャガイモは野菜である。もし、生のジャガイモを口に入れて噛みつぶしたら、それは水分を多く含んだ食べ物として、胃の中へ入っていく。しかし、それがいったん加熱されると、いくら噛んでも水にはならない。一度焼いたものは、ほとんどの水分が除かれてしまい、非常に凝縮したデンプンの性質に変わってしまうのだ。したがってこの場合は、この凝縮されたデンプンがステーキと一緒に胃の中へ入っていくことになる。ジャガイモを分解するのに必要な消化液は、酸性ではなくアルカリ性である。化学の授業を受けたことがある人は、酸とアルカリが互いに接触したとき、何が起こるか思い出してほしい。これらは互いに中和してしまうのだ。

ちょうどステーキとジャガイモを食べ終えたところだとしよう。肉とジャガイモは胃の中に消えていったが、それらを分解するために分泌された消化酵素は、右の説明どおり使われる前に中和されてしまっているのだ。さあ、この食べ物の消化はどうなるのだろうか。

体は非常に賢いので、すかさず緊急事態を察する。なぜなら体にとって、何よりも優先して行なわなければならないのが、食べ物の消化だからである。

体は文字どおり大混乱に陥っている。もっと多くの消化液が分泌されないと消化されない。そのためには時間とエネルギーが必要なのだ。新しい消化液が胃の中に分泌される。すると、消化液は、そこでまたもや中和されてしまう。もっと多くの消化液を胃に分泌するために、さらに多くのエネルギーが必要となる。この一連の作業の間に、長い時間が経過していき、体はその繰り返しで、本当にその限界にまで追い込まれてしまうのだ。そして、私たちは、消化不良や胸焼けを経験し始めることになる。

正しく消化されなかった食べ物は、胃の中に数時間留められた後、ついに腸の蠕動《ぜんどう》運動によって胃から追い出されるハメになり、無理やり腸の中へ追いやられていくのだ。

この状態で、いったい何が起こっているのかを理解することが重要である。胃の中に、あまりに長い時間留められていたほとんどのタンパク質は腐ってしまったし、炭水化物のほとんどは発酵してしまっている。

人間の体はどんな条件下でも腐敗または発酵したものを使うことができない。このような状態によって影響を受けた栄養素は、もはや健康な細胞を作るために利用することはできない。そのうえ腐敗または発酵した食べ物は、体内で有毒な酸を発生する。腐敗や発酵のために、オナラが続けて出る、腹が張る、胸焼けがひどくなる、といった症状や胃酸過多による胃弱などが起こり、胃腸薬の出番となるのである。

胃腸薬や消化薬の一覧表を記すとなると、このページには入りきれない。この国では、想像を絶する量の制酸剤が胃腸薬のために使われている。一番売れている薬が胃腸薬なのだ。それは、私たちがでたらめに、そして無分別に物を食べている証拠といえるだろう。何でもかんでもかまわず、みんな一緒に胃の中へ投げ込まれたのでは、体は処理することができない。食後、食べ物を消化器官から出ていかせるために薬を飲む哺乳動物は、この世で人間だけである。

腐敗、発酵、そしてその結果生じる酸のために、そのとき実際胃の中にあるものは、腐って悪臭を放っている食べ物の塊でしかない。あまり興味をそそるような話ではないが、これこそまさに、体の中で起こっていることなのだ。食べ物は消化されず、胃の中に無理やり足止めを食わされ、そして食べ物は文字どおり腐っていく。その食べ物の中にあったであろう栄養は失われていく。

体が信じられないほど多くの量のエネルギーを使って努力しているにもかかわらず、食べ物は胃の中で長い時間足止めを食わされたあと、腸の中へ無理やり押し出され、およそ九メートル余りの腸管の中を旅していくことになるのである。未消化の腐った食べ物の旅を想像できるだろうか。

全長九メートル余りもある腸は、この腐った食べ物を何とかしなければならないので、これもまた大変なエネルギーを用いて排泄しようと試みる。この食べ物は、胃から出ていくだけでも八時間かかり、腸を出ていくまでに二〇時間から四〇時間もかかる。このような食事のあと、疲れてしまってエネルギーが出ない、というのも納得がいったことと思う。

◉「食べ物の正しい組み合わせ」がエネルギーの浪費を防ぐ

タンパク質と炭水化物を同時に食べると、消化を遅らせるだけでなく、妨げたりすることを示す実験報告がある。

実験で消化の速度を記録し、便の完全分析を行なった結果、タンパク質がデンプンと混ぜられると、決まってタンパク質の消化は胃で遅らされ、便の内容物を調べたところ、未消化のデンプンの細かい粒と、タンパク質の断片や繊維が見られた。一方、このタンパク質と炭水化物を別々に食べると、それぞれ完全に分解され、吸収が行なわれて利用されるため、未消化の断片は便の中に見られなかった。

また、体が同時に受け入れられない組み合わせで食べ物を摂取すると、発酵が生じ、その結果、消化器官の中でアルコールが製造されることが分かっている。それはまさに、飲酒によって引き起こされた状況と同じ結果になり、アルコール同様に肝臓を傷つける可能性がある。

「食べ物の正しい組み合わせ」の原則が教えていることは、ただ一つ、「エネルギーを浪費しないほうがいい」ということである。食べ物が胃の中で八時間もの間、腐ったままでじっと動かず、それから二〇時間以上も腸の中を汚すようなことは誰も望んでいないことだ。私たちの理想は、胃の中へ入った食べ物が、そこに三時間留まったあと、速く、しかも効率よく腸を通過することである。つまり、途中で腐敗や発酵も起こらず、オナラが出たり腹が張ることもなく、胸焼けがしたり胃酸過多による消化不良も起こらず、そして薬など必要としない消化である。

それが確実に行なわれるには、**一度に二つ以上の凝縮食品（果物、野菜以外の食品）を食べないことだ。**同時に二つの凝縮食品を食べると、食べ物を腐らせてしまう。腐った食べ物は、吸収不能である。不適切な組み合わせで、「補給のサイクル」が妨げられると、それに続く「同化のサイクル」と「排泄のサイクル」もまた、徹底的に妨げられることになるのである。

[訳者注] 消化機能についての補足

前記の文章の中で「タンパク質食品と炭水化物食品を一回の食事の中で組み合わせて食べると、胃の中で、炭水化物の消化酵素（アルカリ性）とタンパク質の消化酵素（酸性）が中和してしまう」と説明しているが、本書が書かれた後に明らかになったことがある。それは、胃の中は常に酸性で、唾液に含まれるアルカリ性の消化酵素の影響を受けることはないということである。この点について簡単に補足しておきたい。

＊　＊　＊

①胃は従来考えられていたような一つの袋ではなく、上部にある噴門と呼ばれる非常に弱い酸性（pH《ペーハー》5〜6）の部分と、幽門と呼ばれる非常に強い酸性（pH2〜5）の下部の二つに分かれている。

②上部では唾液に含まれるアルカリ性の消化酵素プチアリン（唾液アミラーゼ）によって、炭水化物の予備消化が行なわれる。ここでは塩酸や酸性のタンパク質分解酵素ペプシンの分泌は行なわれないため、消化酵素が互いに中和されてしまうことはない。その後、胃の下部に移ったとき、プチアリンの働きは不活発になるため、そこで分泌される酸性の消化液と相殺して互いに中和されるようなこともない。不活発になったアルカリ性酵素は小腸に入ると、再び活性化し、小腸で分泌されるアルカリ性酵素とともに、炭水化物の消化を完了させる。

③タンパク質の消化は食べたものが胃の下部に移ってから始まる。ここではアルカリ性の消化酵素は不活発になるため、酸性のタンパク質分解酵素を中和してしまうようなことはない。

④加熱調理していない（生の）食べ物は、その食べ物が消化されるのに必要な消化酵素を併せ持っており、炭水化物、タンパク質、脂肪の種類に関係なく、胃の上部でそのすべての予備消化が行なわれる。そのため、この部分は食物酵素の胃とも呼ばれる。pH5～6の環境の中ではそれらを分解するさまざまな食物酵素のすべてが活発に働ける。食物酵素は胃の下部に移ったときに、そこで分泌される酸性の消化液によって破壊されることはなく、小腸のややアルカリ性の部分に移ると再び活発になる。これらの酵素は体内で分泌される酸性、あるいはアルカリ性の消化酵素によって中和されるようなことはなく、消化のすべてのプロセスを通して、大なり小なりの力を発揮する。

以上①～④の発見は決して「食べ物の正しい組み合わせ」の原則を無効にするものではない。たとえ胃の中で酸性とアルカリ性の消化液が中和されることがなくても、炭水化物食品とタンパク質食品は生で食べない限り、一緒に取ると、非常に多くの場合、完全に消化されないまま大腸に送られ、未消化の炭水化物は発酵し、タンパク質は腐敗してしまう。

その理由は、加熱することによってその食べ物の中の化学構造に変化が起こってしまうからだ。まず、これらの食品は加熱によって、自らを消化するのに役立つ食物酵素が完全に破壊されてしまう。そのため、胃の上部で予備消化を行なうことができない。予備消化が行なわれていない食べ物は、その次の消化のプロセスをも完全に行なうことができない。消化作業が完了しないまま、長時間真夏のような温度（三六・七度）の消化器官に留まっていれば、腐敗や発酵を起こすことから免れなくなる。

次に、水を加えて加熱調理した炭水化物（ご飯やパン、麺類、イモ類のようなデンプン質食品）は柔らかくなっているため、よく噛まずに胃袋へ送り込まれる傾向がある。麺類などは、全く噛まずに喉の奥へ啜《すす》り込むのが通《つう》の食べ方だという人もいるくらいである。口の中でよく噛まないと、唾液に含まれる炭水化物分解酵素とよく混ざらないため、胃で予備消化を行なうことはできなくなる。タンパク質と一緒に食べた場合、食べ物は八時間かそれ以上胃の中に留まる。そして次の食事をしたときに胃での正しい消化が終わらないまま、押し出されるようにして、小腸へと移っていくのだが、胃での予備消化が完全に行なわれていない炭水化物は、小腸の消化酵素で完全に消化を終わらせることができない。未消化の炭水化物は大腸の中のバクテリアが引き受け、発酵してアルコールと二酸化炭素、酢酸、乳酸、プトマイン、ロイコマインといった毒性の物質に分解されていく。

また、加熱調理された肉や魚のタンパク質の消化は非常に困難となる。体は動物のタンパク質を分解して、その構成単位であるアミノ酸に分解しないと吸収できない。ところが困ったことに、加熱したタンパク質は、脱アミノ作用と呼ばれる分解のプロセスがうまくできない。動物性タンパクを形成しているアミノ酸が加熱されたために、アミノ酸を連結している鎖の間に酵素抵抗連鎖結合が起こっているからだ。

炭水化物を一緒に取ったタンパク質は長い時間かかって胃や小腸を通過し、完全に分解されないまま、その多くの部分が腐敗して大腸に至る。そこでバクテリアによって分解されることになるのだ。そこから生じる副産物（尿素、尿酸、インドール、スカトール、アンモニア、硫化水素、メルカプタン、プリン体など）はどれも非常に毒性の強い有害物質で、腎臓、肝臓に非常に大きな負担をかけるばかりか、老化を速め、動脈硬化、痛風、関節炎、心臓病、ガンといった深刻な病気を引き起こす要因となる。

生のタンパク質食品（ナッツや種子類）や炭水化物食品（発芽させた穀物、豆類）は、一緒に取っても腐敗や発酵は起こらない。それは先に述べたように、これらの食品の中には自らを消化するために必要な食物酵素が失われずに生きているからである。

同じように、アーモンドやゴマのようなナッツや種子類を果物と一緒に取っても、消化は完全に行なわれる。ただし、食べすぎると消化器官に負担がかかり、腐敗や発酵が起こることもある。加熱調理したタンパク質や炭水化物は一緒に食べ合わせずに、それぞれ豊富な緑の野菜サラダと同時に取れば、腐敗や発酵という事態は避けることができる。

◉肉は野菜と一緒に、パンも野菜と一緒に食べる

三つのサイクルを妨げ、食べ物を体内で腐らせるといったような事態が起こらないようにする簡単な方法がある。ステーキや魚、または鶏肉を食べたかったら食べてもかまわないが、ただし肉にしろ、魚にしろ、食べるときには、それがその食事で食べる唯一の凝縮食品にしておくことである。

それ以外に、別の肉やジャガイモやご飯など、ほかの凝縮食品を食べることは避ける。ジャガイモやご飯、麺類、チーズ、パンなどの凝縮食品の代わりに、水分を多く含んだ食べ物と一緒に食べるようにするのだ。ステーキと一緒に野菜を食べるわけである。例えば、ブロッコリーや小松菜など野菜なら何でもかまわない。

野菜は特定の消化液を必要としないので、消化器官の中が中性、酸性、アルカリ性のいずれの環境でも分解される。ブロッコリーとアスパラガスを軽く蒸すというやり方や、また手早く強火で炒めるといった方法もある（ただし、調理すればするほど、野菜に含まれている生命と水が、調理中に失われることを忘れないように）。

野菜料理を用意しステーキに添え、それらと一緒にサラダを食べる。このような方法で食べていけば、食べたいのを我慢して腹をすかせることなどないのだ。

ここで述べていることは、人間の体にはある一定の生理的限界というものがあり、それは守らなければならないということである。ベークドポテトを食べたかったら、食べてもかまわない。バターを少し

つけて食べ、さらにポテトと一緒に野菜を食べる。ズッキーニ、インゲン、ブロッコリー、何でも好きな野菜を取り、それにサラダも加える。食べるのを我慢する必要などないのだ。食べ物の組み合わせの意味がお分かりだろうか。

肉が食べたければ食べて結構。ただし、野菜やサラダと一緒に。ご飯やパンが食べたいときも、野菜やサラダを添えて食べる。パスタには、ガーリックバターと温野菜、それにサラダを添えて。チーズは細かく刻んでサラダにかけたり、溶かして野菜の上にかけるといいだろう。

毎食、肉や魚を食べていないと、十分なタンパク質が取れないと愚かな心配をしている人にとって、これは非常に質素に見えるかもしれないが、タンパク質の問題については第10章で説明することにしよう。

さて、以上述べたような方法で食べれば、好きなものを食べて食事自体を十分楽しむことができる。ただし、好きなものを同時に皆一緒に、体の中にほうり込んではいけないということに気をつけるのだ。

この習慣を身に付けると、食べ物の中にある栄養素の抽出と利用が（腐敗や発酵が生じないために）、最大限に行なわれるようになるばかりか、消化不良は二度と起こらなくなり、使えるエネルギーの量が確実に増えていく。

逆に「食べ物の正しい組み合わせ」の原則に違反すれば、当然悪い結果がたくさん現われる。好結果を望むなら、この原則をしっかり守ることである。

好結果の最たるものは、**「やせられる」**ということである。

タンパク質とデンプンが一つの食べ物の中で自然に結合されているものがある。自然の食べ物自体がそのように結合されているのなら、私たちもタンパク質とデンプン質の食べ物を併せて食べてもいいのではないかということが、時折議論される。しかし、この考え方は誤りである。

タンパク質とデンプンが自然に結合されている食べ物（豆のようなもの）は、それだけ単独で食べたときには、体がその消化液とその分泌のタイミングを修正することができるために、消化はかなり効率よく行なわれる。

しかし、米やパン、イモのようなデンプン質食品と、肉や魚のようなタンパク質食品を一度に併せて食べると、その食べ物の性質に合った消化液を正しく分泌することもできなければ、その食べ物の消化に必要な条件をきちんと整えることも不可能になってしまうのである。

タンパク質とデンプンが自然に結合された食べ物を摂取するのと、一方はタンパク質食品、もう一方はデンプン質食品といった二つの別々の食べ物を摂取するのとでは、明らかな違いがあるのだ。

一つのタンパク質食品を別のタンパク質食品と併せて食べたり、あるいはあるデンプン質食品を別のデンプン質食品と混ぜて摂取するのはどうだろうか。

最も理想的な消化とは、一回の食事につき一つの凝縮食品を取ることなので、タンパク質をタンパク質と併せたり、あるいは、デンプンをデンプンと混ぜることも、やはり悪影響を与えることになる（ただし、これらの組み合わせのうち、デンプン質食品同士の組み合わせは、受け入れられないことはない）。

タンパク質は一つひとつが異なった性質で、非常に複雑な構造をしているため、一時《いちどき》に二つ以上のタンパク質食品の消化に必要となる調整が行なえない。したがって、二つのタンパク質食品を混ぜてしまうと、両者のタンパク質が組織の中で腐ってしまうのだ。

これは、二種類の肉は一緒に食べないほうがいいとか、二種類のナッツ類は一緒に食べないほうがいい、という意味ではない。肉・魚・乳製品・ナッツなどのタンパク質は、「いかなる組み合わせ（肉と魚、肉と卵、魚と卵など）でも、二つの異なったタンパク質を同時に食べるべきではない」ということを意味している。

一方、デンプン質食品はタンパク質ほど分解するのが大変ではないため、二つ以上のデンプン質食品を一緒に摂取しても影響は少ない。例えば、サラダの上にクルトンを載せて食べたり、さらにベークドポテトを一緒に食べても、発酵は起こらずに消化は順調に行なわれる。

ご飯と豆は胃にもたれるが、胃の中でともに受け入れることができる組み合わせである（訳者注・ご飯に豆腐や納豆の組み合わせも可能）。アボカド・サンドウィッチにコーンチップスの組み合わせも消化は可能だ。

ただし、繰り返して述べるが、これらの食べ物は一度に一つだけ食べるのがベストである。体にとっては、それが消化に負担をかけず、その結果、エネルギーの消費をずっと少なくすませられるからだ。

◉時代遅れの四大基礎食品グループ

「食べ物の正しい組み合わせ」の原則を紹介することによって、私はあなたに、現在の食事の習慣を少しでも変えてほしいということを訴えている。それは決して生活を一八〇度回転させなければならないというものではなく、自分自身のペースで、できる範囲のことを行なうという性質のものである。もちろん、実行すれば実行しただけ効果が現われ、頻繁に行なえば行なうほど、より早く減らしたいと思っている体重を減らすことができるだろう。

私が述べていることは、食べることに関する新しいライフスタイルの提案であり、その基本となっている考え方がいかに単純であるかという話なのだが、お分かりいただけただろうか。健康を求めるなら、この新しいスタイルが必要なことは、はっきりしている。

アメリカではこの一〇〇年の間に、食生活が原因で、人口の半分以上が肥満と苦闘するところまで来てしまった。私たちは体に栄養を与えるための正しい方法について、かつて一度も教えられたことはなかった。私たちがたった今学んだことから一歩進んで考えてみると、**従来の栄養摂取のための標準的な方法（四大基礎食品グループに基づく食べ方）はほとんど役に立たない**ことが明らかとなるのだ。

〔訳者注〕「四大基礎食品グループ」と「フードガイド・ピラミッド」

一九五六年から米国政府が普及に努めてきた「四大基礎食品グループ」とは、左のとおりである。

・第一群――肉、魚、魚介類、卵、豆類
・第二群――牛乳、乳製品
・第三群――穀類、イモ類
・第四群――野菜、果物

以上のように構成されており、この四大基礎食品はすっかりアメリカ人の生活の中に定着してきたが、一九九〇年から九一年にかけて見直しが行なわれ、アメリカ人の食事指針は、これまでの動物性食品中心の食事から、穀物・野菜・果物の重要性が強調される「フードガイド・ピラミッド」（一三二ページ、図1参照）に変わった。

しかし、これでも年々激増の一途を辿っている肥満に対応するにはまだ不十分であることが、この一〇年あまりの研究から明らかになり、そのためさらに二〇〇五年四月からは、エネルギー消費量も考慮されたガイドライン「マイ・ピラミッド」（一三三ページ、図2参照）に変わっている。

この改訂版では、減量に努めヘルシーな体重を維持するために、果物や野菜の摂取量を増やすこと、穀物は白く精製されていない全穀物にすること、塩は一日小さじ一杯以下にすること、飽和脂肪・トランス脂肪・砂糖の摂取量は極力微量に制限すること、脂肪の摂取は魚・木の実・植物油からの良質なものにしていくことが記されており、さらには減量と肥満

【図1】　「フードガイド・ピラミッド」（1992年発表）

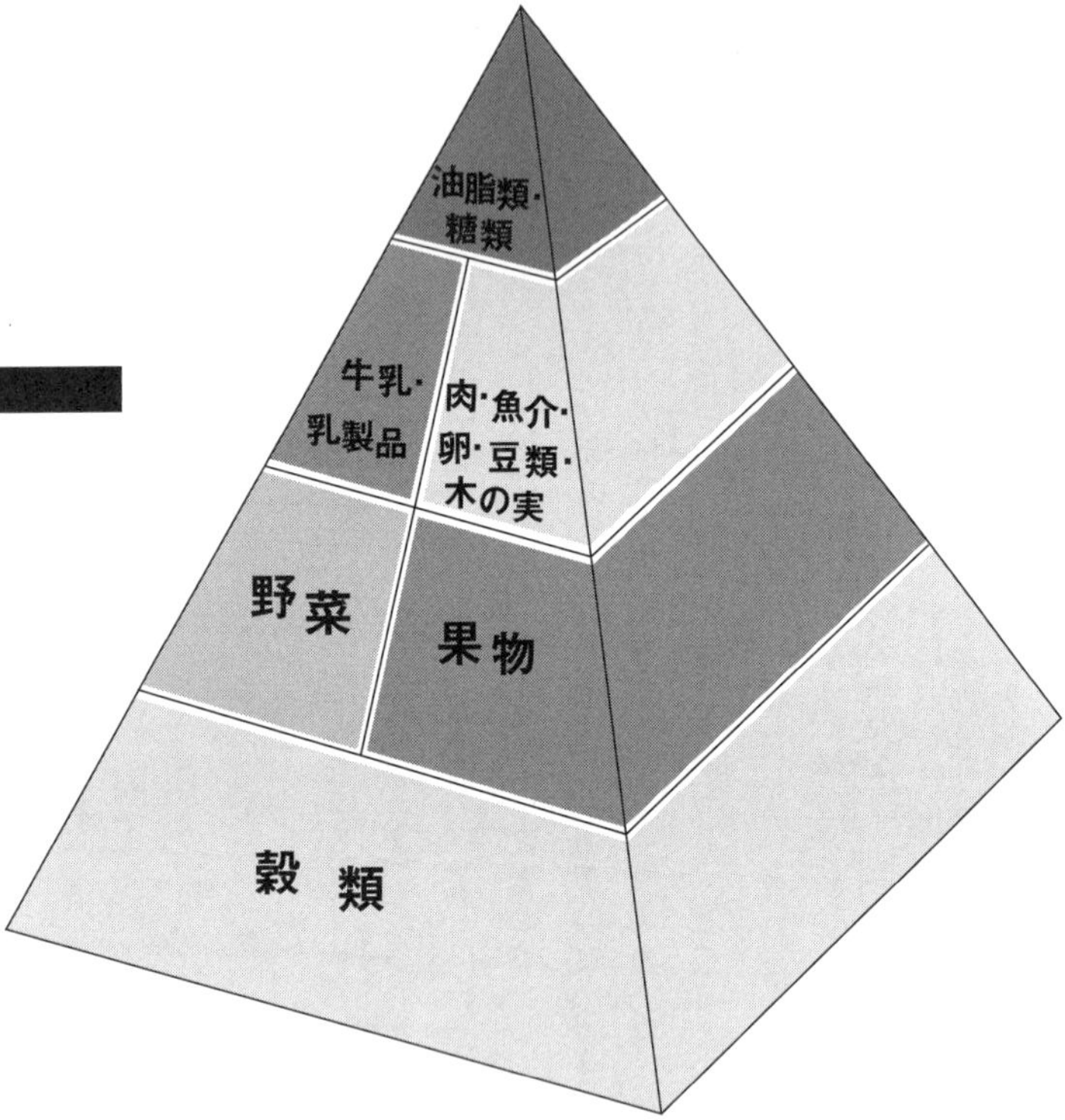

[訳者注]

図1の「フードガイド・ピラミッド（食事指針）」は、健康を維持するために何を食べるべきかを人々に気づかせるため、米国政府（農務省・保健社会福祉省）によって1992年4月に発表されたもの。

【図2】「マイ・ピラミッド」
（2005年度版「新フードガイド・ピラミッド」）

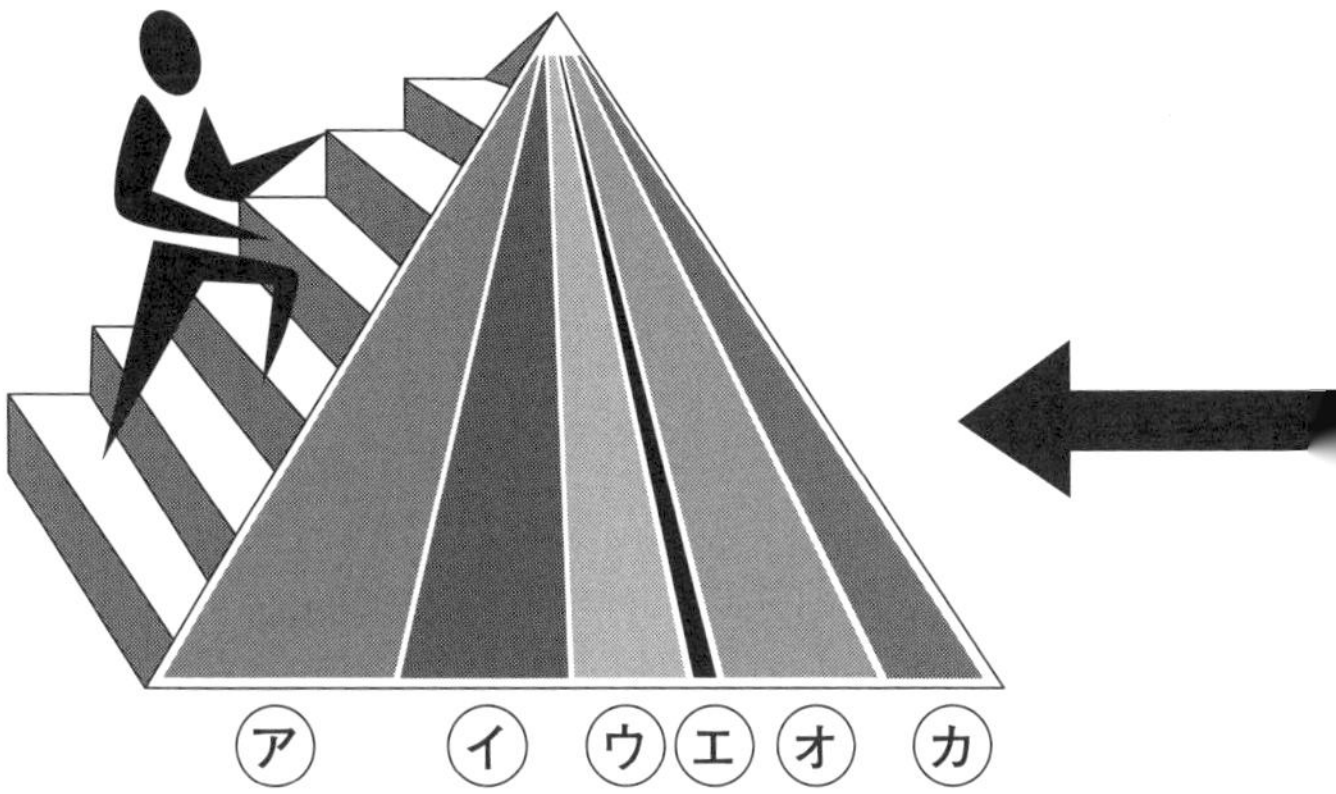

ア 橙――全穀物
イ 緑――野菜
ウ 赤――果物
エ 黄――油脂類・砂糖・塩
オ 青――牛乳・乳製品
カ 紫――肉類・魚介類・豆類・木の実・種子類

［訳者注］

1992年発表のもの（図１）は食べ物だけに限られていたが、図２の2005年度の改訂版では、最新健康情報をふまえて書き換えられた。各食品グループを色分けし、それぞれの摂取量のバランスを強調しているだけでなく、人が階段を昇っていくイラストで「エクササイズの重要性」も新たに加え、ヘルシーな体重を維持していくためにはエネルギー消費量に応じた栄養摂取が重要であることを示唆している。

ただし、ナチュラル・ハイジーンの考え方からすると、まだまだ肥満・生活習慣病予防をめざすガイドとしては不十分である、と言わざるを得ない。

防止のために、一日六〇～九〇分のエクササイズが必要であることなども補足されている。
以前の「四大基礎食品グループ」から比べると、かなり改善されてきてはいるが、ヘルシーな食事選択によって予防医学をめざす医師たちの間では、牛乳・乳製品および肉類は、肥満は言うまでもなく、ガンや心臓病・脳卒中・糖尿病などのリスクを高めることを近年の多数の研究が証明しているため、こうした食品とこれらの病気との因果関係を明記し、全身の健康やウェイト・コントロールのベストの選択肢として、プラントベース（植物性食品中心）のベジタリアンの食事を推奨すべきである、と指摘されている。

四大基礎食品グループこそ、食べることに関する、時代遅れで非生産的なアプローチなのである。それは長年の間、栄養学の信条といえるものだったが、それに反証できる有力な事実がすでに目の前に存在している。

つまり、この国の非常に多くの人々が病気で太っているという事実一つ見てみても、この食べ方が役に立たない代物であるということが証明されているといえる。さらに問題はコントロールできないところまで来ている。

肥満を扱っている研究者や臨床医たちが参加して、ジョンズ・ホプキンズ大学医学部で行なわれた肥満に関する学会で、学会員であるコーネル大学メディカルセンターのジェラルド・スミス博士自らが、「我々は肥満のきっかけをどこに見つけたらよいのか皆目分からない。発見できないばかりか、我々は全く何も分かっていないというのが現状だ」と述べているのだ。

ちなみに、そのとき出された昼食は、ローストビーフ、マッシュポテト、グレビーソース、ブロッコリー、フルーツゼリー、そしてチョコレートパイというメニューだった。

このメニューを見ただけで、「食べ物の正しい組み合わせ」の原則について、彼らが全く無知であることはすぐに分かる。四大基礎食品グループに基づいて食べ物をバランスよく摂取するという無益な信仰がなかったら、このようなひどい食べ物の組み合わせは一般的なものにはならなかっただろう。

四大基礎食品グループという神話を捨てるのは無理だという人もいるだろう。なぜなら、神話を捨てられない原因は、人々が長年にわたって作り上げてきた「思い込み」があるからだ。この「思い込み」は、人が進歩していく際に最大の障害となることがある。もし何かがあまりにも強く信じられすぎていると、それが真実に反することを示す証拠や反証がどんなにたくさんあっても、信じている人を説得することができなくなってしまう。

三世紀半前のガリレオの気の毒なありさまを考えてみるといいだろう。彼は、太陽は地球の周囲を回ってはいない、というとんでもない学説を主張したために厳しい懲罰を受けた。彼の理論は、先にコペルニクスが行なった研究に基づくものだったが、太陽が地球の周りを回っているのではないという、当時としては途方もないことを主張したために、牢屋に入れられてしまったのだ。

もちろん、誰でもが、朝太陽が出て、昼に空を横切って行き、夕方にはいつも海に沈んで行くか、山の陰に消えて行くのを見ることができただろう。見た目には太陽が動いているように見えるけれど、実際には、地球が動いているというのが真実である。今日、太陽が地球の周りを回っているなどと信じているような人は、一人もいない。しかし、見た目には相変わらずそのように見えていることに変わりはない。

どうだろうか。私たちが行なっている食事に関する習慣も、この例えと同じだということがお分かりにならないだろうか。以前からの習慣や考え方はあたかも正しいように見えるが、全く間違っている考え方なのだ。ガリレオが正しく、ほかの人々は皆間違っていたにもかかわらず、カトリック教会がガリレオの正しかったことを認め正式に破門を解いたのは、それから三九九年後の一九九三年のことである。このように、伝統的・永続的に行なわれてきたものは、たとえそれがどんなに間違っていても、容易に滅びるものではないのだ。

◉ライオンは一品料理しか食べない

「食べ物の正しい組み合わせ」の原則に従ったライフスタイルといっても、好きなものが食べられなくなるわけではない。それらを全部一緒に、同時に食べてはいけないというだけなのである。「正しい組み合わせ」の原則に従って食べれば、エネルギーが法外に失われることはなく、余るようになる。

去年の感謝祭での食事のことを覚えているだろうか。食べ終わったあと、こんな台詞を吐きはしなかっただろうか。

「あーあ。もう二度とこんなに食べないようにしよう」

感謝祭やクリスマスなどのときには誰もが同じように呟く。食後、居間へ行って腰を下ろすこと以外、もう頭にないのだ。

「テレビでフットボールの試合の続きを見てこよう。コーヒー飲むかって？　悪くないね。エッ、パイもどうかって？　そうね、いただこうかな」

などと言いながら、倒れ込むように、安楽椅子に体を沈め、お腹がふくれて体も曲げられないのにまだ何か食べようとする。

どうしてこのようにクタクタになってしまうのだろうか。それは、あまりにもいろいろに組み合わせたものを多量に食べたからである。ターキー（七面鳥）をまず食べた（私は感謝祭に、ターキーを食べないように言っているわけではない）。ターキーと一緒に、ローストビーフやハム、あるいはその両方を食べたことだろう。どれも皆、少しずつ食べたに違いない。それだけでなくマッシュポテトやヤムイモ（サツマイモの一種）も食べたことだろう。さらにグレビーをかけたスタッフィング（訳者注・ターキーを焼くとき内臓を取り出し、代わりに詰める具）、それからロールパンとパイも。脇には飾りのように野菜があったはずだが、それには誰も手をつけなかったことだろう。

私の言いたいことがお分かりだろうか。なにも私は感謝祭のディナーには行かないようにすすめているわけではない。しかし、食事のあとで、こんなにも疲れ切ってしまうのはなぜなのか、を考えていただきたいのだ。

あまりにもたくさんの凝縮された相容れない組み合わせの食べ物を一度に胃の中に入れてしまえば、消化器官が混乱に陥り、疲労困憊してしまうのだ。過食もたまにならこのような混乱状態を消化器官が処理してくれるだろう。しかし、それが頻繁に起こるとなると、体は負担に耐えられない。体に滋養物を与えたあとは、（お祝いの席のような場合には、特にそれが大切にもかかわらず）活気に満ちていなければならないのに、それどころか、ソファーに辿り着くのがやっと、といったありさまが現実の姿なのである。

先に述べた「シマウマを襲ったライオンの話」を思い出してほしい。ライオンがシマウマを食べたときライオンはベークドポテトを一緒に食べてはいなかった。ジャングルの中では、一品料理しかないのである。そのため、自然界にいる動物たちは、私たちよりもはるかに良い健康状態を保っている。

彼らは水分を多く含んだものを食べているばかりでなく、食べ物を正しく組み合わせている。自然界にいる動物たちは食べ物を不適切に合わせるようなことなどしていない。私たちとは違って、**動物たちは一度に一つの食べ物しか摂取しないのだ。**私たちは、その動物たちをも含め、手に入れることができるものは、何でも食べてしまっているのだ。

ある情報を紹介しよう。

あの自動車王、ヘンリー・フォードが、実は「食べ物の正しい組み合わせ」の原則の支持者だったのである。『アーリー・アメリカン・ライフ』誌の記事の中でデーヴィッド・L・ルイスは、フォードが青少年に「職業訓練と考え方」を教えるため、一九二八年に設立した職業学校「ウェイサイド・イン」

のことについて述べている。

記事によると、「ウェイサイド・イン」には社会的に地位の低い家庭の一二歳から一七歳までの少年たちが在学し、学業ばかりか、農業、電気、自動車工学、配管工事、大工仕事、そのほかの職業についての訓練を受けていた。生徒たちは、フォードが資金を出しているため、彼の教育方針と一緒に、毎日の食事に関する彼の考え方をも受け入れねばならず、紅茶やココア、食卓塩ばかりではなく、砂糖、キャンディー、ケーキ、パイ、プリン、そのほかの甘いデザートの飲食は一切禁止されていた。そして、デンプン質食品とタンパク質食品が混ぜられることも決してなかった。これらの食べ物は、化学的に相容れないものだったからだ。

一方、野菜サラダは一日に二回食事に出されていた。フォードは生徒たちに、不適切な組み合わせの食べ物を与えるつもりはなかった。そんなことをすると、働くためのエネルギーが残らなくなってしまうからだった。

◉一〇キロの減量も一〇日で実現可能

体の消化器官の限界に常に配慮することが絶対条件である。体から毒性の老廃物を取り除く（減量作業の）ためのエネルギーを貯える必要があるからだ。**消化器官は体のほかのどんな機能よりも多量のエネルギーを使用している。** 食べ物を正しく組み合わせると、その消化用のエネルギーを節約し、その節約分を減量用の作業、つまり自ら解毒のために働くほうに回せるようになるのだ。しかもすばらしいことに、空腹感を味わうことなく、それが可能なのだ。

今から一〇日で一〇キロやせられるとしたら……。それも食事をたっぷり取りながら。

太っている人なら誰でもが、そうしたいと思うだろう。今学んだ「食べ物の正しい組み合わせ」の原則を利用すれば、それは実際に可能である。「食べ物の正しい組み合わせ」の原則は机上の空論ではなく、実際に効果があるのだ。これは私の述べていることを信じなければならないというような性質のものではなく、あなたが食べるものを、ここで私が述べてきたような方法で組み合わせて食べ始めればいいだけである。

「食べ物の正しい組み合わせ」の原則を守れば、簡単にやせられる。食べたものを八時間ではなくて、三時間で胃を通過させることができたら、そこには、従来に比べて五時間分節約されたエネルギーが残ることになる。この節約されたエネルギー五時間分を解毒（減量）のために向けられるようになるのだ。そのうえ、その食べ物は腸を通るときも非常に楽に通過していくので、ここでもまたさらに多くのエネルギーを節約することが可能となる。

ある人が私に次のようなことを言ってきた。

「これはとても理にかなっているね。それは認めるよ。しかし、ビジネスマンである私の場合は、毎日昼は外食なんだよ。だからこれを実行するなんてとても無理だね」

果たしてそうだろうか。事実は予想と大きく異なっている。この原則はどこのレストランでも守ることができるのだ。どんなレストランでも、基本的に食べたいものの注文を受けつけてくれる。あなたはお客で、金を払うのだから、望むものを何でも食べることができる立場にある。レストランへ同僚たちと行ったら、次のように言えばいい。

「今日のスペシャルは何ですか」

「今日は、新鮮なニジマス料理です。とびきりおいしいですよ」

「いいですね。そのニジマスをいただくことにします。それから、ニジマスについてくるライスの代わりに野菜が欲しいんですが、今日はどんな野菜がありますか」

「そうですね。新鮮なアスパラガスとカリフラワーがございます」

「それは良かった！　ニジマスと野菜にしてください。それから、サラダも一緒にお願いします」

あなたはほかの客と同じように昼食を注文することができ、それを食べることができるのだ。そのとき同僚たちは、「へえ。どうして君はライスを食べないんだい？」とは言わないだろう。それについてとがめようとする人など誰もいない。

［訳者注］

日本での場合、ライスを注文しないといぶかしがられる可能性もある。そういう場合はひとこと「ダイエット中だから」と言って、ほかの話題に変えてしまうのが一番無難だろう。

魚や肉をライスと一緒に食べるという伝統的な食べ方は、胃に負担がかかる。だから、食後に眠くなることが多いのだ。同僚などに「なぜご飯を食べないのか」と訊《き》かれたら、「軽く食べておいたほうが、眠くならなくてすむからね」と答える方法もあるし、または「ご飯は夕食のときに食べるようにしているから」と言うのもいいだろう。大げさにしないでサラッと言えばいい。食べ物の組み合わせのルールを持ち出して、説明を始める必要はない。

なお、ご飯を食べたい人は、納豆や冷奴に、味噌汁、野菜の煮物と青菜のお浸し、という組み合わせもある。お昼はおそば、と決めている人もいるだろう。天ぷらそばではなくて、とろろそば、山菜そば、けんちんそば（うどん）などがベストチョイスだ。中華料理やイタリア料理にも、選択の可能性は十分にある。野菜料理の中にフレーバー程度に肉や魚介類を使っているのであれば、肉を残して、ご飯と組み合わせて食べることができる。

うれしいことに、あなたと同僚が立ち上がるとき、あなたのほうは体が軽く感じられ、午後の仕事を豊富なエネルギーを使って終わらせることができるだろう。一方、同僚たちは胃の中を腐った食べ物でいっぱいにしているので、それが仕事の妨げとなる。彼らは疲れを感じ、コーヒーなどの、有害で常習癖になりやすい刺激物で体をシャキッとさせなければならなくなるだろう。

「食べ物の正しい組み合わせ」の大変優れた点は、エネルギーのレベルを著しく改善し、同時に、体を重くしている有害な老廃物を体内から取り除くのに、体が必要とするエネルギーをすべて自由に使えるようにしてくれることである。

実に単純なことのように思えないだろうか。この方法のすばらしいところは、単純だという点である。ほんの少し今までのスタイルを変えてみればいいだけである。悩みの種だった体重をそこまで増やすのに、二〇年、三〇年、あるいは四〇年かかっていたとしたら、それを好転させるには、しばらくかかるかもしれないが、重要なことは、とにかく始めてみなければならないということである。

このテーマについて述べるとき、私はいつも興奮して、すっかり夢中になってしまう。なぜなら、この知識がどんなに単純で正しいものかということが私には分かりすぎているからだ。私はこの方法が何千人何万人もの人々に効果があったことを直接見てきている。そして今回、何千何万という読者の方が、あらたに体重をコントロールできるという感覚や、贅肉のない体になるために必要なことをしているという満足感を経験できるということも、私には分かっている。望みさえすれば、それはあなたの手の届くところにあるのだ。

「食べ物の正しい組み合わせ」を経験し始めると、余分な体重を減らしていくうえで、この原則がなんとすばらしい考え方であるかということが、身をもって実感できるようになるだろう。

さて、次の章では老廃物を取り除くための「第三の原則」について述べる。この章は、本書の中でも最も楽しみにしていたところだ。というのは、その手段として用いるものが……。

第8章

［原則3］果物を正しく食べること

◉人間は果食動物だった！

果物という食べ物を考えてみるとき、人体に対するその貢献度についてこれほど多くの誤解や不当な評価、中傷、あるいは迫害を受けてきた食べ物は、ほかにはないだろう。

人々は果物の食べ方を全く理解していないのだ。手に取って皮をむいて食べればいい、などという意味ではない。私が言いたいのは、人々が、果物をいつ、どのようにして食べればよいかという知識を持っていないということだ。果物の正しい摂取法は、「食べ物の正しい組み合わせ」の原則と密接に関連している。

果物に対して「大嫌いだ」とか「見るのもいやだ」などと毛嫌いする人をどれだけ知っているだろう

か。本当に我慢がならないなどという人がいるだろうか。私の周囲にはほとんどいないし、おそらく読者の方の周りにもあまりいないことと思う。大方の人が好きな果物をいくつか挙げることができるはずだ。

果物について耳にしたことのある最も否定的なコメントは、おそらく「果物は大好きなんだけど、あんまり食べないように言われているんだ」とか、「大好きだけど、今食べちゃいけないんだ」といったようなものだろう。食べないように言われていたり、摂取量に気をつけるよう言われたりするのは、果物に関して何らかの誤解を人々が持っているからである。

私はどんなセミナーのときでも、果物が嫌いだという人に手を挙げてもらうのだが、七〇〇人という大人数のときでさえ、手が挙がることは稀である。

「ほとんどの人が果物が大好きである」という理由は、体が本能的に果物を求めているからといえる。類い稀な風味、魅力的な芳香、そして目を楽しませてくれる色合いなどによって、果物はあらゆるときに食べる喜びを与えてくれる。

そして果物こそ、私たちが食べるものの中で最も役に立ち、エネルギーを与えてくれ、生命の質を高めてくれる食べ物なのである。ただし、もしそれが正しく摂取されれば、という条件がつくが……。

これから述べようとすることは、果物に対する人々の「思い込み」を根底から揺るがせてしまうことなので、みなさんもある程度の疑いを心に抱くかもしれない。

では早速、果物と体との関係、そしてどのようにして体に栄養を与えるかについて、それぞれの新しい考え方を紹介しよう。

いきなり読者の方をびっくりさせることになるかもしれない。

実は、**果物こそ人体の構造や機能からして、人類がすんなりと受け入れることができる唯一の食べ物**なのである。私たちが本能的に果物を求めるのは、疑うまでもなく**果物が私たちの体内に摂取できる最も重要な食べ物**だからなのだ。

一九七九年五月十五日、『ニューヨーク・タイムズ』紙は、ジョンズ・ホプキンズ大学の著名な人類学者、アラン・ウォーカー博士の研究についての記事を掲載した。

それは人間の毎日の食事において、いかに果物が重要であるかという点に全く気づいていない医師や栄養士、そして栄養学者たちにとって、寝耳に水の出来事だった。ウォーカー博士は次のように発表していた。

「大昔の人間の祖先たちは、肉食でもなければ、草食でもなく、雑食主義でもなかった。彼らは主として、果物を食べて生きていた」

祖先たちが口にした食べ物は、すべて歯に付着し、さまざまな痕跡を残している。博士は化石化した歯の条痕を調べるという方法で調査した結果、当時の食事の傾向について次のように記した。

「一二〇〇万年前の時代の原人からホモ・エレクトスまで、調査したすべての歯は例外の一つもなく、果物を食べる種族のものであることが明白である」

◉どんな食べ物も果物の生命力にはかなわない

生物学的見地からも果物こそが、私たち人類が食べるのに最もふさわしい食べ物であるといえる。一日にどれだけのタンパク質を摂取しようかということよりも、どれだけの量の果物を食べようか、ということについて考えることのほうが、はるかに重要なことである。

過去一五年間、私はタンパク質不足の人には一人として会ったことがない。それに反して、何百万人ものタンパク質中毒の人に出会っている。タンパク質の過剰摂取は乳房、肝臓、膀胱などのガンや、白血病の発症率の増加と関連している。そして、彼らのほとんどが、果物を十分食べていなかった。

メイヨー・クリニックの創設者ウィリアム・J・メイヨーは、アメリカ外科大学で行なった講演で次のように述べている。

「肉食は、過去一〇〇年で四倍に増えました。胃ガンは、ガン全体の三分の一近くを占めています。肉や魚の身が完全に分解されないと腐敗が生じ、強烈な毒が、それを受け入れるようにはできていない臓器の中へ放出されるのです」

タンパク質中毒とは体内が過酸症になっている状態である。これについては第10章で述べる。

体内で作られる有毒な老廃物をいつも取り除かなければならないことは、すでに述べた。この浄化作用を最も効果的に成し遂げる方法は、水分を多く含んだ食べ物を取ることである。もうお分かりだろう。

果物は食べ物の中で最も水分を多量に含んでいる。その成分の八〇～九〇％は浄化に役立ち、生命力を与えてくれる水である。そのうえ果物には、人間が生命を維持していくうえで必要とするビタミン、ミネラル、炭水化物、脂肪酸のすべてが、大量に含まれているのだ。

果物の生命力には、ほかのどんな食べ物もかなわない。果物が正しく摂取されたとき、その恩恵に匹敵するものはほかに何もないのである。果物はその性質上、蓄積された老廃物を、組織から排除する機会を全体に与えてくれる。体がきれいにされている状態であれば、生命活動のすべての面で活力が与えられ、体は最大限の効率で機能できるようになるのだ。

◉果物は消化にエネルギーを使わない

減量の手段として果物を正しく摂取することは、その効果と効率において、これもやはり並ぶものがない。

一九八三年十月、イェール大学教授ジュディス・ロディン博士はニューヨークの国際肥満学会で、「果糖の効果」について非常に興味深いデータを発表した。

彼女が行なった果糖がもたらす恩恵についての研究は、「一回の食事で食べたものが、次の食事で食べるものに確実に影響する」ことを示している。さらに『バージン・レコード』誌は、ロディン博士が異なった種類の糖で甘く味つけした水を被験者たちに与えた結果を伝えている。

「果糖を摂取した人々は、水または蔗糖《しょとう》を摂取した人々より、次の食事のときに食べた量が平均で四七九キロカロリーも少なかった」

有名な「フラミンガム心臓研究」の指導者で、ハーバード大学医学部教授でもあるウィリアム・カステリ博士は、次のように語っている。

「果物の中にある驚くべき物質は、心臓病や心臓発作を起こす危険を減らす働きを持っている。その物質は血液が濃くなりすぎて動脈を塞ぐのを防いでくれるのだ」

果物は組織を詰まらせるようなことはせず、組織の浄化のために貢献してくれるのである。

活気にあふれた生命にとって重要な要素は、エネルギーである。私たちは、消化がほかのどんな活動よりも多量にエネルギーを使うことをすでに学んだ。果物が最も著しい役割を果たしてくれるのはこの消化部分にある。**果物はほかのどんな食べ物よりも、消化するのにわずかなエネルギーしか必要としない。**実際は、ほとんど必要としていないのだ。その理由は次のとおりである。

人間の体によって摂取されたものは、最終的にはすべて分解され、ブドウ糖、果糖、グリセリン、アミノ酸、そして脂肪酸に変えられなければならない。脳はブドウ糖以外のものから栄養を受けて機能することはできないのだが、果物は体内に入ったとき、すでにブドウ糖の形になっているのである。つまり、その消化・吸収・同化に要するエネルギーは、果物以外の食べ物と比較すると、ほんの何分の一かにすぎない。

食べ物は胃の中に、一時間半から四時間留まる（ただしそれは、食べ物が正しく組み合わされていた場合に限る)。凝縮食品が少なければ少ないほど、そして食べ物の組み合わせが良ければ良いほど、胃の中で過ごす時間は短くてすむ。凝縮食品が多くなればなるほど、そして組み合わせが悪くなればなるほど、それらの食べ物は胃の中でより長い時間を過ごすことになる。

胃はエネルギーが一番初めに使われるところである。果物は胃の中では消化されない。ごく少量の消化さえもなされない。なぜなら果物はあらかじめ消化されている食べ物だからだ。どの果物も、胃には非常に短い時間しか留まらない（ただし、胃の中に少し長く留まるバナナ、デーツ〈ナツメヤシの実〉、ドライフルーツを除く）。

すべての果物は二〇分から三〇分で胃を通過していく。それはあたかも高速車がトンネルを通過するかのようにスムーズだ。果物は腸の中で分解され、そこまで運んできた活力供給用の栄養素を放出するのだ。

◉「食後のフルーツ」は腐敗の元凶

果物は胃の中で分解されなくてもすむため、それによって節約できるエネルギーはかなりの量になる。このエネルギーは、体の有毒な老廃物を洗い流す仕事へ自動的に振り向けられるので、そのエネルギーを使って減量作業が行なえるのだ。ただしこれは、果物をすべて正しく摂取したときに限って実現される。

正しい摂取法とはどういう方法なのか。
以下記したように、答はきわめて単純である。

・ほかのどんな食べ物とも一緒に食べないこと。
・ほかのものを食べた直後に食べないこと（デザート扱いは禁物）。
・果物を食べるときは、胃の中が空の状態で食べること。

右の三点が肝心であり、この食べ方は、「フィット・フォー・ライフ」の最も重要なポイントでもある。

このような形で果物を正しく食べれば、消化にはごく少量のエネルギーしか必要としなくなる。そして組織の解毒や減量、そのほかの生命活動を行なうための大量のエネルギー供給源の役割を担ってくれるのだ。これが果物こそ私たちにとってベストの食べ物であるという理由である。

ほかのものを食べたあとになぜ果物を食べてはいけないのか、次に説明しよう。

昼食にサンドウィッチを食べたとする。食後のデザートとして、そのあとでメロンを食べるとしよう。メロンは胃をまっすぐ通過して、すぐに腸へ行こうとするのだが、その流れは途中で妨げられてしまう。胃袋の先には未消化のサンドウィッチがつかえているからだ。メロンが胃で停滞している間に食べたもの全部が発酵し、酸へと変わる。果物が胃の中にある食べ物や消化液と接触した瞬間に、食べ物の塊全部が腐り始めてしまうのだ。胃の中にあるタンパク質は何であれ腐敗し、炭水化物は発酵する。すべてのものが酸に変わってしまい、そこで私たちは、不快さのために薬へと走ることになるのである。おそらくあなたも経験したことがあることだろう。

食事のあと、果物をつまんだりジュースを飲んだりしたとき、胃に痛みが走ったり、あるいは消化不良を起こしたり胸焼けを経験したことがないだろうか。これらの不快の原因は、胃から腸へストレートに行くはずの果物が、ほかの食べ物によって、腸へ行くことを妨げられてしまったためである。

毎日の食事が体に与える影響について、医学の専門家たちによる研究がまだ十分に行なわれていないため、このプロセスに関する医学的証明はされていないが、医師たちはすでにこの果物の力を認めている。

しかし、食べ物の組み合わせに関する権威であるハーバート・M・シェルトン博士は、果物に秘められた本当の価値を実感するには胃が空の状態のときに食べた場合に限られる、と空腹時の摂取を強調している。

たとえ誤った食べ方をして不快さを感じなくても、食の原則に違反しているという事実は消えない。不快さを感じなくてすむのは、私たちの体のすばらしい適応能力の証明にほかならない。所得税を納めることから逃れて、うまくごまかせたと思うことはできるが、法律を破っていることには変わりない。最終的には税務署に知られるところとなり、処罰を受けるハメになるのだ。同様に長期間にわたり果物を誤って食べていると、最終的には被害がもたらされることになる。

【訳者注】

「スイカにテンプラの食べ合わせが悪い」というような食べ合わせの根拠はここにある。テンプラは消化に最も時間のかかる食べ物の一つで、テンプラが消化されない間に、スイカが胃の中で発酵を始めてしまうからである。

「僕はメロンが苦手でね。メロンを食べるといつも一晩中ゲップに悩まされるんだ」といった声を時々耳にする。こういう症状を起こす人たちは、決まってサンドウィッチやほかのものを食べたあとにメロンを食べているのだ。メロンが速やかに腸へ通過していかずに、ほかの食べ物によって胃で足留めを食ってしまっているのである。メロンは胃の中で発酵し、この人たちは一晩中ゲップをしていることになる。メロンがいけないのではなく、食べ方が悪いのだ。もしメロンを最初に食べ、それから二〇分経過するのを待ち、メロンが完全に胃を出てしまってからほかの食べ物を胃に入れれば、問題は何も起こらない。こんな簡単な食事法さえ、たいていの人にはまだ知られていない。そこで私が何度も声を大にして強調することになるのだ。

「スリムになって輝く健康を維持していくためには、果物はどうしても食べなければならない重要な食べ物である！」

これは果物ならすべてに当てはまることである。もちろん柑橘類やパイナップルのような酸性の果物に対しても該当する。これらの果物は植物学上、「酸性果物」として分類されているにすぎない。正しく摂取された果物は、いったん体内に入ると、すべてアルカリ性になる。**野菜同様、体内組織の中で作られた酸を中和するというすばらしい効能を果物は持っているのだ。**

体内に毒を発生させ組織を酸性化させてしまう原因として、次のようなことが挙げられる。

・食べ物の組み合わせが不適切であること。
・水分を多く含む食べ物の量が不十分であること。
・凝縮食品（果物、野菜以外の食品）を多量に摂取すること。
・食品添加物を摂取すること。
・汚染された大気や水を摂取すること。
・ストレスを感じること。

そのほかにも原因は多岐にわたるが、組織が有毒な酸性に傾いていると、「お腹が張る」「体重が増える」「セルライト（訳者注・皮膚表面にできるぐりぐりした見苦しい出来物。脂肪、水、老廃物から形成される）」「若白髪」「若ハゲ」「イライラ」「目の下の隈」「顔にでる若ジワ」などの症状が現われてくる。「腫瘍」は組織の中の腐食性の酸が直接の原因となって生じるものだが、果物を正しく摂取することで組織内の酸が中和され、組織は驚くほど回復する。

「果物の正しい食べ方」の原則をマスターしたとき、それは人間の美しさ、長寿、健康、エネルギー、幸福、正常体重といったものと深く関わっている「自然界の神秘」とあなたとが、調和して生きているということになるのだ。

◉果物こそ人間にとって最も完全な食べ物である

果物は、体が最高のレベルの健康状態を保つのに必要なものを、ほかのどんなものよりも完璧な形で与えてくれる。果物は浄化のための水分を豊富に含んでいるばかりか、組織の中に有毒な老廃物を全く残さず、消化のためのエネルギーをほとんど必要としない。

以上の理由から、**「果物は私たちの体に生命の必要条件を供給してくれる最も完全な食べ物」**だと言うことができる。

生きていくために食べ物から摂取しなければならない五つの必須要素とは、（燃料用として炭水化物から取られる）ブドウ糖、アミノ酸、ミネラル、脂肪酸、そしてビタミンである。あらゆる食べ物の中で、最も重要で最優先しなければならないのは、その食べ物の燃料価値である。

燃料がなければ、体は生存することができない。燃料価値はどんな食べ物の価値を決定するうえでも、常に第一の要素でなければならないのだ。人間の体が必要とする食べ物に含まれる五つの必須要素の各々の割合は次のとおりである。

ブドウ糖＝九〇％
アミノ酸＝四～五％
ミネラル類＝三～四％
脂肪酸＝一％強

ビタミン類＝一％以下

この割合は、体が必要とするものという点から、食べ物の理想的な割合を示しているものでもある。この要求を完全に満たす食べ物、それはこの地球上にたった一つしかない。果物である。

このことはアラン・ウォーカー博士が発見した「人間は何百万年もの間、徹底的な果食動物であった」ことを裏づけている。人間は、文明の発達など外側からの影響によって、消化機能の構造上ふさわしくないものまで食べるようになってしまったが、それ以前の私たち人類は、生命に絶対必要な栄養素を最も効率よく供給してくれるものを、本能的に食べていたのである。自然界に棲むほかのすべての動物たちと同じように、「食の原則」をしっかりと守り、摂取していたもの――それが果物だったのである。

◉果物の正しい食べ方①――新鮮な果物だけを食べる

果物の正しい食べ方をマスターするために、配慮すべき重要な点が二つある。

まず第一に、どんなタイプのものを摂取すればいいのかという点だが、それは一種類のタイプしかない。**新鮮な果物**である。

これはどんなに強調しても、しすぎることはない。加工処理されたり、熱によって手が加えられてしまったものはいかなる状態のものでも、全く役に立たないし、それどころか、有害になってしまうのである。

体は唯一、**天然の状態のままの果物しか利用することはできない。**焼きリンゴも缶詰の果物も、そしてフルーツパイも、体にとってはすべて有毒物質となってしまう。これらのものは、浄化に必要なものや栄養素などを全く与えてはくれない。体内で酸を形成し、臓器の中の敏感な内膜を傷つける可能性さえあるのだ。体はその酸を中和して体外へ排泄するため、否応なしに貴重なエネルギーを使わされるハメになる。

実は果物は繊細な性質のもので、加熱調理すると、その中にある栄養価値が破壊されてしまうのだ。この点でマクロビオティック（訳者注・長寿のための自然食中心の食事法だが、果物を食べることはすすめていない）の考え方は、ナチュラル・ハイジーンの考え方とは一致しない。

非公式にカウンセリングを行なっていた過去一〇年の間に、私は、多くのマクロビオティック体験者にアドバイスをする機会があった。彼らはマクロビオティックの理論に長い間固執していたのだが、体調がすぐれないため、私のところに相談に来たのである。彼らはナチュラル・ハイジーンの食事法を数週間実践しただけで、全員健康状態が著しく改善された。

彼らの健康状態がいとも簡単に改善されたのは、マクロビオティックによって基礎が作られていたからだろう。マクロビオティックは平均的アメリカ人の食事よりはるかに優れてはいるが、「どんな果物も生では食べるべきではない」という主張は、果物の利点についての誤った認識である。

［訳者注］

マクロビオティックの健康法では、果物は体を冷やすから良くないとしているが、果物は室温で食べる限り、その心配は全くない。

体の体温を正常に保っているのは、体で作られるエネルギーで、これは果物に含まれる果糖から豊富に作られるものである。これまで果物をほとんど食べていなかった人が「フィット・フォー・ライフ」のプログラムを始めて、午前中は果物だけにすると、体の冷えを経験することがあるが、これは一時的なものにすぎない。

このプログラムを続けていくと、血液循環が良くなり、果物を食べても冷えを感じなくなる。果物を食べるとお手洗いが近くなるのは、体が冷えたからではなく、果物に含まれる豊富な水分が、体内の老廃物を洗い流す作業を活発にしているからである。

どんな果物も生で食べるべきではないというのは明らかな誤解である。あらゆる果物は新鮮であり、一切加熱調理されていないものでなければならない。果物のジュースについても同じことが言える。ジュースのもとになる果物も当然、新鮮でなければならない。濃縮還元ジュースと称されているものは、殺菌されているので、果汁は純粋な酸になってしまっている。純粋な酸の液体を飲むことは、減量を助けるどころか、逆に妨げてしまう。

ジュースにするよりホール・フード（丸ごとのまま）で食べたほうがいいのではないか、と疑問に思う向きもあるだろう。実際そのとおりで、ホール・フードの食べ方のほうが破片にされたものよりも好ましい。だが人間は飲み物が大好きであることもまた事実だ。だったら、コーヒーやお茶、アルコール、ソーダ類、牛乳などの有毒で常習癖のつく飲み物を飲まず、フルーツジュースや野菜ジュースを選ぶほうが賢明だろう。ジュースを飲むときの注意点として、ガブ飲みを避けること。一度に一口ずつ口に含み、飲み込む前に唾液と混ぜるようにすることが大切である。

果物には生命力がぎっしり詰まっていて、活力に満ちあふれている。正しく摂取すれば、即時に体の役に立つ。果物が引き起こす浄化作用と減量、そして、それが節約してくれるエネルギーの量は、ほかのどんな食べ物もかなうものではない。

間違った時間帯や間違った状態で食べて、有益な効果をすべて消滅させてしまうことは、犯罪行為と変わらない。モナリザの絵に泥がぬりたくられていたり、モーツァルトのレコードに深い傷がついていたら、楽しんで鑑賞することなど不可能だし、バラの花の上に生ゴミが捨てられていたら、香りを楽しむことなど不可能だろう。同様に、果物を消化器官の中で腐らせるようなことをしたら、体に当然与えられるべき好ましい恩恵を失わせることになるのである。

◉果物の正しい食べ方②――空腹時にのみ食べる

配慮すべき第二の重要ポイントは**「果物以外のものを先に食べたとき、果物を食べるまでには時**

間を置く」ということである。

先に果物以外のものを食べたら、少なくとも三時間は待つことだ。肉や魚を食べた場合には、少なくとも、四時間はみる必要がある。これらの時間は、食べ物を正しい組み合わせに従って食べたときに限ってあてはまるもので、正しく組み合わされていない食事をした場合には、食べ物はおそらく約八時間、胃の中に留まることになるだろう。したがって、その時間内に、どんな果物やフルーツジュースも取るべきではない。

◆果物摂取のための待ち時間

※果物摂取の前には時間をあけなければならない（食後のデザート扱いは厳禁！）。

果物を食べる前の状況	果物を食べられるまでの待ち時間
「サラダまたは生の野菜」を食べたなら、そのあと……	↓ **二時間待つべし**
「正しく組み合わされた食事（肉・魚を含まないもの）」を食べたなら、そのあと……	↓ **三時間** 〃
「正しく組み合わされた食事（肉・魚を含むもの）」を食べたなら、そのあと……	↓ **四時間** 〃
「正しく組み合わされていない食事」を食べたなら、そのあと……	↓ **八時間** 〃

果物を食べる時点で、胃が空になっている場合はこの限りでない。食べたいだけの果物をいくらでも食べられる。その代わり、その次に果物以外のものを食べるには二〇分から三〇分待つというのがベストの食べ方だ。二〇〜三〇分待つことによって、果物やフルーツジュースが胃を通過するのに必要な時間が与えられる。果物やジュースの種類によっては、それほど時間を要さないものもあるが、二〇分から三〇分間というのは、胃に決して負担を与えないための時間といえる。ただし、バナナや、デーツ（ナツメヤシの実）などのドライフルーツなどは、四五分から一時間くらいあけたほうがよい。

◉「朝食信仰」の嘘

「フィット・フォー・ライフ」においては、果物がきわめて重要な役割を果たしている。果物が果たす主要な役割の一つは、果物の摂取によって消化器官を休ませることができる点だ。消化活動から解放されたエネルギーは、浄化・回復・減量などのために利用されていくのだ。

「食べ物の正しい組み合わせ」と「果物の正しい食べ方」は、何を食べるべきかということだけでなく、いつ食べるべきかということとも、密接に関わってくる問題だ。

体にとって一日のうちでものを食べるのに最悪の時間帯はいつなのか、ご存じだろうか。

おそらくあなたは、ほかの読者同様「寝る直前」と答えることだろう。

確かに寝る直前に食べることは、非常に悪い習慣だが、それはまだ悪いほうから二番目の時間帯で、最悪な時間帯ではない。**体に悪影響を与える最悪の時間帯は、目覚めている午前中の時間**なのである。信じられないという顔をして「嘘だろ!?」と呟くあなたの声が聞こえてくるようだ。

そしてあなたは、こう反論することだろう。

「エネルギーを得るために、朝食はしっかり取らなくてはいけないって言うじゃないですか?」

人々はエネルギーをたくさん得ようと朝食を腹いっぱいしっかりと取る。しかし、体はその消化作業のため朝からすっかり疲れてしまい、会社に着いた頃にはすでに眠気に襲われている。居眠りしないでお昼まで何とかもたせるためには「刺激物」を摂取することが唯一の方法となる。これがほとんどのアメリカ人が実行している「コーヒーブレイク」の習慣の真相である。

あなたが抱いている**「朝食信仰」という思い込み**にとって、強烈なショックを与えたことは想像に難くないが、ここで今しばらくの間、朝食に関するあなたの概念を、すべて忘れていただきたい。しばらくの間、栄養学者・栄養士・医師・そのほかの専門家たちのアドバイスを含めてすべてを忘れてほしい。そして少しの間、考えてみてほしい。

果たして朝食は体にとってプラスに作用しているのか、それともマイナスに作用しているのか。周囲の意見や情報によらず、自分自身の常識によって考えてみていただきたいのだ。

エネルギーは生命の根源であるということを忘れないことだ。体の組織が夜食や悪い組み合わせの食事の消化処理のために夜の時間を浪費しない限り、朝目覚めたときには通常、体はすっかり疲労が取れていて、一日のために必要なエネルギーを貯え、活動スタンバイの状態にあるはずなのだ。

ほとばしり出る朝のエネルギーをあなたは何のために使っているだろうか。腹いっぱい食べる朝食のためだろうか。

消化とは莫大なエネルギーを使う作業である、ということを、すでに読者のみなさんは十分承知しているはずだ。満腹になるほどの朝食は、概して「食べ物の正しい組み合わせ」の原則に反するものが多く、体にエネルギーを与えてくれるどころか、エネルギーを消耗してしまうものなのだ。

エネルギーを使わずに、何かほかの方法で食べ物を消化することは可能だろうか。最も伝統的な朝食である「トーストと卵」の組み合わせ、またはコーンフレークなどの「シリアルに牛乳」、あるいは「肉とジャガイモ」（訳者注・「ご飯と卵や干物」の組み合わせ）なども同様に不適切な組み合わせであり、体を消化のために何時間も無理やり働かせ、そのエネルギーを無駄に消耗させるだけの食べ物なのだ。

食べ物が胃の中に留まっている時間は（正しく組み合わされていた場合でも）三時間余りの長時間になる。食べ物が腸から吸収されてエネルギーに変わるまでにはさらに時間を要するのだ。エネルギー消費の観点から、朝起きたときに朝食を取ることが理にかなっているかを、もう一度考えてみてほしい。

もし朝食を取らなかったら……。食べ物が欠乏して倒れてしまうどころか、体はまだ前日に食べたものを利用して十分に機能しているのだ。もっと機敏でエネルギッシュな自分に気づくはずだ。

朝食（Breakfast）という英語は、そもそも断食（fast）を破る（break）という意味から出た言葉で、「断食を破るのに用いる食事」を意味するものとして使われていたのである。断食とは、一晩眠っている間のことではなく、長期間食べ物を断つことを意味している。決して「朝、食べる」という意味など含んでいないのだ。

◉午前中は果物を欲しいだけ食べる

「フィット・フォー・ライフ」の重要ポイントは、**朝起きた時点から少なくとも正午まで、新鮮な果物とフルーツジュース以外は、何も摂取しない**という点にある。

果物とジュースは欲しいだけ摂取してかまわない。量に制限はない。ただし、体重と相談し、食べすぎないようにすることだ。

果物とフルーツジュース以外のもの（訳者注・消化用のエネルギーを消耗するもの）を何も取らなければ、一日のために体が利用できる非常に多くの量のエネルギーを製造することができる。果物は消化のためのエネルギーをほとんど必要としない。自ら消化酵素を持っていて胃の中では消化過程を伴わず通過していくだけである。よく噛んで食べれば、それ以上の消化作業は不要なのだ。

すべての栄養は腸において吸収される。果物は口に入って数分から三〇分くらいのうちに腸まで達してしまうので、その栄養は短時間で吸収され、利用されることになる。

果物を食べることで、一日を生産的でエネルギッシュなものにすることができる。エネルギーを消費するのではなく、節約できるからだ。**「正午までは果物とフルーツジュースだけ」**という原則にいったん慣れてしまうと、信じられないほどの効果が生活のあらゆる場面に現われてくる。それを自覚したときは、おそらく驚愕するに違いない。このすばらしい恩恵を一度体験してしまうと、どうして今まで、胃に負担のかかるような朝食を取っていたのか、不思議に思うことだろう。

私のセミナーを受けた何千人もの人々が、朝、胃に負担のかかる重い食事をピタリとやめ、果物とフルーツジュースだけの朝食に変えている。彼らの多くが私のところへ来て、次のように話す。

「聞いてください。実は私は、朝食をしっかり食べるタイプだったんです。朝食は不要だという原則を初めて聞いたときには本当にびっくりしました。でも、あなたがおっしゃったことを試すだけは試してみよう、試してダメだったらそれからまた元の充実した食事に戻ればいい。いや、もっともっと胃袋を満たしてくれる中身の濃い食事に戻ろうと思っていたんです」

ところが彼らは重い朝食に戻ることはなかった。果物より重い朝食には戻れなかったのだ。鉄床《かなとこ》を飲み込んだらどんなふうに感じるかを知りたかったら、一〇日間ほど「午前中は果物とフルーツジュースだけ」を摂取し、一一日目に元の食事に戻ればすぐに実感できるだろう。

ただし、おそらくは元の食事に戻ろうなどという気持ちは全くなくなっているに違いない。たまに重い朝食を取りたくなるかもしれないが、そうしたときは気にせずにパンやご飯を食べればいいのだ。たまに食べるのと、毎日食べるのとでは全く違うのだから。

「午前中は果物とフルーツジュースだけ」というのが、「フィット・フォー・ライフ」のまさに核心にあたる部分だが、興味深いことに、多くの人が私に対して次のように言ってくる。

「いつも『フィット・フォー・ライフ』のプログラムをきちんと守っているわけではないけれど、一つだけ徹底して実行しているのが、〝昼までは果物とフルーツジュースだけ〟の原則です。そのたった一つの原則を実践しているだけでも、体の調子が今までと全然違うんです」

疑うまでもなく、これこそが「フィット・フォー・ライフ」が成功している大きな要因なのだ。たった一つの原則を守るだけで、莫大な恩恵を受けられるのである。「フィット・フォー・ライフ」のプログラムを始めようとするのだったら、この原則から始めるべきだろう。――**午前中は果物だけにすること！**

◉果物では太らない

果物やジュースをたくさん取ると太る、と考えている人が多い。果物が好ましくない現象を引き起こすとすれば、それは唯一、加熱によって、果物の性質が変えられてしまった場合か、または間違って組み合わされた場合（つまり、ほかの食べ物と一緒に食べたか、ほかの食べ物を摂取した直後に食べた場合）だけである。

胃が空の状態のときに食べれば、新鮮な果物は好ましい効果だけを発揮する。すなわち、減量を加速してくれるのだ。

あるいは、私が「体にいいから今までより果物をたくさん食べるといい」とすすめると、摂取カロリーの量について心配する人もいる。カロリーは、高度に精製されている食べ物（白砂糖、白米、白いパンなど）や、悪い組み合わせで食べ物を摂取した場合に限って敵となるものである。水分を多く含んだ食べ物の中にある質の良いカロリーは、余分な体重をさらに増すようなことはしない。果物に含まれるカロリーは、減量のためのエネルギーを、体に与えてくれるものなのだ。

私はカロリー計算と聞いただけで、すぐにうんざりしてしまう。数字を気にして、いつも計算しながらの食事では、いったい何を食べていいのか食べる前にめいってしまう。減量を望む人々が、カロリーのことなど忘れ、ハイ・クオリティーの食べ物について考えてほしいと願わずにはいられない。

カロリー計算による食事スタイルは、体重を正常に保つための試みにしては非常に古くさく、また効果がない手段である。一見理論的には減量が可能のように思われるが、カロリー計算を減量プログラムの尺度にするというのが非現実的であるというのは、多くのカロリー計算の熱心な実践者たちの誰もが、目標達成をしたり目標達成状態を維持できないという事実が証明している。

私がパームビーチにある魅力的なレストランへ朝食を食べにいったときの話を紹介しよう。

その店は、すべてのメニューにカロリーの量が併記されていることで有名だった。私はメニューの中から朝食向きのものとしてAセットかBセットに注文を絞った。両セットとも三品ずつついていたが、Aセットは二二〇キロカロリー、Bセットは一九〇キロカロリーと表示されている。私がカロリー計算の理論にこだわりながらダイエットをしているとしたら、おそらく少ないカロリーのBセットのほうを選んだだろう。しかし、ナチュラル・ハイジーンの原則を理解していた私は、ためらうことなくAセットのほうを選ぶことにした。

カロリーは調理された状況によって全く違ってしまうということに気づいてほしい。食べ物の性質が熱によって変えられたり、生命力を奪われたり、生命力を全く剥奪された加工した状態の食べ物の中に含まれるカロリーが、新鮮で天然のままの食べ物の中に含まれるカロリーと同じだと考えることなど、愚の骨頂である。

ここに新車でピカピカのロールスロイスと、ブレーキが故障しているポンコツの中古車があるとする。どちらも車であることには違いない。でもあなただったら、どちらの車を選ぶだろうか。一方はあなたの生命を救ってくれることになり、他方は危険にさらす。

カロリーについてもこの違いがあるのだ。一方のカロリーはやせるのに役立つエネルギーを与えてくれるもの、他方は体重を増やすものなのである。カロリーの問題を考えるに際し、このレストランでの出来事は、**「カロリーは量よりも質のほうがはるかに重要である」**ことを示す好例といえる。

一九〇キロカロリーのBセットは、オートミール一皿、全粒粉《ぜんりゅうふん》（ホールウィート）のパン一枚、そしてクリームチーズ。一方、二二〇キロカロリーのAセットは、新鮮な搾りたてのオレンジジュース、メロン一切れ、そして新鮮なイチゴ一皿。みなさんは水分を多く含み、正しく組み合わされた食べ物を食べることの重要性を熟知しているだろうから、なぜ私がカロリーの多いAセットのほうを選んだのか、すぐに納得できることだろう。

一九〇キロカロリーのBセットは、水分が全くない食べ物ばかりだった。一つのタンパク質（クリームチーズ）と二つの炭水化物（トーストとオートミール）は、私の胃の中に六時間から八時間居座り、腐っていく。その結果、私の貴重なエネルギーを奪い、何の栄養も与えてくれず、有毒な老廃物の厚い層を残して、体内の組織を詰まらせてしまう。これでは、やせたいという私の願いを叶えるどころか、さらに体重を増やしてしまうことだろう。

それに対して二二〇キロカロリーのAセットは三品とも水分を多く含んでいる。腐敗や発酵は起こらず、その結果、体内組織に障害を引き起こすこともない。この食事は私の胃を三〇分以下で通過し、一時間以内に本物のエネルギーに変わってくれるのだ。「排泄のサイクル」が妨害されないため組織の働きは促進され、老廃物の浄化も妨げられることはなくなる。

「フィット・フォー・ライフ」のプログラムについて、「標準の食事よりカロリー量が少ないのだから減量に成功できる」と考えている人がいたとすると、それは「フィット・フォー・ライフ」を全く理解していないことになる。ただ単にカロリーの摂取量を減らしただけでは、望んでいる体重を減らすことなどできない。性質が変えられてしまって生命力を失っていたり、誤った組み合わせだったりすれば、いくらカロリーが少なくても、有毒で組織を詰まらせるような食べ物として体重増を助長させるだけなのである。

「フィット・フォー・ライフ」のプログラムで、大勢の人が減量に成功したのは、カロリー計算ダイエットに挑んできたときの効果が全くなかったからである。この人たちの多くが、かつては信心深くカロリーを計算していた。しかしその虚しい努力をやめ、**「減量のキーポイントはライフスタイルを変え**

ることであり、カロリー計算とは何の関係もない」という事実に気づいたからである。

「午前中は果物だけを食べる」ということの根拠は、体のサイクルが効率よく機能することと深く関係している。これらのサイクルを再度見直し、なぜそうなのかを正確に理解してほしい。

●「排泄のサイクル」（午前四時～正午）

夜明け前の午前四時から昼の正午までは排泄に専念したい。基本的にはこの時間帯は何も摂取しないことが人体にとって理想的なのだが、**何か食べる場合には、「果物とフルーツジュースだけ」**に留めることが、体のためには最も有益となる。それ以外のものを摂取すると、消化のためにエネルギーが使われ、「排泄のプロセス」を体自らが止めてしまう。排泄が止められてしまうと、排泄されなければならなかった食べ物からの副産物が、すでに体内にある有毒な堆積物の上に加えられ、好ましくない体重がさらに増えることになる。

あなたはすでに、従来の習慣的な朝食によって食べたものを消化することが、ほかのどんな活動のプロセスよりもエネルギーを消耗することを学んだはずだ。この時間帯には摂取すること自体邪道だが、どうしても何か口にしたいならば消化エネルギーの最も少ない**果物が唯一許される食べ物**といえよう。

このライフスタイル（および減量）の成功の鍵は、「正午までは果物とフルーツジュースだけを取ること」の実践にかかっているといえる。不快を伴わずに効果の上がる減量は、「排泄のサイクル」の効率如何による。このサイクルを妨げることは、すなわち減量を妨げることと直結している。「正午までは果物とフルーツジュースだけを取ること」が、この減量法で唯一といってもいいほどの最重要ポイントといえる。たとえ、コーヒーを飲んだり、サプリメント（健康補助食品）を摂取する場合でも、排泄の時間帯には行なわず、午後になってからすること。これも重要な点である。

●「補給（摂取と消化）のサイクル」（正午～午後八時）

正午以後は食べる時間帯となる。空腹の人も、安心して食べられる時間だ。しかし、ここで守らなければならない重要なルールがある。消化は、ほかのどんな作業よりも多くのエネルギーを消耗することを忘れないことだ。ある程度凝縮食品を取ってもかまわないが、エネルギーの貯えを使い尽くしてしまわないようにしなくてはいけない（三二八ページ、図3参照）。つまり、食べ物を分解するために、最小限のエネルギーしか使わないよう、「食べ物の正しい組み合わせ」の原則を守るようにすることである。

●「同化（吸収と利用）のサイクル」（午後八時～午前四時）

午後八時以降は、食後、体がその食べ物の中に含まれている栄養素を抽出・吸収・利用する時間帯となる。

栄養素の吸収作業は、食べ物が腸に入るまで全く行なわれない。正しく組み合わされた食事は、約三時間で胃から出ていくので、摂取後三時間で吸収作業の準備が整うことになる。不適切に組み合わされた食べ物は、八時間から一二時間、あるいはそれ以上胃に留まってしまうので、吸収作業の開始はかなり遅れてから始まることになる。食べたものが就寝時刻以前に胃から出て行くくらいに十分な余裕を持って、早い時間に食事をするよう心がけたい。夜間に十分休息を取ると、再び「排泄のサイクル」に入る四時前までに、体は「同化のサイクル」を完了させることができる。良質の睡眠時間を得る意味からも十二時までに床につくという日を多くすることが健康への早道といえる。

以上、減量という目標の達成方法を紹介してきたのだが、さらに話を進めていく前に、きちんと理解しておかねばならないことがあるが、それは次章に譲る。

第9章

「解毒と排泄」が健康と病気を支配する

◉老廃物を捨てて、スリムになろう

ここまで、減量を成功させ永久にその状態を保つには「有毒な老廃物を組織から取り除くことがきわめて重要である」ことを強調してきた。その作業を楽に実行していくための「フィット・フォー・ライフ」というライフスタイルを紹介したが、この方法は効果的であるばかりでなく、容易で非常に快適なものである。

体内組織を解毒することは、「フィット・フォー・ライフ」の最も重要な目的であるが、解毒作用が働くとき、場合によって気分が悪くなることもある（減量の下地を整えるうえで、これは必要なことでもあるのだ）。

本書では、何の努力もせずにこれを読んだだけで、一晩明ければ健康でスリムな体に変身できるというような「奇跡の法則」をあなたに伝えようとしているわけではない。ある程度あなたにも努力をしてもらわなければならないのだ。

過去数年間の経験によると、このライフスタイルを実践した人の約一〇%が、最初の段階で多少の不快さを感じているようだ。ただし、たいした不快感ではないのでじきに減少していくが、解毒があまりに急激に行なわれすぎると、不快感は増大する。その不快感を最小限に抑え、「フィット・フォー・ライフ」としてこのライフスタイルを完成させるために、私は九年以上もの歳月を費やした。

有毒な老廃物を体の中に溜め込むのに二〇年、三〇年、四〇年、あるいは人によってはそれ以上の年月をかけている。その期間溜め込んだものの排泄は、一晩で一気に完了できるような代物ではないことを、頭に入れておく必要がある。

解毒を完全に行なうことがどんなに重要かということについては、強調してもしすぎることはないだろう。組織を洗浄してきれいにすることは、絶対に必要なことなのだ。組織がきれいになればエネルギーが節約され、節約分のエネルギーが減量のために使われるようになる。有毒な老廃物が組織の中にある限り、体内エネルギーの多くが、それを排泄するために消耗されることになるのだ。

どんな減量プログラムであっても、成功の秘訣は体内組織がきれいにされているかどうかにかかっている。「解毒を行なう」ということは、体内をきれいにするということである。**やせるためには「解毒」が必要不可欠**なのである。これは「フィット・フォー・ライフ」のプログラム全体の核心といえる。

不快な症状が出るか出ないかは、組織がどのくらい汚れているかによる。特に汚染がひどい人や薬を定期的に飲んでいる人の場合は、汚染が少ない人に比べ、不快な症状が現われる傾向が強いようだ。有毒な老廃物を排泄するとき、不快さを感じることがあるかもしれない。しかし、あとになってすべての毒素に一度にどっと押し寄せられて、体が完全に動けなくなってしまうより、今多少の不快感を我慢するほうがはるかに楽だろう。

重要なことは、浄化作業がゆっくりとしたスピードで確実に行なわれるようなものにすることであり、そのような食べ方をすることである。

その人が感じる不快感を最小限にするように、浄化の速さを調節することは可能である。本書の後半にある「おすすめメニュー」こそ、まさにそれを可能にしてくれるものだ。

解毒をスムーズに快適に確実に行なえるようにするため、膨大な時間をかけ、さまざまな研究・実験・試行錯誤を重ね、ようやく「フィット・フォー・ライフ」の食事プログラムを完成させることができた。「フィット・フォー・ライフ」のプログラムは、実は、**解毒を行なうためのプログラム**なのである。

◉不快感は体の自己調整作業

不快な症状として最も多いのが、初期段階で発生する「腹の張り」だろう。胃が空の状態のときに多くの果物を食べるというライフスタイルを実行し始めると、果物の中にある浄化のためのエネルギーが、溜まっている有毒な老廃物をかき混ぜ、オナラや腹部の膨張を引き起こす。通常この膨張感は四八時間以内で治まり、七二時間以上続くことはめったにない。この腹部膨張のため、最初の数日間は体重が一〜一・五キロ増えるときがあっても全く問題ない。体はこれから行なう作業のための調整をしているにすぎないのだ。

頭痛や体の痛み、疲れなどを感じることがあるかもしれない。下痢のような軟らかくて液状の便を排泄するかもしれないが、これも心配には及ばないし、下痢止めを飲まねばならないという性質のものではない。便が軟らかくなるのはむしろ好ましい傾向なのだ。果物に備わっている浄化促進力が、ぎっしりと詰まっていた便を腸壁から洗い流し、軟らかい便にして組織の外へ流し出してくれているのだ。

その結果、体は軽くなり、生き返ったような気分になる。少し不快に感じるかもしれないが、有益な目的を果たしているのだ。この軟らかい排便現象を含め、ほかにどんな「排泄のプロセス」が起こっても、(薬を飲むなどして)その排泄を止めるような行動は決してしないことが肝要だ。体は有毒な老廃物を取り除いている最中である。脱水症状などについても心配する必要は全くない。

「フィット・フォー・ライフ」のプログラムに従い、水分を多く含んだ果物と野菜を摂取していれば脱水症状が起こる可能性はまずないはずである。たとえ便が軟らかくても、発熱したり病気の兆候が伴うといったことはまずないのだが、自らの意思や薬などによって排泄を止めたりすると、この老廃物を体の組織内に置きっ放しにしておくことになり、必ず肥満の元凶となる。軟らかい便が二日以上続くことはめったにないので心配無用である。

なお、組織内の毒が攪拌《かくはん》されるとき、いくらか吐き気を催す人もいるかもしれない。粘液（鼻水）が鼻から排泄されるようになるが、風邪をひいてしまった、とあわてないことが肝要だ。体が粘膜の中に溜め込んでおいた過剰の毒を、一気に吐き出しているだけのことである。

人間の体が毒性物質を排泄するのに用いる手段の一つが、「風邪」と呼ばれる症状である。体内の粘液量が多くなり粘膜に負担がかかりすぎることになると、体のほうでもその粘液をすみやかに排泄できなくなってしまう。その結果、体の防衛機能が察知し、粘液を喉《のど》や鼻から強行に排泄させるのだ。コップを一つ取り出して、その中に水を注ぎ続けると、ついには水があふれ出す。私たちの体も同様で、体の中に蓄積許容量以上の粘液ができてくると、粘液はあふれ出す。

「腹の張り」からオナラ、大腸炎に至るまで、消化に関する障害はこの国の深刻な問題となっているが、本書で紹介しているライフスタイルを実践すれば、これらの問題は完全に解決されることだろう。「食べ物を正しく組み合わせること」と「果物を正しく食べること」は、これらの病気を解決する最短・最良の策である。

場合によっては、果物を正しく食べても、オナラが出たり腹が張ることがある。午前中、胃が空の状態のときに正しく食べているにもかかわらず、このようなことが起こる理由は、主にこれまで長年の間蓄積されてきた食べ物のカスや体の老廃物が、胃や腸の内面に広がっているためだ。果物には有毒な物質を攪拌し、洗い流す働きがある。その洗い流す過程で攪拌されるものが、腹部の膨張感やオナラを引き起こすのだ。「フィット・フォー・ライフ」の実践者で、このような状態を経験する人はごくわずかである。私が知っているのは、組織の毒化が特にひどかったため、二〜三週間ほど「腹の張り」や「オナラ」現象を経験した数人だけである。前述したように、こうした反応の差は、体内毒化の程度に左右される。「腹の張り」や「オナラ」などの症状は不快で迷惑なものだが、問題の原因が取り除かれていることを示す好ましい出来事なのである。

食習慣を変えた当初は通常の元気さがなくなることを心得ておいてほしい。それは、体が食習慣の変化に応じて自ら調整しているからだ。**一時的な不快があったとしても、それは浄化と健康回復への作業が行なわれているサインとして捉えることである。**あなた自身の目で健康が作られていく過程を目撃することができるのだ。体はチャンスがある限り、できるだけ健康な状態を保とうと精力的な努力をし続ける。そしてその努力の結果はさまざまな現象となって現われる。

例えば、自由に使えるエネルギーが体内で突然増えると、人間の体は、そのエネルギーを利用できるうちに健康維持に努めようとする。つまり、体内に溜まっていた有毒なものはすべて、できるだけ速く排泄してしまおうと反応するため、それに伴う不快さも生じる。このエネルギーを今度は四六時中利用できるのだということに体内組織がいったん気づけば、それ以後の排泄は規則正しく行なわれるようになり、一時的な不快な症状はなくなる。
「フィット・フォー・ライフ」のプログラムに従う人のうち、不快感を経験する人は一〇%もいない。もしあなたがそのうちの一人だとしても、この症状によって以前の食事法に戻るようなことだけはしてほしくない。それはあなたの体内組織をひどい混乱に陥れることになるだけである。人体に秘められた「知恵」「知能」「回復力」を信じ、あなたの体の能力に感謝しつつ新しい食事法を続けることが最も大切である。万が一、数日たっても不快な症状が消えない場合には、大事をとって、かかりつけの医師またはヘルス・アドバイザーに相談するといいだろう。

このプログラムを実践し始めても、すべての毒性物質が体から完全に排泄されるには、何か月も何年もかかる。しかしプログラム開始後、数日のうちにたちまち体重が減り始め、それ以前と比較して、はるかにエネルギッシュに感じられるようになり、体が活気に満ちてくるのが自覚できるだろう。通常、変化や症状が表面に現われてこなくても、体重は継続して減り続ける。余分な体重が減り、活力が増進し、体の組織が良化していく。

ただし減量中にいくらか不快さを感じ、「この方法は自分には向いていない」などと言いながら、以前の食習慣に戻ってしまう人がいるが、それこそが最大の過ちである。あなたが感じる不快感は、体にとって解毒を行なう必要がどのくらいあるかを示しているものなのだ。これは重要な現象であり、妨げるべきではない。

体は健康を永続させるのに役立たないものならどんなものでも洗い流してしまおうとする。症状としてそれが体の外へ出始めてきたら、そのまま排泄させてやることである。体の中に溜めておくのではなく、外へ排出してしまうほうがはるかにいいのだ。

繰り返し述べるが、誰もが不快さを感じるわけではない。ほとんどの人は、全く何の問題もないが、このような症状の可能性もあることを、心得ておいていただきたいということだ。情報の一つとしてそれを述べておくことも著者としての責任だと思う。もしあなたが不快さを感じる人たちの一人であったとしても、これから紹介するライフスタイルに従えば、不快さを最小限に留めることができる。

◉一生を通じて人生を楽しめる「ライフスタイル」

このライフスタイル（生活習慣、生活様式）が体にとって理想的であるという証拠はあり余るほどある。例えば、先にも述べたように、アメリカの死因の第一位と第二位は、心臓病とガンである。毎日なんと三四〇〇人余りもの人がこの二つの病気で死んでいるのだが、科学界からの最新情報は、毎日の食事を果物と野菜中心にするだけで、この二つの死因は減少すると伝えている。

一九八二年九月、国立ガン研究所の医師たちは次のように述べた。

「私たちは食べ方を変えることで、ガン予防の対策を講じることができるのだ。まず初めに体の脂肪分を減らすことを心がけ、次に果物と野菜の摂取量を増やすことである。国立ガン研究所は〝食事〟をガン予防に関する研究分野として最重要であると認識している」

また一九八三年九月、米国がん協会は、「果物や野菜を多く摂取すれば、ガンの発症率を著しく減らすことができる」と発表している。

前章でも述べたが、ハーバード大学のカステリ博士は、「心臓病にかかるリスクは、果物を食べることで減らすことができる」と考えている。

果物や野菜が、これらの病気の発生を減らすのに役立つことは確かなことである。これらの食べ物は体を解毒するのにとても役立つからだ。そして**解毒こそが減量に直結する体内作用**なのだ。

本書で紹介している方法を用いれば、減量を可能にし、それを維持していくことは楽にできる。この方法を実行するのを妨げている唯一の要因は、食に対する人々の習慣である。

例えば、朝、胃に負担のかかる食べ物をしっかり取るという習慣、タンパク質と炭水化物を混ぜて食べる習慣、果物を食事のあとに食べる習慣などである。あなたはこれらの習慣を正しいと信じ、今まで何十年もの間実行し、習慣化してきているのだ。

新しい習慣を身に付けることはとても重要なことだが、非常に難しいことでもある。古い習慣のいくつかを捨てないと、流れは変わらないのだ。今自分が向かっているところ（訳者注・肥満や病気）へ行き着きたくはないだろう。過去の習慣をやめてしまう最もたやすい方法は、その習慣よりももっと良い習慣を新たに取り入れて、古い習慣をあっさりと締め出してしまうことである。

そしてこの「フィット・フォー・ライフ」のライフスタイルこそが、古い習慣を払拭するための新しい習慣なのだ。ただし、あたかも強制されているかのように何もかも変える必要などない。**時間をか**

けて、楽しみながら行なうことである。これはつらい試練にしなければならないようなものではないし、ダイエット法でもない。また忠実に守らなければならないようなダイエット・プログラムなどではなく、体の機能や構造上の限界と、「体のサイクル」を妨げないようにする方法なのだ。医学や健康の専門家たちは、「もっと果物と野菜を食べる必要がある」と言っている。本書はそれを実践するための便利な方法を紹介しているにすぎないのである。

この減量法は、どんなペースでやってもさしつかえない。本書で得た知識をほんの少し利用するだけでもいいし、すべてを利用してもいい。どちらにしても、何も支障が起こらないような方法なのである。

読者の中にはかなり刺激を受け、このプログラムだけを忠実に守り、ほかの人よりもずっと早く望んだ結果を手にする人もいることだろう。情報は好きなだけ利用すればいい。ただし、この方法は一生を通じて行なうべきライフスタイルである、ということを理解しておいてほしい。二週間や三週間で終了するといったものではない。これは生活の一部となるように考案されている方法である。毎日の生活の中に取り入れていけば、**生涯にわたって満足のいく健康状態が必ず得られるようになる。**心身ともに健康になることは、生まれながらにして私たちに与えられている権利なのだ。

人生が私たちに与えてくれた最高の贈り物は、私たちの体である。それに対するお返しは、ベストを尽くして体をケアすることだろう。有毒な老廃物や余分な体重による妨害を防ぎ、最高のレベルで体が機能できるよう保つことが返礼となるのだ。

体は輝きたがっている。太りすぎなど望んでいない。体は体にとって最もふさわしい体型になりたがっているのだ。そのためにも体の仕事が苦労やトラブルなく行なわれるようにしてやることである。その結果は、誇りに思える体になった喜びを感じられるようになることで私たち自身に戻ってくる。これまでずっと体の中に閉じ込められていたほっそりとした本来の体型が出現してくるのを確認し、これからの人生を楽しむがいい。

「こんなに単純なことでいいのだろうか」

このようにいぶかしく思っている人もいるかもしれない。あるいはまた、次のような感想を抱いた人もいるだろう。

「私がすべきことは〝水分を多く含む食べ物〟や〝正しく組み合わされた食べ物〟を食べること。それに〝果物を正しく食べること〟。本当にこれだけでいいのだろうか。これだけで効果が上がるのだろうか」

そのとおりである。それだけで十分効果が上がるのだ。**「フィット・フォー・ライフ」のすばらしい点は、驚くほど簡単だということにある。**そしてこの方法は、実践者を精神的に縛りつけておくことなどせず、それぞれができる範囲で行なえば成果が十分に得られるというものなのだ。ここには「失敗」という発想などない。できるときに、ベストを尽くしさえすればよいだけである。自分自身にプレッシャーをかけるようなことをやめ、この原則が理にかなっていると思えば、積極的に取り組めばいい。必要なのはその気持ちだけである。

これであなたには利用すべき手段が与えられたことになる。あなたは世界中のどこにいて、何をしていても、あるいはどんな環境に囲まれていても、その手段を使うことができるのだ。もう、冷蔵庫に鍵をかける必要などないし、ダイエット用の錠剤もいらない。カロリー計算をする必要もなければ、食事のたびに不満を抱え我慢しながら生活する必要などもない。これこそ私たちが求めていた生き方、究極のライフスタイルといえるものである。

流行のダイエットにつきものの、さまざまな束縛からの解放である。

食べることに制限などない。十分に食べることができるし、味覚をたっぷりと楽しめる。体が欲しているものを与えず、自滅させるような二週間から四週間の苦しいダイエット期間のあと、フラストレーションと一時的な体重の減少という結果しかもたらさないような虚しい経験は、もう二度としないですむのだ。**あなたはついに現実的で一生使える手段を手に入れた**のである。文字どおり、一生を共にできるライフスタイルなのだ。

以上で「原則」についての話を終了する。次章からは食べ物を摂取するうえで注意したい二つの食品グループについて述べる。この二つの食品グループに関する情報も、きっとあなたに衝撃を与えることになるだろう。

第10章 現代人はタンパク質を取りすぎている

◉過剰タンパクは諸病の根源

食事と健康および減量に関することで、最もよく尋ねられる質問はおそらく次のようなものだろう。

「あなたはタンパク質を、何から摂取していますか」

タンパク質を十分に取っていないことに対するこの国の人たちの恐怖心は相当なものであることが、今の質問からでもうかがい知ることができる。しかし**本当の問題は、どのようにしてタンパク質を多量に摂取するかということではなく、取りすぎないようにするにはどうしたらいいかということなのだ。**体内にタンパク質がありすぎるということは、不足していることと同等なほど十分危険なことなのである。

「アメリカ健康科学カレッジ」のマイク・ベントンは述べている。

「ごくわずかしか知られていないことに関して、こんなにも多くの人々が困惑させられている事柄はほかにないだろう」

タンパク質に関する問題は実に複雑であるということは、私にもよく分かっている。どのくらいタンパク質を取るべきか、あるいは取るべきでないのか、そして、なぜそれでいいのか、ということについては、多様な意見があり、ますます人々を困惑させている。

栄養学に関するオーソリティーたちが、タンパク質について知っておくべきことについてとうとうと話しているのを耳にすると、私はいつも腹立たしくなる。なぜなら、別のところでは、別の権威ある専門家が今度は全く反対のことを、先のオーソリティーと同様に自信たっぷりに話しているからである。両者の意見を聞いた人ならたいていは腹立たしい気持ちになることだろう。

専門家たちが論争を繰り返している間に、聴衆である肝心の私たちは情報の洪水に圧倒されてしまう。真実は一つであるにもかかわらず、こうしてまるで試合中のテニスボールをあちらこちらへと追いかけるように、最後には人々をすっかり困惑させてしまうのである。

もしかして、あなたも私に対してこう尋ねたいのではないだろうか。

「困惑に油を注いでいるオーソリティーや専門家たちとあなたとでは、どこが違うんですか？」

いい質問である。私はあなたに、私が真実だと思っていることを説得して信じさせようとするつもりはないし、また今ここで、あなたを完全に教育し直そうというつもりもない。このタンパク質の問題に関してあなたにきちんと理解していただくには、本書の説明だけではなく、さらに加えて研究や実験が必要となる。

私の意図は、論争し合っている権威たちを初めから信用してしまうのではなく、自分自身のために賢い選択ができるのだという自信をあなたに持っていただきたいということにある。あなたは、それを行なうためのツール（手段）をすでに手にしている。「常識」「筋が通った論理」「本能」というこれらのツールが正しい結論へと導いてくれるはずである。「行なうべき正しいこと」とは何か。それを知るために人間として生来備わっている能力に訴えていただきたいのだ。これらのツールを使う機会は、この章を読み終えるまでに豊富に与えられることになるだろう。

凝縮タンパク質食品の摂取と、心臓病・高血圧・ガン・関節炎・骨粗鬆症《こつそしょうしょう》・痛風・潰瘍およびそのほかの病気との関連性について示している非常に多くの情報があるが、ここでは、凝縮タンパク質食品が体重とエネルギー量に与える影響についてだけ述べることにしよう。

タンパク質は数ある食べ物の中で、成分構造が最も複雑であり、その吸収と利用のプロセスも大変複雑な栄養素である。体にとって、分解するのに最もたやすい食べ物が果物であり、その一方、最も面倒なものがタンパク質食品なのだ。**タンパク質食品を摂取すると、消化のプロセスを通過していくのに、ほかのどんな食べ物より多量のエネルギーを必要とする。**果物以外の食べ物が消化器官全体を通り抜けるのに要する平均的な時間は、二五時間から三〇時間で、肉や魚などを食べたときには、通過時間はその二倍以上にもなる。したがってタンパク質を多く摂取すれば摂取するほど老廃物の排泄など、ほかの機能のために使えるエネルギーが必然的に少なくなる。

問題の本質がゆがめられてしまったせいか、人々はタンパク質の摂取について神経質になっているようだが、最も肝心な点は、私たち人間の体は、世間で言われるほど多量のタンパク質を必要としていないということである。

その第一の理由として、人間はタンパク質の老廃物の七〇％を体内で再利用しているからだ。七〇％も、である。

第二の理由として、人体は、便・尿・髪・不要になった皮膚・発汗などを通しても、一日に約二三グラムのタンパク質しか失わないからだ。この二三グラムを体に補ってやるためには、一か月におよそ六九〇グラムのタンパク質を摂取する必要があるが、ほとんどの人が毎食タンパク質食品を食べ、この数字よりはるかに多くの量を摂取しているというのが現状である。

アメリカ人のタンパク質の一日所要量（RDA）は、平均五六グラム。そしてこの数字は、体が生来安全に受容できるタンパク質量のほぼ限界の数字であり、体が実際に必要とする量のほぼ二倍にあたる（訳者注・日本人のタンパク質一日推奨量は男性六〇グラム、女性五〇グラムとされている。厚生労働省「日本人の食事摂取基準」二〇〇五年度版より）。

人体に必要とされる量以上のタンパク質を取ると、体は余剰分を排泄しようと努めるため、体内組織に重い負担がかかることになる。これによって、減量を行なううえで必要となる貴重なエネルギーを大量に損失することになってしまうのだ。

二〇〇㎖のコップには二〇〇㎖の液体しか入らない。それ以上与えられても利用できないので無駄になる。体も同じことで、一日二三グラムが満たされたらそれで十分なのである。

問題はもう一つある。過剰分がコップの水のようにそのままあふれて排出されればよいのだが、余分なタンパク質は体のエネルギーを奪うばかりか、有毒な老廃物として体内に蓄積されてしまうのだ。そして、体がそれを排泄するのに十分なエネルギーを調達できるまで、その分体重は増加する。さらに翌日もまた、処理しなければならない余分なタンパク質が溜まってくるので、状況は悪化し、悪循環に陥ることとなる。

私たちは、タンパク質こそ最も重要な栄養素だと信じ込まされてきているが、その考え方こそ誤りなのである。

食べ物を構成するうえで栄養素はどれも皆、等しく重大な役割を果たしている。もしあなたが心臓か脳のいずれか一つを選ばなければならないとしたら、どちらをあきらめるだろうか。優劣をつけること自体無意味なのだ。

同じことが栄養素についてもいえる。食べ物の中にはビタミン、ミネラル、炭水化物、脂肪、アミノ酸、そして、まだ命名されていないたくさんの成分が存在している。それらはどれも皆、等しく重要なものばかりである。これらの栄養素は互いに依存し合って存在し、一緒に用いられるのである。一つの成分を、ほかの成分よりも重要だとして取り上げることは、生物学や生理学的に見ても、人体の必要物質を理解するうえで大きなマイナスとなる。

◉ゴリラのスタミナ源は、肉ではない

タンパク質に関する話をするときには、肉食についてふれないわけにはいかない。アメリカでは一般に、肉は最も理想的なタンパク源だと考えられているからだ。

その主たる理由の一つは、動物タンパクは植物タンパクよりも人間の体に似ているから、というものである。この考え方は、大変良くできた理由づけであるが、そこには大きな矛盾が潜んでいる。

タンパク質を摂取するために、この国では年間三六五〇万頭もの牛が使われている。これは驚くべき数字であり、肉の量である。そして、肉を食べる必要性の理由として、第一に挙げられるのが「体力、スタミナをつけるため」ということである。

「私たちは、スタミナを維持していく必要があるから」と異口同音に返答されるのだが、ここでちょっとその点について、考えてみたい。

この地球上で最強の動物とは果たして何だろうか。それは優れた強さと耐久力のために、何世紀にもわたって人間によって使役されてきた象、牛、馬、ラバ、ラクダ、水牛などといった動物たちだろう。では、彼らはいったい何を食べて生きてきたのだろうか。その答は「木の葉や草、そして果物」である。

シルバーバックゴリラという動物をご存じだろうか（訳者注・背中の毛が灰色になったオスのマウンテンゴリラ）。このゴリラは生理学的には人間と似ているが、信じがたいほど腕力の強い動物である。

大きさは人間の三倍ほどだが、力は三〇倍近くもある。九〇キロの人間をフリスビーのように通りの向こう側まで放り投げることさえできるのだが、そんな彼らはいったい何を食べているのかご存じだろうか。答は、ここでも「果物や植物」なのだ。

（ゴリラに関する権威であるジョン・アスピナルとアドレイン・ダ・シュライヴァーは、イギリスで世界的に有名な動物保護区を経営しているが、両人とも、ゴリラは自然の住環境の中では貪欲な果食動物であり、彼らは周囲に果物がある限り、ほかの食べ物に手をつけるようなことはしない、と述べている）

この事実は、「スタミナをつけるためには肉を食べなければならない」という言葉が全く無意味なものであることを物語っている。

ここからしばらく、今までにインプットされたあらゆる情報、これまでに耳にしてきたさまざまな意味について、いったんすべて忘れていただきたい。忘れたうえで、あらためて次のことを考えてみてほしい。

第一に、ほぼ完全なタンパク質が含まれるという理由で仔牛肉を食べることについて、あなたはどんな感想を抱いているだろうか。そして第二に、そのタンパク質を作り上げるために、仔牛は何を食べていたかお分かりだろうか。

仔牛は肉を食べていたわけではない。仔牛が食べていたのは「穀類と草」である。これこそまさにおもしろい現象に違いない。どうしてそんなことで良質なタンパク質が作れるのだろうか。

私たちは、一方では肉の恩恵を示す科学的なデータを聞かされ、また一方で、それを鵜呑みにすることは難しいと感じる常識も持ち合わせている。まさにこれらの疑問こそ、肉食に関して最も誤解されている点なのだ。この問いに対する答がすでに分かっている人は、これこそタンパク質問題の最も皮肉な一面であることに気づいていることだろう。

すなわち、**私たちの体のタンパク質は、タンパク質を食べることによって体内で作られるのではないのである。**これはこの本の誤植でもなければ、あなたの読み違いでもない。**タンパク質はタンパク質を摂取して作られるのではなく、食べ物の中に含まれるアミノ酸から作られるのだ。**

タンパク質食品から製造されるタンパク質の量は、その食べ物の中のアミノ酸がどれだけよく利用されるかで決まる。したがって、私たちが食べる一切れの仔牛肉や豚肉・鶏肉が体の中のタンパク質になるという考えは、実にバカげている。動物タンパクは動物のタンパク質であって、人間のタンパク質ではない。タンパク質を理解したかったら、アミノ酸についてもう少し理解する必要がある。

体は、タンパク質を食べたときの状態のままで、利用・吸収することはできない。タンパク質はまず最初に消化され、その構成成分であるアミノ酸に分解されなければならない。分解されて初めて、必要なタンパク質を合成するために、これらのアミノ酸を使うことができるようになる。つまり、食べ物の中のタンパク質の根本的な価値は、タンパク質のアミノ酸成分の中にあるわけである。最も重要な成分はアミノ酸なのだ。

◉ライオンが肉食動物を襲わない本当の理由

栄養素となる原料のすべては植物界の中に存在している。動物たちは、タンパク質源（訳者注・アミノ酸）を植物界から流用する能力はあるが、それを作り上げるための力は持っていない。一方植物は、空気・土・水から、アミノ酸を製造することができるので、人間を含めた動物たちは、この植物のタンパク質源に頼っているのである。直接植物を食べたり、あるいは植物を食べた動物を食べることによってタンパク質源を補給しているのだ。

動物にとって植物から引き出すことができないアミノ酸はない。また、人間にとっても植物から引き出すことができないアミノ酸はない。強靭な動物たちは皆、植物を食べることによって摂取した豊富なアミノ酸から、タンパク質を製造しているのだ。

強靭な体を作るタンパク質を彼らが保持できているのは、そういう理由なのである。またこれは、非常時を除いて、ライオンなどの肉食動物が通常ほかの肉食動物を食べない理由でもある。**肉食動物は、植物を食べる動物を本能的に選んで食べているのだ。**

アミノ酸には二三にも及ぶ異なった種類があり、すべてが非常に重要なものだ。たまたま、このうちの一五種類は体内で合成することが可能だが、残りの八種類は私たちが摂取する植物から抽出して補給しなければならない。この八種類のアミノ酸のことを「必須アミノ酸」と呼んでいる。

果物、野菜、ナッツ類、種子類、またはモヤシ、アルファルファなどの発芽食品をいつも摂取していれば、体が求める分のタンパク質製造に必要なアミノ酸を、十分補給していることになる。それはちょうど、肉を食べなくてもやっていけるほかの哺乳動物たちと同じ現象といえる。

実をいうと、タンパク質不足になるように一所懸命努力しない限り、タンパク質不足などになることはないのだ。あなたの周辺にタンパク質不足の人がいるだろうか。私の周りには一人もいない。

八種類の「必須アミノ酸」を、すべて一回の食事の中で補給しなくてはいけないとか、少なくともその日のうちに取らなければならないという話は皆、全くの戯言《たわごと》なのだ。

これはおそらく本書の中で最も議論を呼ぶテーマであろう。毎食、八種類の「必須アミノ酸」を取る必要があるという考えが、何年もの間、栄養学の指針になっていたことは周知の事実である。しかし、真実はそのとおりではないのだ。そのことを裏づける強力な証拠がある。

ベストセラー『Diet for A Small Planet』（邦訳『小さな惑星の緑の食卓』一九八二年、講談社刊、品切れ中）は、人々に肉の摂取量を少なくすることを納得させる一方、アミノ酸の摂取量に関する記述で、過度の不安を招くような事態を起こしている。何百人もの人が、肉や乳製品の摂取量を減らしたことによってタンパク質不足になったのではないか、と心配して私のところへも相談に来た。彼らのそうした不安を和らげてあげた経験があったが、『小さな惑星の緑の食卓』では、複雑な方法を当てはめようとしているため、人々はタンパク質の取り方で困惑してしまったのである。

その本の理論は、毎食ごとにすべてのアミノ酸を要求しているため、人々はタンパク質不足になることを恐れ、あまりにも多くの凝縮食品を食べすぎてしまうのである。

後に、この本の著者、フランシス・ムア・ラッペは次のように述べている。「私は正確第一の見地から、極端に走りすぎてしまった。この本が科学界から非難を受けないように、医師や栄養士たちが皆気に入るよう配慮したため、タンパク質を組み合わせる記述では、人々を意識過剰にさせてしまった。ほとんどの人にとって、タンパク質の摂取量についてなど、さほど心配する必要はないことなのだ」

タンパク質の必要な成分（訳者注・アミノ酸）を取り入れるのに、人間はどうしてこのような複雑なことをしなければならない動物なのか、常識から考えても疑問に思わずにいられない。この「必須アミノ酸」のすべてを摂取するのに、異なった食べ物（訳者注・米と肉、米と魚、パンと肉、パンと魚、小麦と牛乳、小麦と卵など）を組み合わせる必要がある動物は、自然界には一つも存在しない。複雑な組み合わせで栄養素を摂取するのは、唯一人間だけが理由づけできる能力を持った動物であるため、私たち自身が食べ物の組み合わせを自ら複雑にしてしまったからだろうか。

何事にも言えることだが、非常に長い間信じられてきたという理由だけで、それが真実であるということにはならない。

例えば、ロバート・バーラーニは一九一四年、「内耳と体のバランス・メカニズムの働きに関する理論」を打ち立てて、ノーベル生理医学賞を受賞したが、一九八三年十二月、スペースシャトルの中で行なわれた実験で、彼の理論は間違っていることが証明された。バーラーニの理論は世界中の大学で教えられてきたにもかかわらず、一瞬にして排除される運命になってしまったのである。ほぼ四分の三世紀にわたって教えられてきたという事実があっても、これを真実にしておくわけにはいかないのだ。テキストは書き換えられなければならない。

タンパク質の問題に関して、私を援護してくれるような実話がある。耳鼻咽喉科で長期間実施され、七〇年間信じられてきた「内耳検査によって人のバランス感覚が簡単に測定できる」という事実が、たった一つの実験で無効にされてしまったということを覚えておいてほしい。

本書で述べてきた情報が、今日流布されているアミノ酸に関する理論とその摂取法についての説を、いずれ時代遅れのものにしてしまうことだろう。

◉「アミノ酸プール」の奇跡のメカニズム

先に述べた体内機能の無限の能力について思い出してほしい。適切な量のタンパク質を間違いなく製造していく方法を、体は十分に分かっているのだ。人体には、タンパク質のような重要なものについて、必要量を規則正しく、そしてきわめて巧みに製造するための驚くべきメカニズムが備わっているのである。それが、「アミノ酸プール」と呼ばれる貯蔵機能である。

体は食べ物を消化したものやタンパク質の老廃物をリサイクルしたものから、異なった種類のアミノ酸のすべてを集め、それを貯えている。それらのアミノ酸は血液やリンパ組織の中を循環していて、体がアミノ酸を必要とするとき、血液またはリンパ組織から引き出されるのだ。絶えず体内を循環し、いかなる場合でも対応して供給できる、というアミノ酸の貯えが「アミノ酸プール」なのだ。

それはちょうど二四時間営業の銀行のようなもので、肝臓や細胞は血液中のアミノ酸の濃度次第でアミノ酸を頻繁に貯えたり、あるいは引き出したりしているのだ。

肝臓は血液中のアミノ酸の数値が高いと、アミノ酸の吸収を行ない、必要になるまで貯えておく。血液中のアミノ酸の数値が低下すると、今度は貯えておいたアミノ酸を適宜血液の中へ戻してやる。

細胞もまた、アミノ酸の貯蔵能力を備えていて、血液中のアミノ酸の量が減少したり、別の細胞が特定のアミノ酸を必要としている場合には、自分たちの細胞の中に貯えられているアミノ酸を、血液中へ放出する。体細胞のほとんどが、自らの生命を支えていくのに必要な量以上のタンパク質を製造しているため、余ったタンパク質を再びアミノ酸に変え、「アミノ酸プール」の中に貯えている。

この「アミノ酸プール」は、なぜ毎食、完全なタンパク質を取る必要がないかを理解するうえで非常に重要なものである。ここを理解すると、煩わしいタンパク質神話から解放されることだろう。

「アミノ酸プール」の存在は決して新しい発見ではない。今日の食事に関する情報の多くは、時代遅れのデータに基づいたものである。この新しい知識は、一九二九年から一九五九年の間に行なわれた精製アミノ酸を使った古い研究に基づく理論を完全に覆してしまった。私たちは精製されたアミノ酸ではなく、普通の食べ物を食べているのである。私の研究や一九六〇年以降の多くの研究が、毎食時あるいは毎日でさえ、完全なタンパク質を摂取する必要がないことを証明してきている。

E・S・ナセットは『栄養学・食餌療法学論評（World Review of Nutrition and Dietetics）』に掲

載された研究論文でこう述べている。

「体は、バラエティーに富んだ食べ物が食事に含まれている限り、特定の食事の中に欠けているどんなアミノ酸も、体自身の貯えの中から作り出すことが可能である」

「アミノ酸プール」説を支える強力な証拠となっているのが、アーサー・C・ガイトンの著した一冊の書物である。アメリカでは彼の著書は大学における生理学の標準的なテキストとなっている。彼は一九六四年という早い時期に、著書『人体生理学（Physiology of The Body）』の中で、「アミノ酸プール」説と「タンパク質系の老廃物を再利用する体の能力」について述べている。

「アメリカ健康科学カレッジ」の学部長、T・C・フライはこの分野でのもう一人の権威だが、彼の「ライフ・サイエンス・システム・コース」では、アミノ酸プール説を教えている。この考え方は二〇年以上も前からあったものだが、今日やっと脚光を浴びるようになってきた。この考え方が長く疑問視されてきているのは、伝統的に教えられてきたものの理論や考え方にうまく当てはめることができないからだろう。

この考え方は科学的に証明されているばかりか、実行すれば誰にでも簡単に証明することができる。長期間あるいは一生を通じてこの方法で食べている人々に、タンパク質不足など存在しない。フンザの人々、エクアドルのビルカバンバの人々、アジアの人々、そして五億のヒンズー教徒たちは、西欧諸国の人々に比べると、ごく少量のタンパク質食品しか摂取していないのにもかかわらず、タンパク質不足にならないばかりか、当然のごとく肥満とも無縁なのだ。

体が外から取り入れなければならないアミノ酸は八種類あることは前に述べたが、果物と野菜ならどれにでも、その八種の「必須アミノ酸」のほとんどが含まれているのだ。例えば、ニンジン、バナナ、芽キャベツ、キャベツ、カリフラワー、トウモロコシ、キュウリ、ナス、ケール（キャベツ類）、オクラ、グリーンピース、ジャガイモ、スカッシュ（ペポカボチャ）、サツマイモ、トマト、すべてのナッツ類、ヒマワリの種やゴマ、ピーナッツをはじめとした豆類などは、八種類すべてのアミノ酸を完璧に含んでいる。

「植物中に含まれているアミノ酸の利用可能な量は、肉や魚などに含まれる量よりはるかに多いのだ」という事実に驚かれたかもしれない。こんなことを述べると、私が読者の方々をベジタリアンにしようとしているように思われるかもしれないが、それは私の意図するところではない。ただし、アルバート・アインシュタインは次のように述べている。

「ベジタリアンの生き方が、健康を保つうえでの良い効果を上げていることは間違いない。この生き方は多くの人々にとって最も役立つものである、というのが私の見解だ」

私も実はベジタリアンである。植物に近づくほうが動物に近寄ることよりはるかに容易なことだということに、私はかなり以前に気づいたのだ。しかし私は、ベジタリアンに関心のない人にベジタリアン主義を強要するつもりはない。肉や魚を食べてなおも健康を維持することは、できないことではない。肉を食べない代わりに、肉以外のものだったらなんでも食べていいと考えているベジタリアンを、私は何人か知っているが、彼らのほうが「道理をわきまえた肉食者たち」よりもよほど不健康である。

【訳者注】ベジタリアン（菜食主義者）について㈠（四五三ページ参照）

ベジタリアンは日本語で「菜食主義者」と訳されているため、彼らの食事は野菜と穀物しか食べない偏った栄養摂取法であるとして捉えられてしまっている。栄養の専門家諸氏からは「健康を損ねる」と批判されがちだが、この考え方が正しくないことは本書を読むと納得できるはずだ。ベジタリアンの食事の中身は果物、野菜、ナッツ、種子類、全穀物、豆類、イモ類、海藻類、発芽野菜にわたり、体に必要なすべての栄養を十分に補給できるものだ。

本来ベジタリアンの語源はベジタブル（野菜）ではなく、ラテン語の vegitus で、すなわち、「生命／活力に満ちあふれている」からきたもので、古代ローマ人にとってベジタリアンとは野菜を食べる人のことではなく、「精力的な人、心身ともに健全な人」を意味していた（二一五ページ参照）。

ベジタリアンにはアインシュタインのほか、仏陀、キリストをはじめとして、ピタゴラス、アルキメデス、ヒポクラテス、ソクラテス、プラトン、アリストテレスなど古代ギリシアの賢者たち、レオナルド・ダ・ヴィンチ、シェークスピア、トルストイ、シュバイツァー、マーク・トウェイン、バーナード・ショーなど世界有数の賢人が名前を連ねている。またスポーツの世界では、陸上競技のスーパースター、カール・ルイスやエドウィン・モーゼス、トライアスロンの不滅のチャンピオン、デイブ・スコット、元テニスの女王、マルチナ・ナブラチロワ、ボディービルダーの王者、アンドレア・カーリング、メジャーリーガーのマイク・ピアザなどをはじめとして、世界的名選手にはベジタリアンが多い。

◉人間の体は肉を食べるようにはできていない

果たして人間は、肉や魚を食べるように作られているのだろうか。

根本的な疑問はここにある。しかし、入手可能なすべての証拠は、次のように指摘している。「栄養学的・生理学的・心理学的見地から、人間が肉や魚を食べることを正当化するものは何もない」

この事実にもやはり驚愕したかもしれないが、その理由を次に説明しよう。

まず初めに、栄養面から肉や魚を検証してみよう。

すでに述べたように、食べ物が必要とされる条件で最も重要なことは、その燃料価値にある。燃料は体が使うためのエネルギーと直結しているからだ。しかし肉や魚はその肝心な燃料やエネルギーを与えてはくれないのだ。燃料は炭水化物から製造されるが、肉や魚には炭水化物が含まれていない、というのが本当のところだ。つまり、燃料価値がないのである。脂肪はエネルギーを与えてくれるかもしれないが、長くて効率の悪い消化のプロセスを経なければならないし、しかも体内の炭水化物の貯えが空になったときに限って燃料に転換されるにすぎない。

ここで、体内脂肪について少し知っておいてほしい。体内脂肪は食事から取った脂肪分からだけでできているのではない。炭水化物を取りすぎたときにも、余分の炭水化物が脂肪に変えられ、体内脂肪として貯えられる。したがって多量の脂肪を毎日の食事から摂取しなくても、体は脂肪を十分に貯えていて、普段からそれを利用しているのである。その機能は、貯えてある脂肪の出し入れが必要に応じてできる銀行のようなものである。つまり、利用できる脂肪にしても、結局は摂取する炭水化物次第ということになるのだ。

もう一つ、考えなければならないものに繊維質がある。健康管理のあらゆる点で、この食物繊維の重要性が強調されており、その効果は多岐にわたる。食物中の食物繊維は便秘や痔の予防に役立つが、肉や魚には食物繊維がほとんど含まれていない。

次に、肉や魚に含まれるアミノ酸の有効性について調べてみよう。

アミノ酸の組織体は、どれにも五一から二〇万個のアミノ酸が含まれている。肉や魚のタンパク質が摂取されると、アミノ酸の組織体は分解され、人間のタンパク質として再構築される必要があるのだ。アミノ酸にはすぐに壊れやすい性質があり、調理による熱は多量のアミノ酸を凝固させたり破壊させたりしてしまうため、熱を浴びたアミノ酸はほとんど役に立たなくなってしまう。

役に立たなくなったこれらのアミノ酸は有毒なものとして体内に残り、その分体重も増え、排泄のための余計な負担を体に強いることになる。その結果は、エネルギーの消耗となるわけである。

肉や魚に含まれるアミノ酸を活かすには、肉食動物や雑食動物たちがしているように、生のまま食べることだ。最近の寿司ブームで、アメリカでも魚を生で食べる習慣が普及しつつはあるが、一般的には必ずしもそうではない。そしてまた、寿司自体にも弊害があるのだ。

寿司は常に魚介類と米の組み合わせになっている。つまり、タンパク質と炭水化物というあまり好ましくない組み合わせの食べ物なのだ。さらに生の魚は、体内で寄生虫を増殖させる原因になることもあれば、工場廃液からの汚染物質の宝庫ともなっている。

肉や魚はまた、非常に多くの飽和脂肪も含んでいる。この脂肪はエネルギー源として用いられる種類のものではなく、心臓病を引き起こす脂肪分なのだ。

肉や魚のPRや肉食を支持する声は相変わらず盛んだが、以上述べてきたように、これらの動物性タンパクはたとえ役立つことはあったとしても、栄養的に見たらたいしたことはないのである。

ここで、生理学的な面から人間と肉食動物を比較検証してみよう。

・肉食動物の歯は長く、鋭く、そして先がとがっている。すべての歯がそうなっている。一方、私たち人間には、噛み砕いたりすりつぶしたりするための臼歯《きゅうし》が備わっている。

・肉食動物の顎《あご》は、上下運動しかできないが、これは歯の目的が裂いたり噛んだりするためだからである。一方、人間の顎は、歯で食物をすりつぶせるように横に動く。

・肉食動物の唾液は酸性で、動物タンパクの消化に適しており、デンプン類を消化するための酵素であるプチアリンを含んでいない。一方、人間の唾液はアルカリ性で、デンプンを消化するプチアリンを含んでいる。

・肉食動物の胃は丸い袋状をした単純なもので、非肉食動物の一〇倍もの塩酸を分泌するが、人間の胃は楕円形で構造もより複雑になっていて、さらにその周囲を十二指腸が巻きつくような仕組みになっている。

・肉食動物の腸はその胴体の長さの約三倍で、すぐに腐ってしまう食べ物のカスを早急に排泄できるように作られている。一方、人間の腸は胴体の一二倍もの長さがあり、すべての栄養を抽出するまで食べ物を溜めておくようにできている。

・肉食動物の肝臓は、非肉食動物の肝臓より一〇〜一五倍も多くの尿酸を排泄できるが、人間の肝臓は、少量の尿酸しか排泄する能力がない。尿酸は毒を有するきわめて危険な物質で、体内に大きな危害をもたらす可能性がある（肉や魚を摂取すると、どんなものからでも多量の尿酸が体内に放出されるが、肉食動物やほとんどの雑食動物と違って、人間は尿酸を分解する酵素であるユーリケースを持っていない）。

・肉食動物には毛穴がないので皮膚を通して発汗しない。人間には毛穴があり皮膚を通して発汗する。

・肉食動物の尿は酸性であり、人間の尿はアルカリ性である。

・肉食動物の舌はザラザラしているが、人間の舌はなめらかである。

・肉食動物の爪は動物の死体から内臓を引き裂くのにふさわしいような鉤《かぎ》形になっている。一方、人間の手は木から果物をもぎ取るのに申し分ないように作られている。

以上の事実から人間という動物は、肉や魚を食べるための、引き裂いたり、ちぎったり、はがしたりするための構造上の機能を一つも持っていない、ということがお分かりになっただろうか。

最後に、私たち人間が、心理的な見地からも、肉食を望んでいる動物でない証拠を示しておこう。

あなたは今、樹々が青々と生い茂った森の中を鳥たちの歌声を聞きながらのんびり散策していると想像してほしい。太陽が木々の間から射し込み、雨上がりのせいか、水滴が花や草の上でキラキラ輝き、何もかも新鮮で美しく感じられる。気持ちのいい大気を胸一杯に吸い込んだちょうどそのとき、シマリスがあなたの目の前を横切り走り抜けて行ったとしよう。その瞬間、あなたが本能的に感じたことは何だろうか。そのシマリスにいきなり襲いかかり、歯でひっとらえ、バラバラに裂き、血もはらわたも、皮も、骨も、肉も、すべて飲み込んでしまうことだろうか。それとも、毛でおおわれた小さな生き物を見て、「シーッ、あのかわいい小さなシマリス、見た?」と誰かに呟くことだろうか。

もし人々がステーキを食べたくなったとしても、わざわざ牧場に出かけ、無防備な仔牛を殴り殺し、死体を切り開き、血やはらわたをかき分け、やっとの思いで欲しい部分を手に入れるというような過程を経なければならないとしたら、この世にどれだけ多くのベジタリアンが増えることだろう。

子供は格好の実験台となる。囲いつきのベビーベッドに子供と一羽の兎とリンゴ一個を一緒に入れたとしよう。もし、その子供が兎を食べ、リンゴで遊ぶような事態が生じたら、あなたに新車を一台さしあげよう。

こういった事実があるにもかかわらず、では、なぜ人々は肉や魚を食べるのだろうか。明快な理由が二点ある。

一点は習慣と条件づけである。例えば「爪先を切り株にぶつけることのないようにするには、足の先を切断してしまえばいい」という考え方を人々に納得させるため、何百ドル、何千ドルものお金が定期的に使われ、繰り返しその考え方が正当化され続けたとしたら、おそらくそういった残虐な考え方でさえ、それを認めてしまう人が中には出てくるかもしれない。肉食をすすめる宣伝や記事も、それと全く同じである。

そしてもう一点は、たまたま肉が好きな人も一部にいるのだという、ただそれだけの理由である。ただ単に好きだから食べている分にはまだしも、「健康のために肉を食べるのだ」と人々がそう納得したうえで肉を食べているとしたら、これは由々しき問題である。なぜなら、肉食が健康に与える影響はただ一つ、健康を衰えさせることしかないからだ。肉や魚を消化するには莫大な量のエネルギーが必要となり、ひいてはそれが減量作業を大変な仕事にしてしまうという悪影響を及ぼすのだ。

◉それでも肉を食べたい人へ

もしあなたがまだどうしても肉を食べ続けたいのなら、その悪影響を最小限に抑えるための三つの助言を提供しよう。

(1)上等な肉を扱っている店を探すこと

食肉用の動物に与えられる化学物質はきわめて危険である。その中には、ペニシリン、テトラサイクリン（抗生物質の一種）、セシウム一三七（放射性物質）で汚染された下水泥の塊、放射性核廃棄物、動物を太らせるために使った薬品、そのほか動物を食肉として売るために用いた多量の化学物質や抗生物質などが含まれている。そのうえ、腐敗による悪臭を減らし、死んだ肉特有の灰色を赤い色に変えるため、これらの食肉は必ず硫酸ナトリウムの中に浸されるのである。肉の中には化学処理されるものもあることはいうまでもない。セメントの粉塵さえ牛に食べさせているのだ。

『栄養と健康（Nutrition Health）』（一九八一年）は、中西部の家畜業者の中には、雄の仔牛たちを太らせて売るために、何百ポンドものセメントの粉塵を食べさせている者がいることを報告している。この事実を知った消費者グループは、これを停止するようFDA(Food and Drug Administration＝米国食品医薬品局）に訴えたが、調査後FDAが出した声明は「セメントの粉塵を多少摂取しても、人間にとって有害であるという兆候は何も見られないため、何らかの害が証明されるまではこの方法を続けてもかまわない」というものだった。

人間がセメントの粉塵を摂取しながら、太ろうとしているところなど想像できるだろうか。こういった状況とは対照的に、化学物質を決して使用せず自然の中で放し飼いにしながら牛や鶏を育てているところもある。このような肉の供給先を探すことだ。一度やってみるだけの価値はある。もし行きつけの肉屋になければ、置くように頼んでみることだ。

(2)肉や魚は一日二回以上食べないようにすること

肉や魚を一日二回以上食べると、消化のために莫大なエネルギーが必要とされるため、排泄作業や体にとって重要なそのほかの機能のために、十分なエネルギーを残しておくことができなくなってしまう。三一八ページの「〈エネルギーの階段〉を降りていくような食生活」に従って、肉や魚を含む食事は一日の終わりのほうで取ることだ。そして、一度肉や魚を食べたら、その後の数日は肉や魚を全く食べないようにするにこしたことはない。肉や魚を食べなくても心配には及ばない。翌朝、ちゃんと目が覚める。おそらく前日よりもむしろ元気よく起きられることだろう。

(3) 正しく組み合わせて食べること

正しく組み合わされていないものを食べる機会も、時にはあるだろうが、肉や魚を食べるときは悪い組み合わせで食べないよう特に気をつけることだ。肉や魚は正しく組み合わせて食べたとしても、体にとってかなりの負担となる。なるべく消化の過程を複雑にさせないほうがいい。

読者の中には運動選手もいて、「僕は活発に動いているから、タンパク質がもっと必要だ」と声に出したい人もいるかもしれない。一九七八年度版の『米国医師会ジャーナル（The Journal of the American Medical Association）』誌に、次のような興味深い記事が出ている。

「すべての点でバランスの取れた食事をしている運動選手が、さらにタンパク質の補助食品を取ったとしても、ボディービル用プログラムには役立たない。タンパク質は体力を増強してくれないどころか、たいてい、余分なタンパク質の消化と吸収のために、多くのエネルギーを使ってしまう。そのうえ、運動選手が過剰にタンパク質を取ると、脱水症状、食欲減退、下痢などを起こすことがある」

通常よりも運動量が増えると予測されるときは、さらに多量の燃料を確保するため炭水化物の摂取量を増やすことが必要だが、増やすのは炭水化物だけでいい。タンパク質は燃料効率の点からいって体に大きな負担をかけ、筋肉運動を効果的にすばやく援助することはないのだ。タンパク質はエネルギーを作るどころか、使ってしまうのである。もっぱら肉だけを食べているライオンは一日に二〇時間も眠るが、一方、植物性食品しか食べないオランウータンの一日の睡眠時間は六時間にすぎない。

また、一九六一年版の『米国医師会ジャーナル』誌には「心臓病の九〇%から九七%はベジタリアンの食事によって予防することができる」と記されている。これは統計が実証している数値である。

◉「ビタミンB12」不足の真相

最後にビタミンB12について述べざるを得ないだろう。なぜなら「肉や魚を食べなかったら、おそらく、ビタミンB12不足を起こすだろう」などという実にバカげた話がまかり通っているからだ。

私たちが食べている肉の源である動物たちは、ビタミンB12をどこから取っているのかを考えてみるといい。ビタミンB12は非常に少量ながら植物の中にも含まれているが、体がビタミンB12を常に確保していられるのは、十分な量のビタミンB12を体内で製造しているからである。

胃は内（性）因子（訳者注・ビタミンB12の吸収に必要な糖タンパク質）と呼ばれる物質を分泌し、それが私たちの腸内細菌群によって作られるビタミンB12を輸送してくれるのだ。「ビタミンB12問題」

はタンパク質神話の重要部分である。

では、私たちに肉や牛乳を供給してくれる牛たちは、いったいどこからビタミンB12を取っているのだろうか。牛たちは肉や魚など一切食べたりしていないではないか。

私たちが毎日の生活で実際に必要としているビタミンB12の量は、ごく少量でよく、一ミリグラムあれば二年以上もつ。健康な人は、通常五年分ぐらいのビタミンB12を体内に貯えている。

ところが厄介なことに、胃の中が腐っていると内因子の分泌が妨げられ、その結果、ビタミンB12の腸粘膜細胞への輸送と吸収も妨げられてしまうのだ。そのため、肉や魚を食べる人はベジタリアンよりも、ビタミンB12不足を起こす傾向が強くなるのである。

このことはすでに知られており、かなり以前の『一九五九年度アメリカ合衆国農務省年鑑』の中の「ビタミンB複合体」と題されたレポートで、部分的に論じられている。つまりここには、普段PRされている「肉食讃歌」とは全く反対のことが述べられているのである。


【訳者注】ベジタリアンの「ビタミンB12不足」について

『Fit for Life』刊行時の一九八五年には全く知られていなかったことであるが、最近ベジタリアンの人のなかに、ビタミンB12不足の傾向にある人が増えてきていることが明らかになってきた。

『50代からの超健康革命』にも記したが、このビタミンは通常腸内細菌によって作られるため、動物性食品を一切取らなくても不足するようなことはほとんどない。ただし、徹底的な潔癖症、加熱したものが多い食習慣、腸内環境汚染、薬の使用、ミネラル不足、またビタミンB12の吸収に必要な内因子の分泌が不十分などの場合、ビタミンB12不足になることがある。

そのため今日のベジタリアン栄養学のエキスパートたちは、このビタミンB12だけは、サプリメントまたは強化食品などで補うことをすすめている。サプリメントは一日三〇〇マイクログラム（妊婦や授乳中の女性は五〇〇マイクログラム）、あるいは二〇〇〇マイクログラムのものを週一度程度利用するとよい。

卵についても、「タンパク質源として肉や魚より優れているのではないか」と思っている人がいるかもしれない。たとえ良質であったとしても、そもそも高タンパク質は、私たちが求めるべきものではない。必要なタンパク質を製造するため、私たちが摂取しなければならないものは、良質のタンパク質でなく良質のアミノ酸なのである。

卵に含まれるアミノ酸は生で食べない限り使えない。卵を調理のために熱すると、アミノ酸は凝固され、使えなくなってしまう。また、雌鶏の体内の寄生虫を殺し、卵の生産を活気づけるために、餌《えさ》の中に砒素《ひそ》を入れるなどの最悪の環境で生み落とされた卵もある。そうした卵を摂取した人は、たとえ生で食べたとしても、その猛烈な毒素をたとえ微量とはいえ体内に取り込むことになるのだ。

さらに卵は、非常に多量の硫黄分を含んでいるため、摂取すれば肝臓や腎臓を酷使することになる。卵にはいやな臭いが伴うが、人間の体というものは、悪臭を放つものは何ひとつ必要としていない。

夏の暑い日に自宅の車庫前で卵を一つ落とし、およそ八時間放置した後、その悪臭をひと息嗅いでみたらいい。この現象と三七度の体内に八時間卵を置いておくことでは何の相違もないのだ。卵を食べたあとに出す便が、確実にそれを証明している。尾籠な話になってしまったが、事実は事実である、と認めなければならないだろう。

「人間の活動には莫大な量のタンパク質が必要とされる」という考えは、「栄養学と生命の統計に関する国際研究協会」から猛攻撃を受けた。同会は四〇〇人に及ぶ医師・生化学者・栄養士・自然科学者によって構成されているが、一九八〇年、ロサンゼルスで行なわれたその学会の報告書には、次のように記されている。

「我々が古くから用いているタンパク質所要量が記載された表は、再検討される必要がある。肉・魚・卵は基本的な食事を補うものだが、これらの食品を毎日摂取する必要はない」

この組織は今日「文明と環境に関する国際研究協会」と改称されているが、このグループが当時、右のような声明を出すために、どれほどの説得力ある証拠が必要とされたか、お分かりだろうか。

以前、カニバリズム（人食いの風習）の詳細な研究を行なっていたノルウェーの科学者、カール・ラムホルツ博士は、次のように指摘している。

かつてオーストラリアにいた先住民のある部族では、白色人種の人肉は食べようとしなかった。なぜなら、白色人種の人肉は塩辛くて吐き気を起こしたからだそうだ。アジア人やほかの先住民族たちの人肉は、彼らの食べ物が主に野菜であったため、白人よりは食用に向くと思われていたそうだ。

生命を維持し、生命に活力を与えるため、毎日の食事は活力に満ちた食べ物をより多く摂取することが肝心である。ちなみに、「ベジタブル（野菜）」という言葉は、ラテン語の「ベジタス」という言葉に由来したもので、「活力に満ち、元気横溢」という意味である。

タンパク質の問題を、減量とエネルギーとの関連という形で述べてきたが、同様の分野でもう一点どうしても伝えておきたい重要な項目がある。その内容は次章に譲るが、この章にまさる衝撃が再びあなたを襲うことだろう。

【訳者注】米と魚の組み合わせについて

寿司は魚介類と米からできており、タンパク質と炭水化物の組み合わせなので、「フィット・フォー・ライフ」の原則からすれば、スリムで輝かしい健康をめざしている人にとっては、感心できる食べ物とは言えない。

「日本人は先祖代々、その組み合わせで食べてきた。だからアメリカ人に比べ、日本人のほうが肥満が少ないし、健康体で寿命も長いのだ」と主張する読者もいることだろう。アメリカ人に肥満が多い理由は、第一に脂肪の摂取量が日本人よりはるかに多いからである。その意味で、肉より魚の摂取量のほうがやや多い日本人のほうが、脂肪の摂取量が少ないことは明らかだろう（アメリカ人の平均脂肪摂取量は、全カロリーの三七％。日本人の場合は二五％）。
この章では肉食中心の食事をするアメリカ人の食生活に焦点を当てているため、主要タンパク質食品として肉が挙げられているが、魚も肉と同様に高タンパク・高コレステロール食品であり、ファイトケミカル（植物に含まれる有効化学物質）や食物繊維など、生活習慣病や老化予防に不可欠な要素は全く含まれていない食品である、ということを忘れてはならない。

いくら日本人がアメリカ建国以来の歴史よりもずっと長い間、この組み合わせで食べてきたといってみても、およそ六〇〇万年にも及ぶ人類の歴史から見れば、米と魚の食文化など、わずかその一〇〇〇分の一にも満たないのだ。人類は長い間ずっと、果物といくらかの植物を食べながら進化してきた。穀物の栽培が始まってからの歴史はわずか一万年にしかならないのである。

日本で米を栽培するようになったのは、わずか六〇〇〇年ほど前のことといわれている。そして、日本人の誰もが魚を米と合わせ常食するようになったのは、近代に入ってからである。

私たちの両親や祖母の時代には、寿司を食べるのは特別な日の特別な出来事だった。その後の日本における食文化は驚くほど多様化し豊かになり、今やいつどこででも気軽に寿司が食べられる時代になった。まさに飽食社会といえる現在の日本の状況だが、しかしどんな組み合わせで食べても体に負担をかけないし、どんな食べ物も同時に摂取できるよう消化構造も変化しているはずだ、などと思っていたら大間違いである。

私たちは、習慣的に米と魚を組み合わせて食べているが、消化器官が大きな犠牲を払っていることに気づいていないだけのことなのだ。

日本人が最も多く服用する薬はアメリカ人同様、胃腸薬であり、その消費量は世界一だといわれている。食べ物を正しく組み合わせて食べる人が一人でも多くなれば、胃腸薬の消費量も大幅に減少することは間違いない。

ところで、非常に多くの人が魚はヘルシー食品だと信じているが、それは肉よりヘルシーだということにすぎない。確かに魚は肉より低脂肪で、しかもオメガ3系や6系のヘルシーな不飽和脂肪酸を多く含み、肉に多く含まれる不健康な飽和脂肪酸は少ない。特に青魚はEPAやDHAなど、肉には全く含まれないオメガ3脂肪酸が豊富に含まれている。この点では肉より魚を選ぶほうがずっとヘルシーな選択だ。

しかし、魚は食物連鎖の頂点にあり、大量の水銀や環境汚染物質（PCB、DDT、ダイオキシンなど）を含んでいるため、決してヘルシー食品とはいえない。胎児から大人まで、魚は食べれば食べるほど、心臓病・脳神経障害・ガンなどの深刻な病気や免疫機能の低下のリスクが高くなることを、最近多数の研究が明らかにしている（注1）。

（注1）「New England Journal of Medicine」（1995，333：957）

「Thrombosis and Vascular Biology」（2005, 25 : 228）

「Circulation」（2005, 91 : 645）

今日日本のメディアは、「魚はEPAやDHAを多く含むため、血栓の形成を防ぎ、心臓病や脳梗塞を予防するのに役立つ」と盛んに報じているが、実は魚に含まれる水銀は強烈な酸化物質（フリーラジカル形成促進剤）で、動脈にダメージを与え、血栓を形成し、心臓発作のリスクを高めてしまう。そのリスクはオメガ3脂肪酸の心血管疾患に対する予防効果を帳消しにしてさらにあまりあるほどだということは、まだ日本では知らされていない。

魚を最も多く食べる人は、心臓発作のリスクが二倍に、心臓発作で死亡するリスクが二倍以上に、また体内の水銀レベルが最も高い人は最低の人に比べ心臓発作のリスクが二倍以上にもなる、といった研究結果も公表されている（注2）。

（注2）「New England Journal of Medicine」（2002, 347 : 1735〜1736/1747〜1760）

水銀は胎児や子供の脳神経の発育形成に致命的なダメージを与えるため、アメリカでは毎年三〇万人の子供たちが知的障害、学習障害、運動技能の障害などに直面しているが、日本の新聞は「音を聞いたときの反応が一〇〇〇分の一秒のレベルで遅れる可能性がある」といった程度にやんわりとしか伝えていない。

しかし、脳神経の発育異常の実態はもっとずっと深刻なため、日本では「妊婦は八〇グラムのものを週二回まで」としている魚（メカジキ、サメ、アマダイ、ヨコシマサワラなど）

に対して、ＥＰＡ（米国環境保護局）やＦＤＡ（米国食品医薬品局）は、妊婦や授乳中の女性・子供および妊娠が予測されている女性は、これらの魚を食べないよう指導しているほどだ。マグロをはじめ、ほかの魚についても、週一回（六オンス／約五六・七グラム）以下の摂取量にとどめるよう警告している（注3）。

（注3）「Environmental Health Perspective」（2004，112：564）

なお魚に豊富に含まれるＥＰＡやＤＨＡはオメガ3系の脂肪酸で、血液の凝固を防ぐことによって、心血管や脳血管疾患を予防するのに役立つことは周知のとおりだが、これらはオメガ3系のαリノレン酸（フラックスシード、クルミ、緑葉野菜に多く含まれる脂肪酸）から体内で合成できるため、必須脂肪酸ではない。

ただし飽和脂肪、オメガ6系の脂肪（植物油）、トランス脂肪（マーガリンやショートニング。主にフライドポテトやポテトチップス、揚げ物、市販のお菓子類に含まれる）の摂取量が多すぎ、αリノレン酸の摂取量が少なすぎる人は、ＤＨＡへの転換が十分に行なわれないことが多いことや、先天的にＤＨＡへの転換酵素が不十分な人もあるので、アメリカのベジタリアン栄養学のエキスパートたちは、最近ＤＨＡのサプリメントを摂取することをすすめている。特に妊婦や子供はこの点注意が必要だ。体にＤＨＡが不足しているかどうかは血液検査で分かる。

最良のオメガ3脂肪酸源は、魚よりもフラックスシードやクルミ、緑葉野菜などである。

なお、フラックスシードについては『50代からの超健康革命』に詳しく記している。

第11章 牛乳は健康食品などではない

◉「牛乳神話」の正体

乳製品の摂取をすすめるかどうかは、肉食の習慣同様、議論を呼ぶことだろう。

この章で私は再び、あなたが「正しい」と信じて疑わないもう一つの「思い込み」を、木っ端微塵に打ち砕いてしまうかもしれない。

次の結論は、私が一五年間かけて研究した末に、導き出したものである。

「肉や魚と同様、**乳製品の摂取を奨励すればするほど健康的な減量プランを妨げることになる**」

これを読んで、これだけはとても賛成できるものではない、と思っている人もいることだろう。

また、読者の中にはおそらく過去に「肉と乳製品だけの食事」を通して、やせた経験がある人もいるのではないだろうか。実は私もその一人である。かつて一か月間というもの、完全に「卵と肉とチーズだけの食事」をしていたことがあった。それで九キロ減量できたのだが、その一か月間というものは常に気分が冴えず、一か月後「普通の食事」に戻したら、またたくうちに九キロ太って、元の体型に戻ってしまった。

いったん減量できたのは、国が定めた完全食品なるグループのうち一種か二種を毎日食事から除いていれば、それだけで十分体重が減らせるからだ。しかし、私が食べていたものは、水分を全く含んでいなかったため、気分がすぐれず、常にだるく感じ、口臭はといえば、事故の起こった下水処理工場のように臭かったのだ。当然のことながら、「卵と肉とチーズだけの食生活」でこのまま残りの人生を過ごそうという考えなど、全く起こらなかった。

アメリカでは、世界中のどの国よりも多くの乳製品が消費されている。一九八二年九月の『カリフォルニア食糧品ジャーナル（Grocers Journal of California）』誌は、「乳製品は主要食品の中で、最も多量に消費されており、どんな形にしろ牛乳を飲まないというアメリカ人は、わずか六％にすぎない」と報じている。

乳製品がそれほどの優良食品であり、アメリカ人がどの国よりも、多量の乳製品を摂取しているのだったら、私たちアメリカ人の健康状態は、当然世界で最も高いレベルにありそうなものだ。

ところが実態は、それどころではなく、一九八一年四月の『ロサンゼルス・タイムズ』紙が報じた「健康に関する大統領諮問機関のための計画推進委員会」のリチャード・O・キーラー理事の話によれば、「アメリカの労働者たちは退行性疾患で世界をリードしている」というのである。

タンパク質と同様、乳製品の摂取と心臓病・ガン・関節炎・偏頭痛・アレルギー・耳の炎症・風邪・花粉症・喘息《ぜんそく》、呼吸器系疾患など多くの病気との関連性について驚くべき量の情報があるが、ここでは「乳製品が減量とエネルギーに与える影響」についての範囲内でのみ、話を進めていくことにしよう。

読者の方が「それは間違いない」と納得することをまず取り上げてみよう。それは、**牛乳はアメリカでは最も政治と結びついている食品**だということである。

『ロサンゼルス・タイムズ』紙によると、乳製品業界は年間に約三〇億ドルも政府から助成金を受けているという（つまりそれは、納税者が支払っているということにほかならないのだが）。

政府が何億ドルも支払って買い上げる製品は、一時間単位にすると三四万二〇〇〇ドルにもなる。これらの乳製品は倉庫に眠ったまま、全く食べられなくなってしまうものもあり、決して食卓に届かないであろう余剰乳製品の倉庫代だけでも、年間四七〇〇万ドルにも達するのだ。

乳製品がかつて喧伝されてきたような完全食品ではないことが明らかになってくるにつれ、その需要はかなり減少してきている。しかしそうはいっても、製造はなおも続けられているのだ。私たちは、「牛乳をはじめとする乳製品は健康にいい」という多くの声は営利のために作られたものであり、宣伝によって広められた情報であることを知っておかねばならない。

一九八四年三月、『ロサンゼルス・タイムズ』紙は次のように報じた。

「米国農務省は、牛乳を飲むことの促進と何十億ドルもの余剰金を減らすため、一億四〇〇〇万ドルをかけて、牛乳宣伝キャンペーンの実施を決定した」

この宣伝キャンペーンの本当の目的は、余剰金を減らすこと以上に、「牛乳は健康のための優良食品であるからどんどん飲もう」と人々を説得することにあったのだ。

乳製品の摂取に関する賛否を議論することは、いたずらに時を費やすだけだろう。あなたがそれを判定するには、ここで再び、「自分自身の常識」を信頼することだ。

【訳者注】牛乳についての補足

原書の刊行（一九八五年）後も、多くの「牛乳摂取と健康に関する研究」が、「牛乳は健康食品とはいえない」ことを証明し続けている。

牛乳は小児糖尿病、アトピー性皮膚炎や花粉症、喘息などのアレルギー、耳の炎症、自己免疫症候群、貧血、肥満、消化障害、心臓病、乳ガン、卵巣ガン、前立腺ガン、ニキビ、関節炎、偏頭痛などの最大の原因となっていることが多くの事例から明かされている。

『スポック博士の育児書』の最新版（第七版。一九九八年、米国刊。日本では未訳）で、スポック博士は子供たちに牛乳を与えないほうがいいことをはっきりと述べている。「牛乳神話」を信じていた人たちにとってはショックが大きいかもしれないが、同意見の医師は非常に多く、元ジョンズ・ホプキンズ大学医学部小児科部長フランク・オスキー医学博士は『Don't Drink Your Milk』（邦訳『牛乳には危険がいっぱい？』二〇〇三年、東洋経済新報社刊）というタイトルの本まで出版している。高名な小児科医で作家のロバート・メンデルソン医学博士もその著書『医師の忠告に反して健康な子供を育てる方法（How to Raise a Healthy Child in Spite of Your Doctor）』（二九三ページ参照）で、子供に牛乳を飲ませないことをすすめている。

これらの発言は動物愛護協会が行なっている行きすぎた運動ではない。そればかりか一般庶民が読む地方新聞でも、牛乳が健康に貢献しないばかりか、特に多くの子供たちにとって病気の原因になっていることまで報道している。

骨粗鬆症《こつそしょうしょう》との関連についても、「牛乳は最も優れたカルシウム源で骨粗鬆症の予防に欠かせない」というのは、まさに「作られた神話」であることが近年の数多くの研究が証明している（二三九ページ参照）。

牛乳の摂取量の少ない国々はどこも、骨粗鬆症の発症率が低い。例えば、シンガポールのカルシウム摂取量は平均的アメリカ人の約三分の一（一日三八九ミリグラム）であるにもかかわらず、彼らの骨折率は最も多くカルシウムを取っているアメリカ人の五分の一でしかない。彼らのカルシウム源は緑葉野菜やゴマである。

ハーバード大学の公衆衛生学部の教授ウォルター・ウィレット医学博士がおよそ八万人の女性を対象に一八年にわたり実施してきている研究では、牛乳を飲んでも骨粗鬆症を予防する効果がないことを証明している。

牛乳業界の猛烈な宣伝とは裏腹に、牛乳や乳製品は子供や青少年の骨の健康状態改善には役立っていない。「責任ある医療を推進する医師会」（注1）の栄養科学者や医師らは、最近乳製品が子供や青少年の骨の健康状態に与える影響に関して一九六六年以降行なわれてきた五八件の研究を再検討した結果、子供たちの骨の健康状態を強化するのに最も役立つことは牛乳や乳製品の摂取ではなく、エクササイズや日光に当たることであることを雑誌「小児科学」で明らかにしている（注2）。

（注1）「Physicians Commitee for Responsible Medicine (PCRM)」。ワシントンに本部を置き、医学・栄養科学の分野で活躍する世界的にも有名な医師およそ六〇〇〇人、および各界で活躍する知識人およそ九万四〇〇〇人で構成される団体。

（注2）「Pediatrics」(2005, 115(3) : 736〜743)

骨の健康は牛乳に頼らなければならない、と長年信じられてきた「神話」を修正するのに役立つこの研究は、CNNやCBS、NBC、CBCなどのテレビ局はもちろんのこと、共同通信やロイター、ワシントン・ポストをはじめ、多くの放送局や新聞社が報じている。

「虚弱な骨の原因はカルシウムの摂取不足にあるのではなく、体からカルシウムを失わせるような食習慣やライフスタイルにある」という事実を牛乳業界は覆い隠し、庶民を誤って導くような宣伝をしているとして、同医師会はここ一〇年にわたりワシントンの連邦取引委員会に抗議を申し立てている。

骨からカルシウムを失わせる最大要因は、動物性タンパク、次いでナトリウム（食塩）、カフェイン、リン（加工食品に多く含有）、タバコである。これらの物質は体内にきわめて強烈な酸を形成するので、体は体液のｐＨ《ペーハー》バランスを弱アルカリ性に保つため骨や歯に貯えられているカルシウム（アルカリ成分）を引き出してきて中和しようとするのだ（二四一ページ参照）。

事実は、塩分の多い食事を取れば取るほど、あるいはまたちりめんじゃこや小魚を骨ごと食べてカルシウムを補おうとすればするほど、カルシウムは失われていくのである。なぜなら、小魚には非常に多くのナトリウムが含まれているうえ、加熱調理した魚の骨のカルシウムはイオンオーガニック・ミネラル（有機組織に欠ける無機のミネラル）に変わってしまっているため、体は利用することができないからだ。そのことに日本人は、早く気づいてほしい。

米国政府の「ダイエタリー・ガイドライン（食事指針）二〇〇五年度改訂版」も、牛乳・乳製品・肉・魚・卵といった動物性食品を取らなくても、必要な栄養は十分に取れることを認めている。現にアメリカでは牛乳離れの現象が起こっていて、一九四五年と比べると、国民一人当たりの牛乳摂取量は実に四九％も減少している。牛乳は健康食品という「牛乳神話」は、もはや古い栄養学となりつつあるようだ。

牛乳はカルシウムが豊富であると同時にタンパク質も豊富であり、第10章に記されているように、**カルシウムの補給のために飲めば飲むだけエネルギーが失われていく**のだ。

日本人を含めアジア人の約八割以上が乳糖不耐症で、牛乳に含まれる糖を分解する酵素を持っていない。牛乳を飲むとお腹が張ったり、ゴロゴロ鳴ったり、下痢をしたりするのは、そのせいである。すなわち牛乳は体にとってふさわしい飲み物ではないことを、体自身がきちんと信号を発して教えてくれているのである。

◉「牛でさえ大きくなれば牛乳を飲まない」という事実

ここであなたの常識を試す質問をしてみよう。あなたの常識を用いて考えてみてほしい。

「牛は牛乳を飲まない。ではなぜ、人間は牛乳を飲むのだろうか」

人間はいったい、牛の乳を飲んでどうなりたいというのだろう。もし大人に成長した牛が牛乳をさし出されたら、匂いを嗅いでこう言うことだろう。

「いや、悪いけどいらないよ。草のほうをいただきたいのでね」

ちょっと考えてみれば、牛の発言はもっともなことだとお分かりだろう。ひょっとして私たちの創造主は、人間を牛の乳を飲む唯一の哺乳動物として創造したのではないだろうか。

多分あなたは、こう反論することだろう。

「仔牛は牛のお乳を飲んでいるじゃないか」

おっしゃるとおりである。この事実は、言い換えれば次のような結論に導かれる。

「牛乳は一つの目的を果たすだけのために作られている」

つまり、**牛乳は牛の子供に授乳を行なうという唯一の目的のために存在するのである。** 哺乳動物はひとたび離乳した後、お乳を飲んだり欲しがったりすることは決してない（もちろん、飼い慣らされている動物は別である）。

生命の初期段階で、母親の乳を飲むことはすべての哺乳類が必ず行なう習慣である。彼らはその後、離乳させられ、ほかの食べ物で栄養補給を行なうようになり、残りの生涯を過ごすのである。自然は、私たちが幼い時期に乳離れするように命じているのだ。

それにもかかわらず人間たちは、母親が授乳を行なった後は、雌牛が人間の代わりを引き受けるべきだと教えていることになる。換言すると、次のようになる。

「この地球上に、決して乳離れしない唯一の哺乳動物が存在している。その動物とは人間のことである」

なぜだろうか。牛乳に関する広告宣伝などのように、あまりにも事実と矛盾した情報がありすぎるため、この問題を客観的に捉えることは非常に難しい。しかし、あなたの論理性と常識を通して考えてみたとき、「人間は決して離乳すべきではない」という考えに対し、いささか反感を覚えないだろうか。

シマウマがキリンの乳を飲んでいるのを見たことがあるだろうか。ありはしないだろう。それでは、犬が馬の乳をもらって飲んでいるところはどうだろう。それもまずないはずだ。では、人間が牛の乳（牛乳）をもらって飲んでいるところは見たことがあるだろうか。

三つの例えが皆途方もないという点では、どれも同等のレベルなのである。だが、牛の乳を人間が飲んでいるところは誰もが見たことがあるはずなのだ。なぜなら、牛乳を飲んだり、何かほかの乳製品を食べるという行動は、その行動自体、人間が牛の乳を飲んでいるのと何ら変わらないことだからだ。誰かが牛の乳を搾り、きれいなコップに入れて持ってきたものを飲んだとすれば、人を介しているとはいえ牛から乳をもらっていることに変わりはしない。現実の光景として、誰かがコップに入った牛乳を飲んでいるのを見ていたとしても、奇異には感じないだろう。しかし、もしあなたがどこか田舎の道をドライブしていてたまたま牧草地を見渡したとき、立派な服を着た紳士や淑女がかがみ込みながら雌牛の乳を吸っているのを目撃したら、どんなふうに感じるだろうか。あなたは牛の糞をよけながら雌牛のところへまっすぐ進んで行き、牛の乳房からそのまま乳を飲むようなことをするだろうか。もちろん、そんなことをするはずはあるまい。しかしあなた方は現に、誰か（業者《メーカー》）に乳を取って来させたものを、コップに入れて飲んでいるではないか。

冗談のつもりで述べたのだが、私たちがしていることがいかに滑稽なことか、お分かりいただけただろうか。もし牛乳が供給されなくなれば、人々の常識・本能・道理から判断して、自ら積極的に牛乳を飲むなどということは、おそらくなくなることだろう。

［訳者注］牛乳に関する広告宣伝などについて

私たちの食べるものを決定するのは私たちの体の生理機能や構造であるべきだが、残念なことにきわめて文明が進んだいまの資本主義社会では、食品メーカーやマスメディアが私たちの食べるものを決定し、消費者である私たちを教育しようとしている。牛乳は肉・魚・卵と並んでその典型的なものである。

乳製品メーカーや牛乳消費を促進させるための組織団体などが販売促進のために膨大な金額を宣伝費に注ぎ込んでいる点では、日米に何ら違いはない。いずれの場合も有名なスポーツ選手や芸能人を利用し「丈夫でたくましい体を作り、健康な骨を維持するために」と消費者に訴えている。この手の宣伝は誰にとってもお馴染みのはずだ。

清涼飲料や豆乳の攻勢にも押され、有名人を使った牛乳キャンペーンではもはや消費者の牛乳離れをくいとめることができなくなったアメリカの牛乳業界は、最近「牛乳や乳製品はダイエットに効果がある」という無責任な宣伝も始めた。

しかし「責任ある医療を推進する医師会」は、一九八九年以降行なわれてきた乳製品と体重の関係に関する三五の研究を検証した結果、減量効果を裏づける証拠は不十分であるばかりか、牛乳は体重を増やしてしまうことも明らかになったため、このような宣伝は消費者を欺くものだとして、中止するよう大手乳製品業界や酪農組合を相手に訴訟を起こしている。

さらに最近ハーバード大学が行なった牛乳と肥満に関する最も大規模な研究も、子供たちが牛乳を飲めば飲むほど肥満になっていくことを証明している（注）。

（注）「Archives of pediatrics and Adolescent Medicine」（2005, 1599 : 543〜550）

しかしアメリカでは相変わらず、「全国酪農評議会」という団体が政府の許可を得て、アメリカ最大といってもいいほど影響力のある「栄養教育」を行なっている。教育機関として高く評価されているこの組織は、ぬり絵や指人形、パズル、トランプといった遊びの要素を取り入れた学習教材を幼稚園や小学校に提供している。教えられたことはスポンジのように何でも吸収していく頭の柔らかい子供たちに、「牛乳は自然が生んだ最も完全な食品」であることを教材の中に挿入し巧みに教え込んでいる。この教材は、牛乳や乳製品が健康に成長していくためのものとしてすばらしい食品であることを子供たちに印象づけるように作られているのである。

加えて栄養指導を行なう栄養士や教師たちも、「牛乳は健康な体を作り維持していくために欠かせない栄養を備えた完全栄養食品である」ことを大学の教育課程で習い、そのとおりのことを子供たちに教えている。そもそも彼らが授業を受けてきた大学からして、乳製品メーカーの寄付を受けているのが実状だ（栄養士を養成する学校の場合は、牛乳に限らずあらゆる食品メーカーと結びつきが強い。食品メーカーはこうした学校に大金を払って自社製品の食品分析や栄養評価を依頼している）。寄付を受けている手前、これらのメーカーの不利になるようなことを学生たちが学ぶことはない。

乳製品業界が「米国栄養士会」への多額の寄付を行なっていることから、その影響力も強大なことを知っている栄養士たちは、牛乳の販売促進に反対しようものなら登録栄養士の免状を同会から取り上げられかねないという心配から、たとえ牛乳のコマーシャルに事実とは違う偽りがあったとしても、声を大にして指摘するようなことはできないのだという。

◉人間は三歳を過ぎると、牛乳を消化できない

明白なことが一つある。**牛乳の化学成分は人間の母乳の成分とは異なる**ということだ。

牛乳を分解するのに必要なのはレニンとラクターゼという消化酵素だが、たいていの人は三歳までに、それらのほとんどを消失してしまう。

【訳者注】

世界全体の七五％に当たる多くの人々、特にアジア人やアフリカ系・ラテン系の人々は乳糖を分解するのが困難なため、牛乳を飲むと未消化による腹痛や下痢、オナラなどを生じる。

二〇〇五年一〇月には、「責任ある医療を推進する医師会」が、乳製品には（乳糖不耐症の人のことを考え）その副作用の表示をするよう業者に求める集団代表訴訟をコロンビア特別区で起こしている（注）。ちなみに日本人の場合、成人の八五～九五％もの人が乳糖分解酵素が不足しているといわれている。

（注）「PCRM Online Newsletter」（2005, Oct.）

牛乳の中にはカゼイン（複合タンパク質の一種）として知られる物質が含まれているが、一リットル当たりの含有量は、人間の母乳の三倍にも達する。これは牛という動物の巨大な骨を発育させるためである。

カゼインは胃の中で凝固し、べとついてどろどろした凝乳というものに変わる。凝乳はカード（curd）とも呼ばれ、結構大きなもので、消化するのが実に大変な物質である。胃が四つもある牛の消化器官には受け入れられるものだが、人間の消化組織の中に入ると、この濃厚で粘着性に富んだ塊は、体にとって恐ろしいほどの負担となる。それを処理するためには、莫大な量のエネルギーを消費しなければならなくなるのだ。

困ったことに、このべとついた物質の一部は、硬くなって腸の内壁にへばりつき、栄養分が体内に吸収されるのを妨げてしまう。栄養が満足に吸収されなければ、その結果として無気力感を招くことになるのだ。さらに、牛乳の消化によって生まれる副産物が、体内に非常に多くの有毒粘液を残す。その粘液は、超酸性物質で、体がそれを処理できるときが来るまで、その一部は体内に蓄積されたままとなる。体重が減るどころか、その蓄積分だけ余計な体重が加わってしまうのだ。

家の中を掃除するとき、ほこりを拭いたいところに糊を少しぬってみるといい。ほこりを取るのがいかにたやすくなるか分かるだろう。乳製品が体内に入ると、同様のことを体内で行なうのだ。ねばついた塊が栄養物や消化物質にはりつき、排泄されないまま体内に残るので、体重を減らすどころか、増やしてしまうことになるのだ。そしてこのカゼインという物質は、木工細工用の最も強力な接着剤の成分の一つとして使われていることも付記しておこう。

第6章で紹介した一〇九歳のヘルス・スペシャリスト、ノーマン・ウォーカー博士は、この問題について半世紀もの間研究し、甲状腺の病気の主原因はカゼインだ、と結論づけている。乳製品は高度に加工されていることと、常にペニシリンや抗生物質の残留物を含んでいることから、体にとってよりいっそう負担がかかることを忘れてはならない。

多くの人が抗生物質に対してアレルギー反応を起こす。薬はできるだけ少量しか飲まないように努めるべきなのだ。なぜなら、健康なときに薬を飲むようにすすめる人は誰一人いないことが、薬の危険性を如実に証明しているからである。体が薬を分解しその成分を一掃するには、多くのエネルギーが消耗される。『ニューイングランド医学ジャーナル』誌は、一九八四年、次のような記事を掲載した。

「成長を速めるため、家畜に莫大な量の抗生物質を与える習慣は、人間に感染するおそれがあるきわめて有害なバクテリアを作り出すことになる。サウスダコタの家畜の群れが抗生物質入りの餌《えさ》を与えられていたことが原因で、一七人が病気になり、一人が死亡している」

さらに同誌の論説の中で、スチュアート・レヴィー博士は次のように述べている。

「確かに生命を賭して抗生物質を摂取するという冒険はやめるときに来ている。餌への添加物として抗生物質を利用することは、従来、進歩的な家畜生産における重大な役割であったが、人間へのバクテリア感染が今日あまりにも明白になってきているので、これを見逃すわけにはいかない」

一九五〇年代に使用された抗生物質は何千ポンドという単位であったが、今日ではそれは何百万ポンドにもなっている（訳者注・一九九二年のニューヨーク市首都圏の調査では、牛乳から五二種の抗生物質が検出されており、これらの抗生物質に耐性をつけた新種の細菌が、すでに牛乳・乳製品の中に混入しているという）。

乳製品に関する弊害で最大の問題は、体内組織の中に粘液を作ってしまうことである。粘液が内臓の内壁をおおってしまうので、あらゆる部分において体内組織から水分が出ていく機能を鈍らせてしまうのだ。その結果、生命維持に必要なエネルギーは、消耗され続ける。こうした状況を避けなければ、体内組織は粘液でいっぱいになり、減量の難しさは二倍にも三倍にもなってしまうのである。

粘液を取り除こうとして、鼻の奥の部分からズルズルッというような音を出す人と話したことがないだろうか。今度そのような人と会ったとき、どの程度乳製品を取っているのか訊《き》いてみるのもいいだろう。

乳製品の摂取を奨励するという考え方に反対している一人に、元整骨療法医で外科医のウィリアム・A・エリス博士がいる。博士は医学界において非常に尊敬されている人物であると同時に、率直な意見を述べることで知られているが、「牛乳とその弊害」について、四二年間も研究してきた。その研究成果が示す「乳製品と心臓病・関節炎・アレルギー・偏頭痛との関連性」は衝撃的ですらある。

また博士は、さらに二つの重要な欠点について次のように指摘している。

「第一に、**牛乳と乳製品は肥満の主要原因**であり、それを確信させる十分な証拠がある。第二に、四二年にわたる診療業務の中で二万五〇〇〇件の血液検査を行なってきたが、これらの検査から〝**乳製

品を摂取する大人は、摂取していない大人と比べ栄養素の吸収が少ない〟ことが間違いなく証明されている。栄養素の吸収が悪いということは、無論、慢性疲労が生じることを意味している」

これらは、たとえ乳製品を正しく組み合わせて摂取したとしても起こり得る問題である。乳製品はどんなものでも凝縮食品なので、ほかのどんな凝縮食品とも一緒に食べるべきではない。しかし牛乳はたいてい食事のときに飲んだり、あるいはケーキやクッキー、またはオートミールと一緒に摂取されている。どれも皆、「食べ物の正しい組み合わせ」の原則に違反している。

チーズの場合、クラッカーに乗せたり、サンドウィッチにはさんだり、果物と一緒に食べることが多いが、これもまた「食べ物の正しい組み合わせ」の原則から逸脱したものだ。乳製品は単独で食べても、体にとって弊害のある食品なので、不適切に組み合わせればさらなる災いをもたらすことになる。

そして全く同じことが、ヨーグルトにも当てはまるのである。

◉ヨーグルトは長寿食品などではない

ヨーグルトは決して健康食品などではないのだ。ヨーグルトは牛乳から作られる。そして前述したとおり、牛乳とは仔牛のために存在するものである。ヨーグルトを食べたときに得られると思っている有用菌は、人体がすでに大量に製造しているものである。

新発売された市販のヨーグルトを食べたおかげで、一三〇歳まで生きたというロシア人たちについての話があるが、あれはすべて創作である。彼らは、コマーシャル制作の撮影隊がカメラを持って訪ねて来るまで、その製品を見たことなどなかったのである。彼らが長寿なのは、豊富にある新鮮な空気、肉体労働、天然の水、そして自分たちの手で育てた純粋な食べ物の恩恵なのである。

(ロシア人たちは、ヨーグルトを食べることは食べるが、その摂取量は多くない。しかも、ヨーグルトは新鮮で、市販のヨーグルトのように発酵が進んだものではない)

それでもあえて乳製品を食べるときは、害を最小限にとどめるため、ぜひ正しく組み合わせて摂取してほしい。牛乳は絶対にそれ単独で飲むこと。この世の中で最も粘液を作り出す食品こそ牛乳であり、正しく組み合わせられる食品は何もない。

チーズを食べたかったら、厚めに切ってサラダに加えるか(ただし、そのときクルトンは加えないこと)、また少し溶かして野菜の上にかけて食べるようにする。イエローチーズは黄色い塗料の中に浸されたものなので食べないことだ。

このような記述が続くと、ピザファンの人などは本を破ってしまいたくなる気持ちにかられたことだろう。時にはピザが食べたくなってもいっこうにかまわない。ただし、少なくともピザが引き起こす可能性のある害については知っておいたほうがいい。弊害を招かないためにも、ピザは始終食べないことだ。そして、ピザを食べたら、翌日は消化器官の中をきれいにすることが大切だ。体にとって、ためになることをしてあげることである。

ハーゲンダッツのアイスクリームが食べたい人は、香辛料の効いたイタリア料理のあとには食べないほうがいい。食後のデザートとしてでなく、胃が空になっているとき、たまに食べるならいいだろう。胃が空で消化活動に追われていなければ、あなたの体内組織は、アイスクリームと格闘しても処理できる余裕があるからだ。

ヨーグルトも同様である。果物の上にかけて食べるようなことは自らの首を絞めるようなものだ。そんなことをすれば、ヨーグルトも果物も皆、消化器官の中で腐敗し発酵してしまう。胃が空になっているときにプレーンヨーグルトを食べるか、またはサラダドレッシングとして使うことだ。サラダを用意して、ヨーグルトであえればいい。

◉牛乳を飲んでもカルシウムの補給にはならない

乳製品はカルシウム補給のためになくてはならない、と主張する人たちがいる。しかしそれは全くの誤りで、**私たちは**「牛乳はカルシウムの主たる補給源で、牛乳を飲まないと、歯が抜け、骨は崩壊するだろう」と**信じ込まされているにすぎない**のだ。

そもそも牛乳のカルシウムは、人間の母乳に含まれるカルシウムよりも質が悪く、またカゼインと結びついて、カルシウムが吸収されるのを妨害している。

また、市販されている牛乳とチーズのほとんどが、殺菌されたものか、ホモジナイズ（均質化）、あるいは加工されたものであり、こうした加工処理はカルシウムの質を低下させ、体がカルシウムを利用するのを非常に難しくしてしまうのだ。たとえ生乳を飲んだとしても、牛乳にはもともと非常に多くの有害な成分が潜んでいる。たとえば良い成分がいくらか含まれていたとしても、飲むほどの価値には至らない。タバコの葉にはアミノ酸が豊富に含まれている。だからといって、タバコの葉を食べたりする者がいるだろうか。

人間の体には驚くほどの適応力がある。牛乳を飲んでいてもある程度健康は維持されるだろうが、**牛乳は決して人間のために作られたものではない**ことを肝に銘じておくべきである。

実をいうと、**すべての緑葉野菜やナッツ類（生もの）こそどれも皆、カルシウムの宝庫**なのである。生のゴマはこの地球上のどんな食べ物よりも、多量のカルシウムを含んでいる（訳者注・ヒジキもゴマと並ぶ超優良カルシウム食品である。海藻もすべてカルシウムの宝庫だ）。

そして**ほとんどの果物や海藻類もカルシウムを豊富に含んでいる**。毎日果物と野菜を食べていれば、生のナッツ類をたまにしか食べないとしても、カルシウム不足にはならない。

再度繰り返すと、最も優れたカルシウム源は、生のゴマ、生のナッツ類すべて、ケルプ（昆布類）、ダルス（海藻類）、緑葉野菜のすべて、乾燥イチジクやデーツ（ナツメヤシの実）、プルーンのようなドライフルーツなどである。

それでもまだカルシウム不足が心配なら、サラダや野菜の上に頻繁に生のすりゴマをかけるといい。そうすれば、たとえなりたくても、カルシウム不足にはなれない。カルシウム摂取を牛に頼ることなどないのだ。牛が何からカルシウムを摂取しているかを考えてみれば、すぐに分かるだろう。牛のカルシウム源は穀物と草なのだ。牛はカルシウムを得るために、〝牛乳〟を飲んだりは決してしない。

人間の体内におけるカルシウムの働きについて、きちんと理解することが重要だろう。カルシウムの主な機能とは、まず第一に「組織内にある酸を中和すること」である。カルシウム不足だと思っている多くの人々が、酸性形成食品（訳者注・肉類、卵、乳製品、穀物など。酸味とは無関係）中心の食事をしている。そのため彼らの体内にあるカルシウムは、その酸を中和しなければならず、絶えず減らされている状態が続くのだ。食事の中で豊富なカルシウムを取っているにもかかわらず、カルシウムは休みなく使われ、不足がちになってしまうのだ。

バターを除くすべての乳製品は、極度の酸性形成食品である。バターは脂肪のため中性だが、脂肪はタンパク質の消化を妨害するので、どんなタンパク質食品であっても、バターとは一緒に食べないことだ。ただし、炭水化物とは一緒に食べてもさしつかえない。

カルシウムを得るために乳製品を摂取しているのに、その乳製品が引き起こす酸性化という状況を中和するために組織内のカルシウムが使われてしまうとは、なんという皮肉だろうか。体にカルシウムをうんと詰め込むのではなく、むしろ、組織の中に酸があまり形成されないよう食習慣の改善を考えるべきである。そうすればカルシウムは、その能力を最大限に発揮するまで利用されるようになるだろう。

乳製品の摂取をやめて少し経過すると、爪がもろくなったり、あるいはいくらか髪が抜けることがあるかもしれない。こうした体調の変化は、タンパク質不足の際に時折生じる似たような症状と取り違えてはいけない。もしどうしても心配なら、医師に相談することだ。このようなときの体は、乳製品に含まれる粗雑なカルシウムを吸収する仕事から、生のナッツや種子類、果物、野菜などに含まれる、より良質なカルシウムを吸収するという新たな仕事への調整を行なっているところなのだ。

体は、古い皮膚が入れ替えられるのと同じ要領で、爪や髪を入れ替える。なかなか気づきにくいが、人間の皮膚はいつも定期的に剝がれ落ち、健康な組織に入れ替えられている。体は同じ方法で、抜けた髪をもっと艶のある髪に、失った爪をもっと強いしっかりした爪に、それぞれ入れ替えているのである。

髪や爪に変化が見られたとき、生のナッツを食べると特に役立つ。ナッツは生の野菜との組み合わせで、「フィット・フォー・ライフ」のプログラムにも含まれている。普通の人なら、生のナッツを一日二分の一カップ強で十分、乳製品の摂取をやめたときには、生のナッツや種子類の摂取を早速心がけるといい。週に二〜三回食べ続けるようになれば、爪や髪はこれまでになかったほど強く艶のあるものに変わっていくことだろう。

「多くのアレルギーや呼吸器系疾患（特に喘息）は乳製品の摂取と直接関連している」というのが、過去一五年以上に及ぶ自らの経験によって分かったことである。

喘息で苦しんでいた人たちを、その苦しみから救ってあげてきたが、その数は二十数名を下らない。ほかのナチュラル・ハイジーンの指導者たちによって、多くの喘息《ぜんそく》患者たちが救われたことも知っている。そして、特徴的だったのは、どの患者も皆、乳製品を摂取していたことである。

子供たちの耳の炎症についても同じことがいえる。ところが、子供時代の耳の炎症はあまりにも当たり前の現象なので、正常な出来事と考えられてしまっているのが現状である。耳の炎症を起こしたことがある子供たちは、乳製品や乳幼児用の粉ミルク、あるいはその両方で育てられてきている。

私は声を大にして言いたい。**乳製品や粉ミルクで育てられてこなかった子供は、滅多に耳に炎症を起こすようなことはない**のだ。これらの乳製品で育てられた子供たちが炎症を起こすのである。私は、耳の炎症など決して起こしたことのない子供たちをたくさん知っている。それは、これらの二つの食べ物（訳者注・乳製品や粉ミルク）を子供たちに与えないという知恵を、親たちが持っていたからである。

「乳製品は毎日の健康的な食事の重要な要素である」と専門家が言うのを聞いたことがあるだろう。あるいは、それとは反対のことを言う専門家もいる。両者の相違にイライラしてあきらめてしまうのでなく、あなた自身の判断力に基づき、自分なりに結論を下すことだ。

「人間が牛の乳を飲むことは、理にかなっていることだろうか」

乳製品を摂取すべきか否かという問いに対する私の答がこれである。それがどんなにおいしくても、どんな形で摂取したとしても、もしあなたが乳製品を食べたとすれば、それは間接的に牛の乳を吸っていることになるのだ。果たしてそれは道理にかなっていることだろうか。答は自ずから導き出されることだろう。

次章は、どんな減量プログラムにも必ず取り上げられている項目について述べることにする。この記述があれば、いっそう納得した気持ちになれるだろう。

第12章

食べ物だけでは補えない運動《エクササイズ》の効能

◉なぜエクササイズが必要なのか

健康のための減量プログラムは、どのようなものでも、エクササイズ（運動）なしには効果は現われてこない。「フィット・フォー・ライフ」も例外ではない。このプログラムに一所懸命取り組み、その成果を確実に享受するためには、毎日、何らかの有酸素運動（酸素摂取能力を増大させる運動）を行なうことが望ましい。

体のサイクルが効率よく機能するためには、前述した正しい食習慣の原則と、バランスの取れたエクササイズのプログラムとを組み合わせることが必ず必要となってくる。ヘトヘトになるまで運動する必要などないが、毎日心臓を運動させてやる配慮が必要である。

有酸素運動というのは、呼吸器系と循環器系の組織を活気づける運動のことである。これを行なえば、新鮮な酸素を取り入れた血液が体の隅々にまで達していく。自分の体を効率よく働くようにしたければ、エクササイズが必須となる。

心臓は筋肉でできており、ほかの部分の筋肉と同様、使わないと衰えてしまう。理想をいえば、汗をかき息が切れる程度の何らかのエクササイズを毎日行なうことだ。体が要求するエクササイズをしてやらないと、これまで述べてきたこのプログラムのすばらしい効果も減少してしまうことになる。

有酸素運動には、水泳・テニス・縄跳び・軽いジョギング・自転車漕ぎ・速足で歩くことなど、さまざまなものがある。屈伸運動やエアロビクスなどもいいだろう。とにかくエクササイズは健康にとって欠かせないものである。

毎日、最低限行なわなければならない有酸素運動がある。それは**二〇分間元気よく歩く**ことである。それ以上歩けばさらにすばらしい効果が伴うが、少なくとも二〇分間活発に歩けば、「フィット・フォー・ライフ」のプログラムを促進するのに十分な有酸素運動をすることになる。

歩くこと、あるいはほかのどんな運動でもそうだが、**運動するのに理想的な時間帯は早朝である**。朝は空気が最も新鮮で、体が運動効果を役立てるには最適な時間帯だ。朝早く運動すれば、体に良い効果を与えるばかりか、驚くほどの精神的効果も生まれてくる。

やせたいとか、健康状態を改善したいという人は誰でも、本心ではエクササイズの重要性について、十分理解しているはずである。だが、残念なことに、いとも簡単にエクササイズをしない理由を見つける人もまた数多くいる。規則正しくエクササイズすべきであることが分かっているせいか、それを実行しないと、「自分はダメなんだ」といった否定的な感情を抱くことがある。こうした自己嫌悪感もまたエネルギーを消耗させることになる。

運動をしていないと、運動のことを考えるたびに、このような気持ちが起こり、そのうち次のような独り言を呟くようになるのだ。

「やれやれ、今日はまだ何もやってないし、多分、あとになってもやらないだろう。まあいいや、明日にしよう」

こうするうちに、やましい気持ちは増幅されていくのだ。ところが、それとは反対に朝一番に運動をしてしまうと、日中、運動のことを考えるたびに、「そうさ、もう運動はすませたんだ」といった充実した気持ちが起こってくる。自分自身に対して自信にあふれた積極的な感情が心を満たし、この感情が生活のほかの分野にまで影響を及ぼし、すべてが高揚していくのだ。「毎朝の運動」をひとたび習慣にしてしまえば、一日でも運動しないことがあると、がっかりしてしまう心境にまで達することができるのだ。

私自身の例でいえば、初めのうちは、運動することに対する太った人間特有の抵抗感があり、「毎朝の運動」を続けるためには、自分自身にかなり厳しくしなければならなかった。

「これまで毎日欠かさずにずっと続けてきたのだから、一日ぐらい休む資格はあるはずだ」といった気持ちで目を覚ました日々も何回かあった。あるいはまた、「たまには一日ぐらい休む日を作るべきだ。

プロの運動選手さえ、そう言ってるじゃないか」と呟くときもあった。

そんなことを言い出すのは、過去にしっかりつかまりたがっている肥満体の私だったが、そんな独り言を言いながらも、トレーニングウェアに着替え、運動の用意に取りかかったものだ。一〇分間のエクササイズのため、いつものようにバイク（固定式自転車）に乗ろうとしているときでさえも、気持ちの一部はそこから逃れようとしていた。しかし、そこが踏ん張りどころで、最後には「スリムになって、ずっとその体重を維持していくんだ」という意志を持った新しい自分が勝つのだった。そのような繰り返しを経て、すっかり習慣となった今では、「毎朝の運動」を待ちこがれて、楽しみにしているくらいだ。

エクササイズを始めて一か月もすると、その効果がはっきりと現われてくる。私の場合、運動を始める前の安静時の脈拍は、一分間に七二だったが、一か月後には五四にまで下がった。たった一か月で、私は心臓の鼓動を一分間に一八回分も強化し、その機能を改善できたのである。鼓動の減少数を一日に換算すると二万五〇〇〇回以上にもなり、一年では九百万回も少なくなった計算だ。

これは寿命に関連してくる問題である。年間に九百万回以上も心臓の負担を軽くしてやれば、当然心臓の鼓動も少なくなり、寿命を延ばすことに直結するわけである。運動が楽しくなったばかりでなく、それは私に莫大な恩恵を与えてくれたのだ。

規則正しく運動することは、食生活の改善とともに、減量に役立つ重要な要素であることは疑いない。日常生活から運動を除いてしまうような愚かなことは、ぜひとも避けてほしい。この**「フィッ**

ト・フォー・ライフ」のプログラムを成功させるのはエクササイズ次第なのだ。
エクササイズもまた新しいライフスタイルの一部であり、重要な役割を果たしてくれるのである。

◉空気と太陽は生命の源

新しいライフスタイルにとって、意識しなくてはいけない重要な要素があと二つ残っている。それは**新鮮な空気と日光**である。体がどれだけ多くの栄養を私たちが呼吸する空気から得ているか、気づいている人はあまりいない。地球上のすべての生命の源である太陽とともに、新鮮できれいな空気は、私たちにとって最も大切な生命力を与えてくれるものだ。健康のためのこの重要な二つの要素を、できるだけ頻繁に摂取するといい。これらの要素は、減量をいっそう促進してくれるはずである。

森や海岸を散歩したり、田園地帯をハイキングすることは、体と心の健康にとって驚くほど効果がある。睡眠中は窓を開けるなりして換気に十分気をつけ、新鮮な空気を循環させることは、体にとって非常に重要なことである。「同化と排泄のサイクル」の時間帯に、新鮮な空気が体に供給されると、体はよりいっそう効率的に機能するようになり、排泄したばかりの毒を含んだ空気（つまり自らが吐き出した息）を吸わなくてすむ。

今日、「日光は危険である」という信じられないような誤解が横行していることを、はなはだ遺憾に思う。

太陽はこの地球上にあるすべての生命の源であり、このことは決して忘れてはならない真実なのである。太陽がなければ生命は存在しない。私たちは日光の力を借りて、貴重な栄養素を作り出しているのだ。日光はまた、解毒や減量の作業にも大いに役立ってくれている。私たちの毛穴を開かせ、皮膚から毒を排泄させてくれるのだ。

ただし、どんなものにでも程度というものがある。頭を水中にずっと浸けていたら、溺れてしまうことだろう。そのことが「私たちは水を使うべきではない」という意味をもたらすことにはならない。確かに水も太陽も濫用すれば、そこに危険な可能性が出てくるが、しかしそれは、私たちが水を避けなければならないという意味にはならない。日光に関しても同様で、日光に当たりすぎるのはいけないが、だからといって日光を避けてはいけないのだ。うまく利用することだ。

日焼け用のローションや、日焼け止めはすすめられない。オイルや日焼け止め、あるいは紫外線や赤外線の吸収を妨げるローションなどを利用するより、日光に耐えられる肌に少しずつ変えていくほうが体にとってはるかに良策である。

重要なポイントは、太陽から私たちが受ける恩恵は日焼けだけではなく、私たちの体全体を活性化させている、ということなのである。できれば午前中、毎日三〇分、または何回かに分けて日光に当たるようにしてほしい。エネルギッシュに生きる新しいライフスタイルにとって、このことはきわめて重要なことである。

「エクササイズ」「新鮮な空気」そして「日光」は、私たちが活力に満ちた生き方をするうえで、

最も決定的な役割を果たしていることは疑う余地がないのである。

さて、どんな健康状態でさえ改善してしまうほどの優れもので、あなた自身がいつでも自由に使えるツールが実はもう一つあるのだ。それはすでに、あなたが身に付けているものであるが、あまりそれを利用している人は多くない。そしてそのツールを活かす方法は、ただ使い始めてみること、それだけでよいのだ。残念ながら、その話は次の章に譲ることにしよう。

第13章

「フィット・フォー・ライフ」は誰もが実現できる

◉「体が真実だと信じているもの」に心は従う

一般的にいって、たいていの人たちは、体のコンディションが自分自身の意識によってコントロールされているのだとは思っていないだろう。なぜなら、私たちは通常、「意識と肉体との間にはわずかな関係しかない」と教えられているからである。たとえそれが正しかろうとそうでなかろうと、自分自身を積極的な見地から奮い立たせることは悪いことではないだろう。「私たち人間は、体が健康になるのを自分の意識を用いて仕向けることができる」というのが私の信条であり、同じような考え方でそれに賛同する人々も多くいる。

高く評価されているベストセラー『病気の解剖学（Anatomy of an Illness）』の中で著者ノーマン・

カズンは、自分が快復できたのは積極的な態度が大いに貢献してくれたからだ、と述べている。また、ボストン・ベス・イスラエル病院の行動医学主任ハーバート・ベントン博士による『リラックス反応以上のもの（Beyond the Relaxation Response）』は、体を物理的に変えることのできる「心の力」の感動的な症例を紹介している。

「人体の驚くべき知恵と完璧なる仕組み」については以前に述べた。そして、私たちの信念が人生の中で果たしているすばらしい役割についても明らかにしてきた。つまり、もしあなたが何か一つのことを実現するのだと心から信じたなら、それは必ず実現可能となるのだ。

私たちの体の中の一つひとつの細胞は、生命力に満ちていて、それぞれ独自の知能を持っている。各々の細胞は、指令を待っている軍隊の兵士のようなものだ。私たちは絶えず細胞たちに指令を送り、それは念入りに実行に移されている。つまり、私たちは自分自身の細胞に、こうしてほしいと願っていることを、意識的に細胞に指図することができるということなのだ。体は私たちの意識が望んでいる指令に対して、どんなことでも成し遂げようとするのだ。

心は絶えず体のコンディションを査定していて、「体が真実だと信じているもの」に従って、人間像を作り上げていくのである。私たちは、体についての考え方を変えることによって、信じているものとは矛盾するデータや証拠があったとしても、文字どおり自分たちの体を変えていくことができるのだ。

私たちは休むことなく、体重や健康に関する指令を自分自身に送っている。これらの指令は肯定的なものもあれば、否定的なものもある。役立つものもあれば、害になるものもある。

減量や健康状態の良化を望んでいるとき、それを促進するための奥の手がある。それは、**「信念」**である。つまり、健康になりたければ、**「私は健康だ」**と信じることから始め、減量したければ、**「私は減量できる」**、さらに**「減量しつつある」と信じる**ことから始めるのだ。あなたの細胞はあなたからの指令を待ち受けているのである。

例えば、あなたが鏡を見たときに、「あれっ、結構太ってるなあ」と独り言を言ったとすると、心の中ではあなたの体に自動的に影響を及ぼすメッセージを送ってしまっていることになるのだ。これらのメッセージは、あなたを肥満にしておくようにという細胞組織への指令となってしまう。余分な脂肪がついているとか、見るに耐えない太股《ふともも》をしている、と自分自身に対して繰り返し呟いていると、この「信念」というツールは現状のままでいるように指令することにしか役立たないのだ。

ところが驚くべきことに、**細胞は最後に出した指令に自動的に従う**ようになっている。したがって、たとえあなたが何年もの間、自分自身について否定的なイメージしか抱かず、否定的なメッセージしか送ってこなかったとしても、今この瞬間に、そのイメージを逆転させることができるのである。

もしいつもの癖で、何か否定的なことを言ってしまったとしても、単に確認するだけで、それ以上悪いイメージを増大させないようにすることだ。積極的な気持ちで「矯正中」「改善中」とだけ答えればよい。

もし「ああ情けない、この締まりのないお腹」と言ってしまったら、すかさずもっと自分にとってプラスになる言葉で打ち消すのだ。例えば、「このあたりから少しずつやせてきている」とか「太股が前より細くなってきたようだ」、あるいは「うん、間違いなくやせてきた」といった具合である。

このような肯定的な表現が否定的な表現にとって代わると、体もこの肯定的な言葉やイメージに対して、良い方向に反応してくるようになるのである。体に対して実際に減量許可を与えられるのだ。これこそが最も役に立つ究極のツールなのである。

使いたいときにいつでも使うことができる、といった意味が分かっていただけただろうか。
・本書で紹介してきた原則を用いて、毎日の食事をもっと良質のものにすること。
・新鮮な酸素をたっぷり含んだ血液を細胞に与えるため、毎日エクササイズ（運動）を行なうこと。
そして今述べた、
・成功を確信するため、肯定的なメッセージを盛んに送ること。
この三つを連動させれば、必ず確固たる勝利がもたらされることを保証する。

レオナルド・ダ・ヴィンチからアインシュタイン、そしてマーク・トウェインに至るまで、世界中に知られる偉人たちは、「いかなるジャンルにおいても、我々人間が知っていることは、ごくごく微小のそのまたひとかけらにしかすぎない」と語っている。

「学べば学ぶほど、もっと学ぶことがある」、あるいは「知れば知るほど、知らないことがどれほど多いかということに気づく」といった表現は、「知識の蓄積が常に新しい情報を明らかにしていく」ということを意味している。「人体のその機能」についての未知なることの膨大さといったら、実に果てしないものなのである。

このツールをうまく利用しながら、細胞たちに絶えず肯定的なメッセージを送り込むことだ。体重は理想どおりに減り、揺らぐことのない健康があなたのものになるだろう。

このツールが実際に役に立つのかどうか、本書で紹介したほかのものと同様、ぜひあなた自身で試してみてほしい。おそらくその効果に驚愕し、そして狂喜することになるだろう。

以上、「フィット・フォー・ライフ」に必要な原則は、ここまでにすべて述べ終わったことになる。次章では、各種質問にお答えしたい。

第14章

最もよく尋ねられる質問への回答

この章では「フィット・フォー・ライフ」に関して、私が頻繁に尋ねられる質問のいくつかにお答えしていきたい。

Q1 コーヒーや紅茶を飲む場合、この食事法の中でどのように取り入れたらいいのか？

A アメリカでは、コーヒーも紅茶も飲まない人は人口のわずか九％足らずだという事実が、この習慣の普及度がいかに高いかを物語っている。この国では、人口の半分はこうした飲み物を一日に二〜三杯飲んでおり、人口の四分の一は毎日六カップ以上も飲んでいるという。それはつまり、二〇〇〇億服の薬物、カフェインを毎日消費していることと変わらない。

たいていの人は自分たちが毎朝飲むコーヒーや午後の紅茶が「薬物（ドラッグ）」だなどとは考えて

いないが、これらの飲料に含まれるカフェインは常用癖をもたらすばかりか、飲むのをやめると禁断症状を引き起こし、心理・肉体両面から飲み物への依存性を高めてしまう。そういう点で確かに薬物とあまり変わらない。

カフェインは中枢システムを刺激する物質で、コカインと似ている。そして、心臓の鼓動速度を速めることをはじめとして、血管異常、冠動脈の循環異常、血圧の上昇、先天的欠損症、糖尿病、腎臓障害、胃炎、膵臓ガン、耳鳴り、筋肉の震え、不安障害、睡眠の妨害、消化器官の炎症を招くなど、多くの病気と関連している。さらにカフェインは、膵臓にインスリンの分泌を強いるため、血糖値を混乱させたり、腸の働きを混乱させて下痢の原因ともなる。

カフェイン抜きのコーヒーや紅茶だったら大丈夫か、というお尋ねもあるだろう。これには次の質問から考えていくことにしよう。

「あなたは脚を折るのと腕を折るのと、どちらを選択するだろうか」

カフェインを取り除く過程にはたいてい強烈な腐食薬の入った化学溶剤が必要とされる。この溶剤はコーヒー豆に浸透し、人体に入り込むことになる。カップ一杯のコーヒーまたは紅茶が腎臓と尿管を通過していくのに、二四時間かかる。二四時間のうちに二杯以上飲めば、これらの器官にとってはきわめて過酷な負担となる。

一日に七杯から八杯ものコーヒーや紅茶を飲むような人の場合、自前の透析装置（訳者注・腎臓）をいかに酷使しているかということを真剣に考えてみたほうがいいだろう。水または非化学的処理によってカフェインを除いたものは、化学的に除いたものよりも体にはやさしいだろうが、だからといってコーヒーを飲んでいいということにはならない。コーヒーや紅茶は酸性形成物質であり、その点が問題なのである。

食べ物を食べているときに一緒にコーヒーを飲むと、食べ物は完全に消化されないうちに胃から追い出されてしまう。そして腸では、その運動力を遅くさせることになる。ゆっくりとしか動かない腸管の中にある未消化の食べ物は、便秘の主な要因となるものだ。コーヒーが持っている腐食力の影響のため、人によっては腸が食べ物を早急に排泄させてしまうこともある。コーヒーそのものは、処理されて腎臓を通過するのに二四時間かかる。

毎日の食事の中で酸性形成食品を避けることの重要性については、本書全体を通して強調してきたつもりだ。人間の体はｐＨ《ペーハー》バランス（酸性とアルカリ性の度合い）を保っている。ｐＨのレベルは〇《ゼロ》から一四まであり、〇は完全な酸性、一四は完全なアルカリ性、そして七は中性を示す。

血液は弱アルカリ性で、ｐＨ七・三五〜七・四〇である。人の血液が、たとえ中性レベルのｐＨ七・〇に近づいただけでも、その人はひどく危険な状態に陥る。七・三五と七・四〇までの数値間はわずかしかないように、これは血液がバランスを失う状態になるまでその余裕はごくわずかしかない、ということを示している。

コーヒーと紅茶は、たまたま体の中では純粋なる酸である。血液の中に酸が多くあればあるほど、体はそれを中和しようとして、体内にいっそう多くの水を溜めておくようになる。つまりその分、体重が重くなるわけである。

ここで述べていることは、どれも読者の方を脅かしてコーヒーや紅茶をやめさせようという魂胆から出たものではない。これらの飲み物が体の健康にとってどのような影響を与え、減量に対してどのような障害となっているかを、みなさんに気づいてもらいたいがために紹介しているのである。

これらの飲み物を、すぐさまやめることができる人もいる。そうでない人は、赤ちゃんが離乳するときのように、ゆっくりと「コーヒー（紅茶）離れ」をしていかねばならない。

なかには朝のコーヒーだけはやめたくないという人もいるだろう。いっこうにかまわない。一日一杯のコーヒーがこのプログラムの重要な要素になるわけでもなければ、このプログラムを台無しにしてしまうことにもならない。毎日の食事の中にコーヒーや紅茶が入っていないのがベストだが、少しずつでもその量を減らすことができたら、ぜひそうすることをおすすめする（朝、温かい飲み物が欲しいというだけの理由だったら、湯にレモン汁を落としたものを試してみるといいだろう。十分満足感を覚えるだろうし、レモンはほかの果物と違って糖を含んでいないので、湯の中で発酵するようなこともない）。

以前より体の調子が良くなるにつれて、おそらくあなたはもっと調子が良くなりたいと思うようになるだろう。そして、心身ともに満たされたその感覚をもたらすのに必要なことを、自然に実行するようになるものである。

もしコーヒーや紅茶の代わりの温かい飲み物が欲しければ、しばらくの間ハーブティーを試すといいだろう。特にセレスティアル・シーズニング社のものはいいフレーバー（香味）があり、ほとんどのものが初めからカフェインが含まれていないので、おすすめだ。

最も重要なことは方向づけである。最終ゴールはスリムで健康な体であるということを忘れないでいただきたい。「フィット・フォー・ライフ」の実践中は旅の途上にいると考え、ゴールに向かって一歩一歩進んでいくことが肝心なのだ。同じ旅なら苦しいものでなく、楽しい体験にしてほしい。

西海岸から東海岸まで旅をしようとするとき、すばらしい景色には目もくれず、異常なスピードのドライブをして三日で到着することもできれば、あるいは、三週間かけてゆっくりと景色を眺め大いに旅を楽しむこともできる。「フィット・フォー・ライフ」の旅は時間をかけることである。そして、「自らの努力によって今よりももっと幸せで健康な人間になれるのだ」という確信を持って旅することが大切なのである。

【訳者注】緑茶（日本茶）について

日本の読者の多くが、緑茶はこの範疇《はんちゅう》に入らないと信じているかもしれない。緑茶にはカテキン（ポリフェノール系のファイトケミカル）が豊富に含まれており、この化学物質が、細胞に対するフリーラジカル（遊離活性基）の攻撃を防ぐことによって、ガンを予防するばかりか、ガン細胞の発育を抑える働きがあるという情報が広まり、日本では盛んに緑茶を飲む人が増えているらしい。

ただしここで忘れてならないのは、緑茶にもカフェインが含まれているという事実である。

番茶を四杯飲めば、コーヒー一杯分と同量のカフェインを取り込むことになるし、煎茶二杯分ではコーヒー一杯分のカフェインに相当する。一度に取り込むカフェイン量はコーヒーより少なくても、一日に取り込む量になるとコーヒー一杯分以上になっているおそれもあるだろう。

番茶に含まれるカフェイン含有量（番茶一五グラムを九〇度のお湯六五〇㎖に三〇秒浸したもの一〇〇㎖）は〇・〇一％で、コーヒー（コーヒー粉末一〇グラムを熱湯一五〇㎖で浸出させたもの一〇〇㎖）の六分の一、紅茶（紅茶五グラムを熱湯三六〇㎖に一・五～四分間浸したもの一〇〇㎖）の三分の一にあたる。また、煎茶のカフェイン含有量は〇・〇二％（煎茶一〇グラムを九〇度のお湯四三〇㎖に一分間浸したもの一〇〇㎖）になる。

読者の方は一日に何杯の緑茶を飲んでいるだろうか。カテキンがガンを予防するという根拠を突きとめるために行なわれた実験では、四〇歳以上の日本人男女八八五二人を対象とし、一五〇㎖の緑茶を毎日一〇杯ずつ摂取している。その中に含まれる三〇〇～四〇〇ミリグラムのカテキンに、ガンを予防する働きがあったとされているのだ。緑茶を毎日一〇杯飲んでいると、毎日コーヒー二杯分のカフェインを取り込むことになる。

ガンを予防するためには少なくても四～六杯は飲むように、というのが専門家たちの意見のようだが、カフェインの取りすぎは中枢神経を刺激するほか、胃酸の分泌を刺激するため、消化機能の混乱を起こすことにもなりかねない。また、修復と若返りのホルモンと呼ばれて最近注目を浴びているメラトニンの分泌量を、通常の半分に減らしてしまうという情報もある（『スリープ・リサーチ（Sleep Research）』誌、一九九五年）。

ガン予防のために緑茶に含まれるカテキンを求めて、知らぬ間にカフェインを大量に取り込むのは、ヘルシーな生き方といえるだろうか。ガンの予防云々以前の問題として、本書のプログラムに従えば、そもそもガン細胞が体に巣食うようなことにはならないのである。最近の研究は、緑茶よりもリンゴのほうがガン予防効果が高いことを示している。

Q2 炭酸飲料について、どう考えているのか？

A アメリカでは炭酸飲料のことをソフトドリンクと呼んでいるが、実のところ、体にとっては決してソフトな飲み物でも体に優しい飲み物でもないのだ。

コーネル大学のクリヴ・マッケイ博士は「ソフトドリンクは歯のエナメル質を完全に腐食させ、わずか二日でマッシュポテトのようにドロドロにしてしまう」と、エレノア・マックビーン著の『毒針（The Poisoned Needle）』の中で述べている。

この犯人はソフトドリンクの成分の一つ、リン酸である。こうしたソフトドリンクには恐怖のリン酸のほかにも、リンゴ酸、炭酸ガス、エルソルビン酸などが含まれている。果物や野菜の中に自然に含まれているリンゴ酸やクエン酸は体内でアルカリ性に変わる性質があるが、ソフトドリンクの中に含まれているものは、細分化されたもので、たいていの場合熱によって抽出されてしまうため、酸のままなのである。ソフトドリンクの成分表のラベルを一見しただけで、みなさんのｐＨバランスは混乱してしまうことだろう。

そして、そのほかにもまだ有害なものが含まれている。三五〇㎖入りの缶には、小さじ八杯分の精製された白砂糖、カフェイン、コールタールから引き出された物質、そのほかの発ガン物質なども含まれているのだ。

普通の炭酸飲料とダイエット用飲料との唯一の違いは、砂糖の代わりに代用品（訳者注・アスパルテームなど）が用いられている点である。これもまた、あまりにも有害な物質に違いなく、各容器にはタバコ同様に警告のラベルが貼られるべきなのだ（訳者注・アメリカのタバコの箱には、衛生局長官の警告として「喫煙は肺ガン、心臓病、肺気腫を引き起こします。また妊娠合併症の可能性があります」と書かれている）。

ソフトドリンクを食べ物と一緒に取ると、消化を促進するどころか、発酵を引き起こす原因になる。これらの飲料は体を錯覚させておいしいと思わせること以外に、何の恩恵もない。

このような飲料を子供たちに与えるのは犯罪行為と変わらない。カフェインが含まれているということからだけでも、子供たちに与えないようにする十分な理由となる。たいていの親たちが、子供たちにコーヒーを飲ませないようにしているのに、カフェイン入りのソフトドリンクを許しているのは、私には全く納得がいかない。

こうしたソフトドリンクになぜカフェインが入っているのか、と疑問を抱かれるかもしれない。「栄養学研究財団」のロイヤル・リー博士は次のように述べている。

「コーラには習慣性をつけるカフェインがたっぷり入っているため、いったん犠牲者がその刺激に慣れてくると、それがなくてはやっていけなくなってしまう。ソフトドリンクにカフェインを入れる理由はただ一つしかない。これを常用性のある飲み物にすることである」

酸性物質とガンの原因となる化学物質が混入されたこうしたソフトドリンクは、カロリー以外の栄養は全く含まれていないので、できることならすぐにもやめたほうがいい。

塩分とインオーガニック・ミネラル（有機組織に欠ける無機のミネラル）が多く含まれるため良い飲み物とはいえないが、市販されている単なる炭酸水のほうが、ソフトドリンクよりはるかにましである。また、カナディアンドライのソルトフリー（無塩）発泡ミネラルウォーターにレモンかライムの搾り汁を加えたものは、代用飲料として悪くない。

Q3 時には、少量のチョコレートを食べても大丈夫か？

A どんなものでも時々食べる程度だったら、さほど悪影響を心配することはない。ただし、チョコレートには、体にとって好ましくない成分が含まれていることを忘れないことだ。そのうちの一つは、テオブロミンと呼ばれるカフェインと類似した物質である。カリフォルニア大学バークレー校のブルース・エイムス博士によれば、テオブロミンは人間の細胞内にある特定の発ガン物質にパワーを与え、それによってDNAを傷つけたり、睾丸を萎縮させてしまう物質とされている。

もう一つの成分は精製された白砂糖で、これこそ減量のプログラムに水をさす元凶である。白砂糖は精製過程で、生命の源（活力）と栄養になる部分がことごとく取り去られてしまう。食物繊維、ビタミン、ミネラルなどのすべてが精製によって残らず取り除かれ、カスだけが残るのだが、このカスがきわめて有害なのである。

砂糖を取ると太るのは、栄養を全く含まない質の悪いカロリーと、脂肪に代わる過剰の炭水化物だけしか与えてくれないためである。砂糖が多量に入っているものを食べても少しも栄養にならず、必要な栄養分を体が要求するため、さらにもっと多くの食べ物を食べなければならなくなるのだ。これが太る結果につながるわけである。

甘いものを欲しがる傾向を改めるには、**果物を正しく取る**ことに限る。果物に含まれる糖は人工的に加工されていないため、体が求めている栄養を与えてくれる。そのうえ果物は、食物繊維を含み、かさもあるので、空腹が満たされる。

一方、白砂糖は食物繊維が除かれているため、大量に取っても空腹感は満たされない。キャンディーをなめたり、または市販のドリンクを飲んだりして、どんな形で摂取したとしても、白砂糖は消化器官の中で発酵し、酢酸、炭酸ガス、そしてアルコールを発生させることになる。精製段階に原因があるため、砂糖は体の中で発酵してしまうのだ。

ある食べ物が、健康にとっていかに悪影響を及ぼすかを示すことは容易なことではない。弊害を一つ取り上げただけでは、影響はさほど深刻ではないように見えがちだが、別種の弊害と重なるや、体を傷つけるに十分な原因となり得る。

厚いガラスのはまった大きな出窓を想像してみてほしい。この窓めがけて小石を一つ投げても、ガラスが割れるようなことはないだろう。しかし一〇〇個の小石を同時に投げつけたら、ガラスは粉々に割れてしまうだろう。私たちの体にとって、一つひとつの小さな悪影響は、一個の小石のようなものだ。ばらばらだった小さな影響の力が一緒になったとき、体は傷つけられることになるのだ。

窓をめがけて投げる小石の数が少なければ少ないだけ、ガラスが壊される可能性は少なくなる。それがコーヒーであろうと、紅茶であろうと、炭酸飲料、アルコール、またはキャンディーであろうと、体に及ぼされる悪影響が少なければ少ないほど、体が余分な体重を留めておく傾向も少なくなる。摂取量を少なくするだけでも、体にとってかなり有益となる。小石は少なければ少ないほどいいのだ。

Q4 食事のときに少量のワインを飲むのは、食べ物の消化を助けると聞いたが、それは本当なのか？

A ワインには消化の役目を果たす働きなどない。人間の機能を考えるとき、まばたきしたり、呼吸したりするのに何の助けが必要だろうか。それと同時に、食べ物を消化するのに体は外からの援助を何も必要としない。すべてが自動的な反応なのである。

消化機能は食べ物が胃の中へ入ってくると、自動的に作動する。食べ物が胃の中にすでにある場合、ワインはむしろ食べ物の消化を遅らせてしまう。アルコールを飲むと、運動神経が鈍くなるのと同じように、消化もまた鈍くなり、遅らされる。

ワインは発酵したものなので、ワインが接触した食べ物はどんなものでも腐らせてしまう。**アルコール類はすべて、腎臓と肝臓に重い負担をかける**ということを忘れてはいけない。

もしワインを楽しみたいというのなら、胃が空のときに飲むことだ。そうすれば、くつろいだ気分になるまでにそんなに時間がかからず、食べ物を腐らせてしまうようなことにもならない。コーヒーや炭酸飲料同様、ほどほどにすることだ。先ほども述べたように、窓に投げる小石は少なければ少ないほどいいのである。

［訳者注］ワインの効用の真相について

（ワインは動脈硬化を防ぎ、心臓病予防に効果があるか？）

ワインもアルコールの仲間であることに変わりはない、ということをまず自覚することだ。最新の研究によれば、ワインに含まれるファイトケミカル（植物に含まれる有効化学物質）の一種、ポリフェノールには、その効果があるようだが、アルコールは乳ガン・前立腺ガン・大腸ガンなどのリスクを高めてしまう、ということを忘れてはいけない。

ほんの少しアルコールを飲んだだけでも、車の事故や暴力の要因となること、脳や肝臓の細胞にダメージを与え、脳障害や肝臓障害の原因となること、強力なフリーラジカル（遊離活性基）を形成し、細胞の老化に拍車をかけること、それがやがてはガンの原因となること、ＥＤ（勃起障害）を引き起こすこと、脳細胞を一〇倍の速さで失うこと、女性の場合、わずか一杯のアルコールでも乳ガンになる可能性を三〇%上昇させること……このような弊害を考えたとき、ワインの中のポリフェノールの恩恵の価値は果たしてどれほどのものといえるだろうか。

ポリフェノールは赤いブドウやイチゴ、ブルーベリー、ヤムイモ（サツマイモ）に豊富に含まれている。ポリフェノールのためにワインを飲む理由などはどこにもない。

Q5 「フィット・フォー・ライフ」による食事をしていたら、ビタミンやミネラルなどのサプリメント（栄養補助食品）を取る必要はないように思われるが、それは正しい考え方なのか？

A 全く正しい。サプリメントが必要か否かの論争はそれだけでも一冊の本を埋め尽くすことができるほどだ。しかしサプリメントなどなかった時代に、私たち人間がどうやって健康に生きてきたのかを考えれば、答は自ずから出てくるはずだ。

今日、こうしたサプリメントの販売額は年間で二〇億ドルにも達し、ある製造販売業者はアメリカ合衆国の最大手企業トップテンの中に入っているほどだ。こうした背景の下、広告によって人々に伝えられるサプリメントの効用が実際どの程度のものなのか。私はあまり信用していない。

栄養分野や医学関連分野にいる専門家たちの多くは、サプリメントに対して否定的な見解を持っている。彼らはビタミンやミネラルのサプリメントの摂取によって生じる健康への危害を憂慮しているのだ。コロンビア大学の「人間栄養学研究所」所長マイロン・ウィニック博士は、次のように述べている。

「長年の間、無害だと信じ頼りにしていたビタミン剤の中には、神経障害、軽度の腸の痛み、致命的な肝臓障害のほか、医学上の治療が必要となるような問題を引き起こすものがある」（一九八三年十二月二十日付『ロサンゼルス・タイムズ』紙）

私たちが実際に必要とするビタミンとミネラルの量は、大いに誇張された数字になっている。人間の体が一年間に必要なビタミンの量は、スプーン一杯にもならない。しかもこれは政府がすすめる数字であって、実際の必要量の二倍にあたる。

この事実を知って、あっけにとられた方もいるだろうが、事実はこの数字のとおりである。

人体にとって重要なビタミンとミネラルは、果物や野菜の中に豊富に含まれている。体はこれらの要素をごくわずかしか必要としないため、あなたが新鮮な果物と野菜をほんの少量しか取らなかったとしても、必要な量は十分満たすことができるのだ。

「フィット・フォー・ライフ」のプログラムは体が必要とするものを、毎日の食事の中に最も吸収しやすく、最も純粋な形で、なおかつ豊富に取り入れられるように配慮されている。

食品の宣伝コピーには、その製品が「一〇〇％ナチュラル」だと称しているものがあるが、果物や野菜の中にあるものほど良質なものは何も含まれていない。「一〇〇％ナチュラル」の本来の意味は、すべての工程が自然によって作られているということである。

人工のサプリメントは人間の体のために作られたものとは全く異なる。成分を抽出し細かく分別する過程で、その成分は体にとって価値のないものになってしまうのである。ビタミンのサプリメントは体内で毒に変わる（『ヘルス・リポーター』誌一一号、一九八四年）。

体が最も効率よくビタミンやミネラルを利用するには、ビタミンやミネラルが含まれている食べ物をほかの成分を除外することなく一緒に摂取しなければならない。これらをいったん取り除き、孤立させてしまうと、ビタミンはその価値を失ってしまう。合成されたビタミンに栄養価値はないからだ。

現在では先端技術によって、どの化学成分も複製することができ、小麦粒も実験室で作り上げることができる。しかし、これを地面に埋めても発芽することはない。一方、四〇〇〇年前の墓から取り出した小麦粒を地面に埋めると、芽が出てくるのだ。

つまり、合成された小麦にはある一つの成分が微妙に欠けているのだ。それは**「生命力」**といわれるものである。人工サプリメントも同様で、この「生命力」を生む成分が、合成ビタミンやミネラルには決定的に欠けているのだ。価値がないだけならまだしも、さらに困ったことに、これらの食品は体内において有毒な廃物として扱われてしまうのである。私たちの体の仕事は常に有毒な老廃物を排泄することにある。体にこれ以上の負担を課して、いったいどうしようというのだろうか。

体にはまた、「最少律の法則」と呼ばれるものがある。つまり、ビタミンとミネラルの必要量がひとたび満たされれば、それ以上は余剰分として排泄されなければならないという法則である。

ここに小さなコップ一個と水差しに満杯になったジュースがあるとする。ジュースをコップに注ぎ続けていけば、やがてコップからジュースがあふれ出し、それ以上注いだ分はただ無駄になるだけである。これこそまさに、必要以上のビタミンやミネラルがあったときの体の状態を示したものだ。

余剰分は有毒な廃物として扱われ、体がそれを取り除き排泄しようとするので、そのための貴重なエネルギーが奪われ、肝臓や腎臓には重い負担がかかることになる。

よほどひどい食生活をしていない限り、サプリメントの摂取は余分なものを増やすことにしかならない。「フィット・フォー・ライフ」で準備された食べ物は、疑うまでもなく、人間が必要とするビタミンやミネラルに満ちあふれている。健康は努力して手に入れるものであり、健康は健康的な生活から生まれるものだ。瓶に入った形で買うわけにはいかない。エネルギーの無駄遣いはもちろん、お金の浪費もやめたほうがいい。

Q6 食卓塩はどの程度有害なのか?

A エジプト人たちは塩を死体防腐処理剤として使用していた事実がある。これを答のヒントにしてほしい。

今年アメリカ国民は五億ポンド(二・三億キロ)の塩を使うことになるだろう。膨大な死体防腐処理剤の量になる。塩はペットフードからベビーフードに至るまで、何にでも入っており、高血圧症の発症率を増やす主因であることは周知のとおりである。体の内側の敏感な組織にとっては、あまりにも過激な物質であり、酸化されたその部分の影響を中和するため、組織内には水が蓄積される。結局、それでまた体重が増えることになる。

さらに塩の取りすぎは、腎臓炎（腎炎）に直結する。塩は、たとえ使うにしても控えめにし、塩を使い続けたいと思っている人向きには、普通の塩より、少ししか加工されていない粗びきの海塩がおすすめだ（塩挽き器で挽いて使うとよい）。シーズンド・ソルトやソルトフリー（無塩）のシーズニングなどは、塩の摂取量を減らすのに役立つ。

【訳者注】塩と胃ガン・骨粗鬆症との関連性について

日本が世界一胃ガンが多い国なのは、塩の摂取量が多いことと深く関係している。熱いもの（お茶や味噌汁）で胃の粘膜を火傷《やけど》させたところへ、細胞の原形質を傷つけ、過激物質（塩）と、加工食品に豊富に含まれている発ガン性食品添加物を毎日一緒に取り込んでいれば、胃壁はボロボロになり、胃ガン多発国になったとしても何ら不思議ではない。

また、塩を取れば取るほど、体からカルシウムが失われ、ますます骨がもろくなることも知っておくべきだ。最新の研究によれば、アメリカ政府のすすめる一日の塩の摂取制限量六グラム（ナトリウム量にして約二四〇〇ミリグラム）を取っている人が、骨を維持するのに必要なカルシウム量は一日一二〇〇ミリグラムだという（日本人のカルシウム摂取量は一日平均五四三ミリグラム）。

アメリカ人の場合、動物性食品（肉、卵、乳製品）の摂取量が多く、そのために失うカルシウム量が多いことも考慮に入れなければならないが、骨粗鬆症《こつそしょうしょう》の主な原因として、今日では動物タンパクの取りすぎと同時に、塩の取りすぎがクローズアップされている（「責任ある医療を推進する医師会」主催『二〇〇〇年度食事指針サミット』より。一九九八年九月、ワシントン）。

日本人は、動物性食品の摂取量が多少アメリカ人より少なくても、塩の平均摂取量（一一・二グラム）がアメリカ政府のすすめる約六グラム（小さじ一杯）以下の倍近くになっているので、**骨粗鬆症の問題を考えるとき、カルシウム摂取量の不足より、塩の取りすぎのほうが、日本人にとってずっと深刻な問題だといえる。**

中年以上の方には、自分自身の取っている塩分がどんなに多量であるかをぜひ自覚していただきたい（五〇代男性の場合、一日平均一三・四グラム。女性は一一・四グラム）。

血圧の高い人が、塩分を控えるように忠告されても、そんなことをしたら、食べるものがなくなってしまうと嘆く人がたくさんいる。確かに、塩鮭を一切れ（六〇グラム中に含まれる塩分は五グラム）食べ、味噌汁一杯（同じく一グラム）を飲んだだけで、アメリカ政府がすすめている塩分の一日摂取量をオーバーしてしまうのだ。

「一日約六グラムなんて日本では非現実的だし、塩の量を少し減らしたぐらいでは血圧は下がらない」と、もはや開き直っている人のほうが多いことだろう。だが解決策はあるのだ。「フィット・フォー・ライフ」のプログラムを取り入れれば、塩分摂取量をこれまでの三分の一に減らすことが容易に可能となる。

人間の体が最低必要とするナトリウムの量は一日わずか二五〇ミリグラム（食塩相当量〇・六四グラム）にすぎない。新鮮な果物やサラダを毎日取っていれば、その倍は取れるので、塩分不足は絶対に起こり得ないのだ（アディソン病や、嘔吐、下痢などで脱水症状を起こしている場合は例外）。

したがって、調味料として使う塩はそのまま余剰分となり、貴重なエネルギーを浪費して排泄されるしかない。今日、アメリカ心臓病協会は、塩の摂取量を二・〇グラムにするようにすすめている。実際はこれでも多すぎるのだが、人々の習慣的な味覚に合わせるためだというのが専門家の見方である（『ヘルス・サイエンス』誌、一九九八年）。

Q7 今日、多くの人々が低血糖症だと思い込んでいるのはなぜなのか？ その低血糖症の症状は、果物を食べることによって悪化するのではないのか？

A 非常に多くの人が低血糖症であったり、あるいは低血糖症ではないかと考えている理由は次のとおりだ。

まず自分がそうではないかと思い込む理由だが、低血糖症として起こり得る症状の範囲があまりにも広いため、これらの症状のうち、たいてい一つくらいは自分に該当するからである。

起こり得る六二の症状のリストの中には、感情の乱れ、不機嫌、鼻づまり、疲労、衰弱、困惑、理論的思考の喪失、不安、短気、即決力の欠如などがある。さらに、オナラ、消化不良、腹の張り、食後の眠気などでさえ含まれているのだ。これらの症状のうち一つも経験がないなどという人は、たぶんいないだろう。これ以外にあと四八もの症状がさらに控えているのだから、なおさらだ。

本書では、アメリカ人の標準的な食事がいかに人間の体のエネルギーを奪うものであり、その成分がいかに体内に酸を形成し低血糖症の体に作り上げてしまうものであるかを述べてきたが、その考え方と、低血糖症が多いということとが一致していることに注目してほしい。

「果物の正しい食べ方の原則」の章で、果物がほかの食べ物と比べ、いかに不当な非難に耐えてきたかということを述べた。「果物が低血糖症の症状を悪化させないか」というこの質問は、ハイレベルの健康維持において果物が果たしている実に重要な役割について、ほとんどの人が誤解している典型的例といえる。

不思議に思えるかもしれないが、**果物こそ最も効果的に、そして最も効率よく低血糖症を克服してくれる食べ物なのである**。その症状を抑えてくれるという意味ではない。果物はその原因を取り除いてくれるので、症状は決して現われないという意味である。

低血糖症の症状を抑えるために最もよくなされている方法は「食べること」である。たいていの場合、胃に負担がかかる肉や卵のようなタンパク質食品の摂取を奨励される。食べて間もなくすると、おそらく症状は和らぐことだろう。これは食べ物を消化するため、症状を起こしていたエネルギーが胃のほうへ向けられたためである。一時的なこの抑止感がかえって症状を長引かせ、タンパク質食品をさらに頻繁に食べてしまうようにさせるのだ。

そもそも低血糖症とは、どういうものだろうか。食べ物の必要条件の第一は燃料価値だということは、すでに述べた。私たちの食べ物のおよそ九〇%は、生命機能を維持するために必要なブドウ糖を与えてくれるものでなければならない。脳はたった一つの燃料しか使わない。それはブドウの形をした糖である。脳はブドウ糖以外のもの（脂肪やタンパク質などそのほかの栄養素）は使わない。脳の必要を満たすためのブドウ糖は、血液中から摂取される。もし、脳の必要を満たすための糖が血液中にないと、緊急警報が発令される。この警報が低血糖症の症状なのだ。血液の中に十分な糖がない、という知らせである。

この状況を元に戻すには、ただ単に血液の中に正しい糖を加えればそれですむのだ。血液中に糖が豊富にあれば、そう簡単に低血糖症になれるものではない。人々が重大な誤りを犯しているのはここである。**血液の中へは、絶対に正しい種類の糖が摂取されなければならない。**加工された糖はどんな種類のものにしろ、状況をさらに悪くしてしまうだけである。脳の必要を満たす糖は、新鮮な果物の中にある糖なのだ。それは**果糖**と呼ばれ、体内においてどんな炭水化物よりも速くブドウ糖に変わるものである。

再度確認しておきたい最も重要なことは、**「果物は正しく食べなければならない」**ということだ。つまり、**「胃が空になっているときに食べる」**ということに尽きる。糖は天然のままで生命力のある状態であれば、胃を素早く通り抜け、一時間以内に血液の流れの中に入っていくからである。

第二部のプログラムに従えば、果物を正しく食べられるようになるだろう。当然、低血糖症の原因を取り除くのに役立つはずだ。長年の間、低血糖症の苦痛から解放されずにきた人たちにとって、この話はあまりにも単純すぎるように聞こえるかもしれない。しかし、私の手元には、長年にわたって低血糖症で悩んできた人々の病歴記録があり、多くの人々が「フィット・フォー・ライフ」のプログラムによりこの苦痛に別れを告げたことが記されている。

Q8 妊娠中の女性が、「フィット・フォー・ライフ」のプログラムを続けていても大丈夫なのか？

A （この項のみマリリン・ダイアモンドによる回答）健康な赤ちゃんを産むための準備は、妊娠以前（少なくとも半年か、それ以前）から始めるべきでしょう。妊娠中の食事は特に重要なものなので、食事を変えることについては、医師と相談することをすすめます。しかし、妊娠中であっても、食事の質を徐々に高めていくことは決して遅すぎることはありません。少しでも好ましいものに変えていくことが、母親と子供のコンディションを改善し、出産をずっと楽にしてくれる近道です。

このプログラムは、妊娠中の母親と赤ちゃんの両方が必要とする食事のすべてを満たしてくれます。新鮮な果物を十分に取ることによって、第一に必要なもの（ブドウ糖の形での豊富な燃料）が満たされます。生野菜のサラダの中に入っているたくさんの材料も、ブドウ糖の必要量を満たすのに役立ちます。しかもこうしたサラダは、母胎が健やかに成長し、胎児が発育していくために必要なミネラルやビタミンも与えてくれます。

妊娠中に限らず**体にとって最も役に立つ食事とは、「生の果物と野菜、そしてナッツ類と種子類**

が、ほかのものよりはるかに多く入った食事」です。このような食事は、ハイレベルの健康を永続させるのに必要な燃料、アミノ酸、ミネラル類、脂肪酸、そしてビタミン類のすべてを、体に与えてくれます。正しい食事をしていれば、確実にエネルギッシュで快適な妊娠期間が過ごせるのです。

妊娠中の女性はよく、赤ちゃんの歯と骨のために十分なカルシウムが取れるよう低温殺菌された牛乳をたくさん飲むように言われます。ところが、ほとんどの大人には、牛乳からカルシウムを取り出すために必要な消化酵素のラクターゼやレニンが備わっていないのです。

カルシウムは消化できないタンパク質の一種、カゼインの中に拘束されているため、カルシウムを取り出すには消化酵素のラクターゼやレニンが必要なのです。そればかりか、牛乳の低温加熱殺菌は熱がカルシウムを撹乱《かくらん》させ、使えないものにしてしまいます。低温殺菌された牛乳に関する何人かの「ナチュラル・ハイジーン」の権威がいますが、全員が、異口同音に**「殺菌牛乳を飲んでもカルシウムは得られない」**と言っています。

カルシウムは、新鮮な果物、豆類、カリフラワー、レタス、そのほかの緑葉野菜、ナッツや種子類(特にアーモンド、ゴマなど)、アスパラガス、イチジクなどから豊富な量を簡単に摂取できるということを、妊婦はぜひ覚えておくべきです(四二八ページ『フレッシュアーモンド・ミルクの作り方』の項参照)。

『ナチュラル・ハイジーン式育児法(The Hygienic Care of Children)』の中で、ハーバート・M・シェルトン博士は、「新鮮なオレンジジュースは、体がカルシウムを維持するのに大変役立っている」

と述べています。

カルシウムの代謝のために、**適度に日に当たる**ことも大切です。三か月の胎児は体内組織の中に供給されたカルシウムを貯えておき、妊娠の後期になってからそれを引き出します。ですから妊婦は、妊娠初期の間に自分自身と赤ちゃんのための十分なカルシウムを摂取し保持しておくことが肝心です。

妊婦はまた、赤ちゃんのためにお乳がたくさん出るように、牛乳を飲むよう忠告されますが、これは実にバカげたことです。牛の母親はほかの動物のミルクを飲んで、自分のお乳が豊富に出るようにしていますか。そんなことは決してないでしょう。雌牛たちはたくさんの穀物や草を食べているではありませんか。私たち人間もほかの動物たちと同じように、妊娠すると自動的にお乳を作るようになります。新鮮な果物や緑の野菜をたくさん食べると、濃い母乳が豊富にできます。

妊婦の方が、「母乳のために」といって葉酸の錠剤を取らされているのでしたら、その代わりに毎日グリーンサラダを食べるといいでしょう。サラダはすばらしい天然の葉酸源です（訳者注・葉酸は、新生児の脊椎《せきつい》破裂や神経管の欠陥などを生じる危険を減らしてくれるといわれている）。

食べるものの中に、どれだけのカルシウムが含まれているかということではなくて、どれだけのカルシウムが実際に利用できるか（吸収されて体内に保てるか）ということが重要なのです。牛乳はカルシウムの補給には役立ちません。またカルシウムのサプリメント（栄養補助食品）を飲んでも、体が利用できるカルシウムの補給にはなりません。しかも、有害なカルシウムを胎盤に沈積させてしまうことがあるので、むしろ妊婦には有害です。サプリメントの服用によって、インオーガニック・カルシウム

（有機組織に欠ける無機のカルシウム）が供給されますが、私たちの体はインオーガニック・カルシウムを全く利用することができないのです（たとえラベルに「有機《オーガニック》」と表示されていても、サプリメントのカルシウムはすべて有機組織に欠けるミネラルです）。

ここで紹介している情報は、このテーマに関して数多くの実験と研究を行なってきたラルフ・シンケイ博士が書いたテキストから抜粋したものです。

サプリメントに対する見解は人によってさまざまでしょうが、私は、ビタミンやミネラルを「自然の源」以外から摂取することには真っ向から反対します。「自然の源」というのは、畑や果樹園のことであって、錠剤ではありません。賛成、反対、どちらの支持者も、おそらく自分のほうが正しいと信じていることでしょう。

旧来の考え方に基づいた医学者たちの中でも、「ナチュラル・ハイジーン」によれば、真実は、ビタミンやミネラルのサプリメントは栄養成分が断片的にされたものであり、体内では有害な廃物として処理される、ということになります。

「ナチュラル・ハイジーン」の考え方を認め始めた人たちがいます。産婦人科医であるヴィッキー・G・ハフネイゲル博士は、カリフォルニア州酪農審議会主催の第一四回年次栄養会議で「サプリメントが胎児にどんな害を与えるか、ちょうど分かりかけてきたところです。ビタミン剤は薬物です」と語っています。

コロンビア大学「人間栄養学研究所」所長のマイロン・ウィニック博士も、次のように述べています。

「ビタミン剤をキャンディー同様に考えている人も中にはいますが、ビタミン剤は決してキャンディーなどではありません。どちらかといえば、薬物に近いのです。安全な薬などというものはなく、あるのは〝安全な使用量〟だけだということを、専門家はみんな知っています」

大量生産されたドロマイト（苦灰石。レンガなどの材料になる）を体内に入れるより、ミネラル・ドロマイトを石灰のように畑に撒《ま》いて、体が利用できるオーガニック・カルシウム（有機のカルシウム）を豊富に与えてくれる緑の葉のレタスを育てるほうがはるかにいいことです。カルシウム不足は、カルシウムの摂取量が足りないためだけでなく、食べすぎや、組み合わせの正しくない食べ物、消化や吸収に害を与えている食習慣などが原因でも生じるのです（訳者注・動物性食品、塩、精製加工食品、カフェイン、アルコール、清涼飲料、タバコは悪質なカルシウム泥棒であることを忘れてはならない）。

妊娠中だからといって、食べすぎていいというわけではありません。体重が二〇～二五ポンド（約九キロ～一一キロ）増えると肥満児を生むことになり、お産の危険が高まります（私の最後のお産では一四ポンド〈六・四キロ〉増えただけで、赤ちゃんも私もすばらしく健康でした。お産の一時間後には起き上がって、赤ちゃんに産湯を使わせてあげることさえできました。あり余るほどのエネルギーがあったのです）。

妊婦は、高度に加工され、有害なものが加えられて質の低下したものを食べていると、太る傾向があります。こういう人たちは、栄養の必要量が満たされていないという、体から出されるサインに応えて食べすぎてしまうのです。「フィット・フォー・ライフ」は、母親と赤ちゃんに最も栄養が与えられるような食べ物を重視しています。それは実際、産後に増えた体重を減らすのにも役立ちます。

また、妊娠中はほかのどんな期間よりも、〝ある特定のもの〟が害となります。このプログラムはそれらの弊害を少しずつ取り除くのに役立ちます。胎盤は母胎が取り込んでしまった有害な物質を濾過《ろか》して取り除き、有害な物質から胎児を守ると考えられています。しかし、薬、アルコール、タバコ、毒物、カフェイン、塩、酢、加工食品に含まれる化学物質や保存料などに対しては、その効果を発揮しないのです。本書のプログラムに従えば、自動的にこれらの有害物質を取らないようになれます。本書のメニューには、これらのものは塩を除いて一切含まれていません。塩にしても、常に選択自由であることが明記されています。

そのほか、もっと有害なものについて、将来の子供たちのために、率直な意見を申し上げておきましょう。

多くの妊婦が薬を飲むようにすすめられているという事実がありますが、処方箋の薬でも市販のものでも、妊娠中の体にとって「大丈夫」だとか「安全」だといえるような薬など一つもありません。サリドマイドは氷山の一角にすぎず、アスピリンから痛み止め、そして精神安定剤に至るまで、**薬**はすべて赤ちゃんに奇形や精神遅滞などをもたらす危険をはらんでいます。妊娠中の**飲酒**は「胎児アルコール症候群」を引き起こし、顔や頭の奇形や知恵遅れという結果を招くこともあります。コーヒー、紅茶、炭酸飲料、チョコレート、そのほか多くの薬に含まれる**カフェイン**は、先天的欠損症と関連しています。**喫煙**は胎児に酸素欠乏状態を引き起こし、未熟児や低体重児を生む危険性を増やすものです。

本書ではこれらの有害物質は、どれも支持していません。ここでこれらのものについて述べた理由は、まだ生まれて来ない赤ちゃんにこうしたものがどんな影響を及ぼすかを、妊婦の方にはっきり気づいていただきたいがためです。

アメリカでは、新生児全体の一二％以上が何らかの欠陥を持って生まれます。この数字は、私たちの環境が多くの化学物質や有害物質によってますます悪化するにつれ、年々増えているのです。

妊娠期間はほかのどんなときより自分自身の体への配慮が求められます。本書のプログラムに従えば、健康な妊婦にとって絶対必要な要素である正しい食べ物、新鮮な空気や日光を確実に取り入れるのに役立ちます。十分に休養を取り、規則正しくエクササイズ（運動）することも必要です。

時には、人によって特殊な条件が加わることもあるでしょう。妊娠中に食事を変える場合は、どんなことでも、助産師やヘルス・アドバイザー、あるいは医師などの監督の下で徐々に行なってください。

以上で第一部は終了する。この中で私は、みなさんが体重の問題を克服するためには、ライフスタイルをどんなふうに変える必要があるのか、そして、なぜ変えたほうがいいのかを、明確に理解していただけるように努めてきたつもりだ。第二部では新しいライフスタイルを長続きさせるためにどのように食事を変えていけばいいのか、そのヒントとなる話がマリリン・ダイアモンドによって述べられることだろう。

マリリンは、アメリカ人の食事の好みに精通していること、グルメ・ホーム・クッキングの教師としての経験を持っていること、「ナチュラル・ハイジーン」の原則を徹底的に理解していることなど、その才能を活かして、四週間のプログラムを書き上げた。

このプログラムによって「正しく組み合わされ、水分を多く含む食事」を学び、おいしくてバラエティーに富んだ食生活が約束されることだろう。このプログラムは、体の解毒作用が快適にスタートでき、減量というゴールに向かっての作業をきちんと促進するよう構成されている。

効果抜群の減量法と活力《エネルギー》に満ちた「ライフスタイル」は、今あなたのすぐ手の届くところにある。

さあ、第二部のページを早速めくってみてほしい。すばらしい未来を築く「フィット・フォー・ライフ」へ、あなた自身の第一歩を踏み出すために——。

第二部

豊かな人生を送るための「行動プログラム」

——「フィット・フォー・ライフ」実践への道

マリリン・ダイアモンド

第15章

美食が地球と人間をダメにしている

◉三一歳で知った「豊かで満ち足りた人生」

一九七五年、栄養コンサルタントとしての立場からの助言を、私が初めてハーヴィーに求めたとき、私の健康状態はそれまでの人生の中で、まさに最悪の状況でした。

私は全く落胆した状態で、彼のところへ向かったのです。

私はそれなりの医学的知識を持っていました。私が子供だった頃、父はメリーランド州ベセスダにある国立健康研究所の生化学者で、後にニューヨーク大学医学部とアルバート・アインシュタイン大学医学部の、微生物学・分子生理学科の学科長に就任しました。現在はコーネル大学大学院医学部の学部長をしています。

私は父の子として、医学と科学の専門家たちに取り囲まれたライフスタイルの中にどっぷりと浸かりながら、夏休みには父の研究所でアルバイトをし、大学では、父の影響もあって生物学と化学を勉強していました。

そうした自分の知識に加え、かなりたくさんの医師の治療も受けていたのですが、「元気なんだ」と感じたことなど決してなかったのです。

当時、最も悩んでいたことは、太っていることではありませんでした。悩みの一つではありましたが、当時の私の本当の悩みは、エネルギーが完全になくなってしまっていることでした（ただし、白状すると、十代の初めの頃から、私は自分の体型に満足していず、やせて見えるようにいつでもハイヒールを履いていました）。

私の悩みは、気分がすぐれず、健康上多くの障害を抱え、全くエネルギーが出ないことにありました。エネルギーが出ないということはこの国では珍しいことではなく、大人ばかりか子供たちの間でも、多くの肉体的・精神的、そして感情的な障害の根本原因となっています。

私の症状はありふれたもので、胃の痛み・吹き出物・憂鬱《ゆううつ》・困惑・突発的な情緒変化、そして感情の爆発などで、それらの症状は次第に悪化していくばかりでした。

私は大学時代、ファイベータカッパ（成績優秀な学生で構成される米国最古の学生友愛会）の会員で、大学を二番で卒業しました。しかし、その後の私は三一歳で二人の子供を抱え、ほとんどの時間を憂鬱と涙の中で暮らしているという状態だったのです。どうしたら人生を乗り切れるのに十分な体力がつくのかと、そのことばかり考えていたのです。

長年飲んでいたどんな薬もいかなる治療も、健康状態を改善してはくれませんでした。医師たちは、私の神経性胃弱や衰弱した消化器官、張り詰めた神経や痛みを、あらゆる手を尽くし治療してくれましたが、その間、私が何を食べているのかを尋ねた医師は誰一人としていませんでした。ところがハーヴィーだけは尋ねてくれたのです。

ハーヴィーが教えている「ナチュラル・ハイジーン」は、すっかりあきらめていた健康回復の手段を、私に与えてくれたのです。私が学んだこと。それは、自らの健康にとって知るべきことの、すべてでした。それまでの人生のほとんどの期間、私は間違った種類の食べ物によって体内組織を過剰労働させていたため、体に痛みがあったり、元気が足りなかったりしたのだ、ということを知ったのです。

アメリカでは長い間、母乳で育てることが流行っていなかったため、本来人間の赤ちゃんのために用意されていて最もふさわしい食べ物である母乳を、私は一度も飲んだことがなかったのです。

当時、私の子供と同じように、母乳なしで育てられた赤ちゃんは、何百万人もいました。

『医師の忠告に反して健康な子供を育てる方法（How to Raise a Healthy Child in Spite of Your Doctor）』の中で、著者のロバート・メンデルソン博士は「母乳で育てることによって、体と心が健康に成長するための基礎が作られる。**母乳は何百万年もの歴史に耐えてきた完璧な食べ物であり、赤ちゃんにとって自然が与えてくれた最高の栄養分である**」と述べています。

それなのにどうして私たちは、母乳よりも粉ミルクに頼るようになってしまったのでしょうか。母乳で育てることによって子供たちの健康状態がどんなに良くなるか、そのことを全く理解していない母親が急増してしまった原因について、メンデルソン博士は迷うことなく非難の矛先を、営利本位に動いている粉ミルク製造業者と、その販売を助けている小児科医に向けています。

さらに博士は、母乳で育てることの重要性について、母親たちに必要十分に力説していないとして、産科医・小児科医を咎《とが》めています。何百万人もの子供たちが、これまで、そして今も粉ミルクや牛乳によって育てられているのです。

これらの製品はタンパク質を過剰に含んでおり、また、その中に含まれるカルシウムは質が悪いために、母乳に含まれるものよりずっと吸収されにくい、と論ずる学者たちもいます。

私の場合、粉ミルクが、私の幼い体をかなり酸性の状態にしてしまいました。その結果、体を非常に衰弱させるジンマシンが出たり、関節に障害を起こし両膝を手術しなければならなくなったり、ついには神経組織まで弱らせてしまっていたのです。

［訳者注］母乳と人工乳について

最近環境ホルモンの問題が深刻化し、母乳に含まれるダイオキシンは人工乳の一〇倍もあるという数字にショックを受け、母乳で育てることは危険だと悩んでいる人が多いかと思う。母乳で育てるかどうかの選択は、あくまで授乳をする当事者の決めることだと思うが、正しい選択をするための基準になるものとして、ぜひ知っておいていただきたいデータがある。

アメリカ人の肉食者の母乳のうちの九九％以上に、かなりの高濃度のＤＤＴやＰＣＢなどの農薬が含まれていたが、ベジタリアンの母乳の場合は八％にすぎない。また肉食者の母乳に含まれる「農薬の汚染度」とベジタリアンのそれとを比較すると、三五倍もの差がある。また、『ニューイングランド医学ジャーナル』誌によると、アメリカの標準的ベジタリアンの母乳には、普通のアメリカ人の母乳に含まれる農薬のわずか一・二％しか含まれていないという。

つまり、ダイオキシン濃度の高い母乳を赤ちゃんに与えたくなかったら、食物連鎖の低い果物や野菜、ナッツや種子類、穀類、豆類といった「フィット・フォー・ライフ」がすすめている食事への転換を図ることである。アメリカ人より魚を豊富に食べる日本人は、アメリカ人の四倍もＰＣＢを取り込んでいることはすでに述べた。

さらに一九九八年に発表された厚生省の報告書によると、乳幼児突然死症候群（ＳＩＤＳ）で亡くなった子供のうち、人工乳で育てていた家庭のほうが母乳で育てていた家庭より四・八倍も多く、これはＳＩＤＳの原因として一般に取り沙汰されている「うつぶせ寝」の場合よりずっと高い頻度になっている（「うつぶせ寝」による突然死のリスクは、あおむけ寝にしていた家庭の三倍）。

アメリカではごく一般的なことですが、私は小さい頃から肉類で育てられてきました。人類はもともと生まれついてのベジタリアンであって（このことには三一歳になるまで気づかなかったのですが）、肉を消化する力がないため、私は痛みを伴う消化不良を頻繁に起こしていました。

一方、私の母は、グルメ料理の本を著すほどの美食家で、私も子供時代から、かなりほうぼうを旅行しながら、幼くして世界各地の料理に触れていました。大学生のときには、フランスのアヴィニョンにあるレストランでアルバイトをしていたこともあります。

それらは皆、私のアイデンティティーを支えているライフスタイルの大部分を占めていましたので、私のグルメ歴がまさか健康障害の原因になっていたなどと考えることは、とても不可能でした。

けれども事実は、私の食べてきたものが体に大混乱を引き起こし、生活のためのエネルギーを何も残してくれない元凶だったのです。

ハーヴィーがすすめてくれた原則に従うようになり、私は**わずか六週間で、九キロやせました**。そんなにやせたことは、それまでの人生で初めての体験でした。私は自分の体型を誇らしく思い、心地よく感じました。そして、この爽快感は、誰もが体験することができるはずだと思ったのです。

私にとってさらに重要だったことは、表情に変化が現れてきたことでした。何年もの間、エネルギーが足りないせいで、気分の晴れない日々を過ごしていたのですが、一日中安定した日々を送れるようになり、気持ちとともに表情までが明るくなったのです。それがどんなに画期的な出来事であったかは、肉体的にも精神的にも落ち込み衰弱しきってしまった経験のある人にしか共感してもらえないかもしれません。とにかく、かつて夢にまで見た、豊かで満ち足りた人生を送ることができつつあるのが分かってきたのです。

改善しなければならないことが一つありました。それは、私が絶えず健康でいたいならば、伝統的なグルメ感覚の調理をやめなければいけないということでした。このことは、私の体が**解毒**を行なっている期間に明確になりました（解毒の最も重要な点は、健康的にやせていくことにあります）。

というのも、以前好きだった嗜好品がむしょうに食べたくなり、それを口にしたところが、すぐに気分が悪くなったからです。そしてハーヴィーの指導で「ナチュラル・ハイジーン」のプログラムを進めていくうちに、私はあることを考えるようになりました。

人々が健康的な減量の大切さに気づき、伝統的な食習慣からこの健康法のライフスタイルに変えるためには、どうしたらいいのだろうか。おいしくて栄養のある食べ物で、生理的に必要としているものを満たしてくれるもの。それでいて、解毒を可能にしてくれる食事のための新しい方法はないだろうか、と。

そこで私は創造力（台所にいるとき、創造力はとても豊かになります）を駆使して、グルメ料理や各種料理法の中から多くの知識を引き出し、エネルギーを高めてくれる栄養に富んだ家庭料理を編み出しました。それらはバラエティーに富み、風味の点でも申し分なく、もちろん解毒のプログラムからも逸《そ》れず、しかも日々過ごすうちに以前よりもっと元気になっていくのが感じられるような料理でした。

その後、フランスやイタリアの洗練された料理法を取り入れたり、食べ物の芸術的効果や、中国、インド、中近東の料理法についても学び、そして「アメリカ健康科学カレッジ」で栄養化学の修士号を取得しました。

◉輝かしい人生の幕を開けてくれたプログラム

ハーヴィーは私と出会う六年も前から「ナチュラル・ハイジーン」のライフスタイルを取り入れていて、私よりもずっと気軽に果物と野菜中心の食事を実行していました。彼はすでに、トランジット（過渡期＝体には何のためにもならない食べ物をやめ、新しい食べ物に置き換えることを学ぶ期間）を終えていました。食べたくてたまらないものとの闘いを私が開始した頃、彼はもうそれを克服していたのです。

彼は過渡期の初めに味わった食べ物を数多く私に教えてくれましたが、私たちは「アメリカ人が解毒を行ない、永久にほっそりとした体型になるため」の、多様性に富んだプログラムを作り上げなければならないことに気づきました。

それができれば、新しい食事は病人食のような味気ないものではなく、待ち遠しいものになります。私は「満足できるくらいおいしくて、子供たちにも好まれ、しかも家族全員の健康にとって良いものとは何か」、についてじっくり考えました。

その条件を満たすためには、野菜を使って新たに独創的なものを作らなければなりません。あわただしい生活の中でのそうした調理への試行錯誤は大変でしたが、やり甲斐があり、とても楽しい時間となりました。

こうして出来上がったプログラムに従い、日々健康でスリムになっていく快感は、みなさんにとって最も輝かしい人生の始まりへと導いてくれることでしょう。これから紹介するプログラムは、以上のような経緯で確立されていったのです。

これらのメニューは、みなさんが体重の問題で余計な心配をしなくてすむようにしてあります。なぜなら、最大の目的が新しいライフスタイルに変えるためのお手伝いをすることだからです。どのメニューも自然と連動した体のサイクルと調和するように構成されています。

新しいメニュー例に従えば、難なく「フィット・フォー・ライフ」の原則に従い、体にとって必要な解毒作用のすべてを始められるようになるでしょう。ひとたび始めてしまえば、原則を守っている限り、解毒は止まることなく自動的に続きます。減量もまた、自動的に継続していくことでしょう。体に減量の作業を行なうエネルギーが与えられると、体は最も快適な体重に戻る努力を喜んで行なうからです。

もしみなさんがこれらのレシピを気に入り、申し分ないものだと思ってくださるのでしたら、私の最初の料理ブック『A New Way of Eating』(邦訳『ヘルシー・クッキング革命』一九九七年、読売新聞社刊。現在は品切れ中)が参考になるかもしれません。この本では過渡期のためのいろいろなアイディアを数多く紹介しています。

きょうからの四週間を「人生の過渡期」と考えてみてください。紹介したメニューに従えば、自動的に果物を正しく食べ、水分を多く含んだ食べ物を必要十分に摂取できることになります。食べ物の正しい組み合わせも実践できます。

このプログラムの実施期間中や四週間の解毒期間中を通じて、本書の新しいライフスタイルを確実に身に付けるには、それがどんなものかを示す「四週間のメニュー」の実例に着実に従うことが最も簡単な方法です。このメニュー例は「フィット・フォー・ライフ」の正しい利用法を学んでいただくための一つのサンプルで、ここに掲載されているものだけが唯一、効果のある食事法というわけではありません。

私たちがここで紹介しているのは、「フィット・フォー・ライフ」のすべてというわけではなく、この原則を正確に利用するためのほんの一例にすぎません。みなさんはこれらの原則を自由に、そして独創的に活用してください。

私たちはみなさんを、厳しい食事法に縛りつけておくつもりはありません。ですから、メニューには厳しい決まりがないということに気づかれるはずです。分量は大まかにしか表示していません。満足のいくまでたっぷりと食べてください。好みの材料で代用したり、別の日のメニューで気に入ったものがあれば、変更することも自由です（訳者注・米や麺類を主食としている日本人読者の方は、このプログラムで使っているサンドウィッチやトルティーヤの代わりに、米や麺類を自由に選んでほしい）。

一度このプログラムを終了すると、原則に従って食べる方法を理解し、新しいライフスタイルに自信が持てるようになるでしょう。もし自信がなかったら、自信がつくまで繰り返してください。新しいライフスタイルを身に付けるのに、ほかの人より時間がかかる人もいますが、全く気にする必要はありりません。

このプログラムから学び取るべきものとは、**新しいライフスタイル**です。そしてそれは自然に体重を減らし、維持していくために、楽しく食べるという革命的なライフスタイルなのです。

みなさんは今、必要とされる予備知識をすべて手に入れたところです。あとはプログラムを実行に移し、実際に体験するだけです。

第16章 朝食は無理に取らなくてもいい

◉起きて最初に食べるもの、それは果物！

これからの朝食はとても簡単に用意できるものとなります。**毎日正午までは、新鮮な果物の搾りたてフレッシュジュースや、新鮮な果物を欲しいだけ取ります。**これで「排泄のサイクル」の間中、十分な排泄作業が確実に行なわれるようになります。消化の作業ではありません。

満足するまで欲しいだけの果物を自由に食べてください。もちろん、必ず胃が空になっている状態で食べます。

できれば毎日を新鮮な果物のジュースで始めてみてください。オレンジ、リンゴ、ミカン、グレープフルーツ、パイナップルなどをジューサーにかけます。ジュースは自分で作るのが一番経済的なので、もしジューサーがなければ、柑橘類用の簡単なものでもいいので、ジューサーの購入を優先して考えてください。

何か食べたくなったら、午前中は水分の多い果物を食べるようにします。三時間から四時間の間に、果物数個がおすすめです。

一回分として食べる分量は、お腹にちょうど心地よく感じる程度です。中ぐらいのミカン四～五個、またはオレンジを何個か四つ切りにしてスープ皿一杯分ほど、パイナップル半分、スイカを四分の一、バナナを一～二本、あるいはリンゴ一個かモモ二個をスライスしてその上に大さじ一杯のレーズンをかけたものなど……。

果物を食べること一つにしても、それは個人が作り上げる芸術です。好きなようにアレンジしてみてください。重要なことは、満足したと感じるまで十分に食べることです。分量には個人差があるので、それが一切れであろうと、大皿一杯必要であろうと問題ではありません。

ハーヴィーは言っています。

「果物が好きな人がいれば、ジュースが好きな人もいる。お湯にレモン汁を落としたものがいいという人もいるかもしれない。少し食べただけで満腹になる人もいれば、かなり食べても満足しない人もいることだろう。私が言いたいことは、原則を守っている限り『誰もが自由である』ということなのだ。**果物だったらどういったものでもかまわない。個人個人のライフスタイルに合わせて、自由に選び、**

自分に合った分量を自由に食べればいい」

体が求めていることに耳を傾けてください。食べ足りないようなことにならないため、満足するまで食べること、そしてその反対に食べすぎないこと。

今までのような重い朝食が食べられないために、空腹感を埋め合わせようと、お腹いっぱいに詰め込んだり、食べた気がしないからといって、果物を食べなかったりするのは原則違反です。体には果物が必要です。**果物は解毒にとって欠かせない水分と燃料を与えてくれる**のですから。

午前中、時間が経つにつれ、お腹がすいてどうしようもなくなったら、食べごたえのあるバナナがおすすめです。バナナは水分の多い果物よりもいくらか長く胃に留まっていて、満腹感を与えてくれます。二～三本食べてもかまいませんが、バナナが完全に熟しているかどうか確かめることが肝心です。緑色のものはダメ。デンプンがまだ糖に変化していないことを示しています。皮に茶色の斑点が出てきたら、デンプンが糖に変化したしるしで、食べ頃です。

デーツ（ナツメヤシの実）やドライフルーツは、天然のエネルギー食品ではあっても、あまりに凝縮された糖を含んでいるために減量を妨げます。ついつい食べすぎてしまうため、ある程度体重を減らすまでは、これらの食品は完全に避けることが賢明でしょう。理想とする体重に近づいたあと、加工食品の質の劣る甘味がたまらなく欲しくなったとき、デーツやドライフルーツが役に立ちます。ただし、意志の弱い人は、食べすぎて逆効果になってしまうので注意が必要です。

繰り返しますが、原則は**「水分を多く含んだ果物を、昼食を食べる二〇分から三〇分前まで食べ**

ていてもいい」ということです。バナナの場合は胃を通過するまでの時間を四五分ほど取っておきます。メロンやスイカは果物のうちで水分を最も多く含んでいて、ほかの果物よりも早く胃を通過していくため、先に食べるようにします。

ゆっくり座って食事をしたいのでしたら、フルーツサラダがおすすめです。子供がいる場合、一日の初めを新鮮なジュースやフルーツサラダで始めてみてください。病気と結びつくような、量の多い重い朝食を取るのが習慣になっている場合でも、まずは「朝、果物を食べること」から食事の転換を始めます。その結果、子供たちは消化のためにエネルギーを浪費することなく、勉強や運動などほかの作業のために多くのエネルギーを活用できるようになります。

ハーヴィーと私がこのプログラムを作ったとき、うちの子供たちは幼稚園に通っていました。子供たちが今までの重い朝食の習慣をやめるようになるのに一年以上かかりましたが、その期間決して無理に強制せず、ただ「朝一番に食べるものは果物にすること」だけに気を配りました。

果物のあと、子供たちがまだ満足していないときには、全粒粉（ホールウィート）のパンをトーストしてバターをぬったものか、グラノーラ（訳者注・エネルギーバーのことで、押しカラス麦にレーズンなどを混ぜた健康食品）とリンゴジュースを与えました。また、蒸したての野菜をお皿にいっぱい与えるアイディアも思いつきました。これはトーストやグラノーラよりも、もっと良い方法です。こういった方法で、「排泄のサイクル」の時間帯である午前中の間は、水分を多く含むものを食べて過ごさせました。

蒸した野菜は健全な食べ物の代表です。加工食品業者の手で子供たちに売りつけられる食べ物は、パッケージがきれいなだけで、中身は化学物質を多量に含んだイミテーション食品ですが、この野菜の朝食は、まさに本物の食べ物なのです。

◉朝の果物で向上する子供の学習能力

やがて朝食を果物にするようになってから、午前中に果物よりしつこいものを食べるとどんなに疲れを感じるか、子供たち自身がはっきりと自覚できるようになりました。歳月がたつにつれ、昼食前に果物以外のものは滅多に欲しがらなくなったのです。健康状態が改善されると、よその子供たちがよく風邪をひくにもかかわらず、うちの子供たちは元気でした。「排泄のサイクル」が妨げられず、規則正しく機能していたおかげです。ティーンエージャーになった今でさえ、午前中に果物以外のものを食べることはほとんどありません。

七年前、下の息子が生まれたとき、午前中果物だけを与えることがどんなに良いことか、さらに確信を深める体験をしました。

息子は生まれて以来、「午前中は果物だけ」というこの原則に従ったおかげで、「排泄のサイクル」が妨げられるようなこともなく、鼻汁、耳の痛み、咳などの経験がありません。そうした症状は、ほとんどの幼児が経験し、親たちも日常の出来事としてごく当たり前のことだと考えているものです。

息子は粘液を含んだ老廃物で鼻が詰まるようなことが全くありませんでした。体の中で毎日排泄が完全に行なわれており、鼻を媒介にして老廃物を処理する必要がなかったからです。朝から晩まで胃にもたれるようなしつこい食べ物の猛攻撃を受けている多くの子供たちとは違って、彼の小さな体は老廃物が溜め込まれるようなことがなかったのでしょう。この子は今七歳ですが、穏やかな性格で、背が高く均整が取れ、活力にあふれています。

私の実習コースや講習会で、一緒にこのプログラムを実践している母親たちも同じような子育て体験をしています。朝食をほとんど果物と野菜だけに変えてから、子供たちの健康状態は全面的に改善されだしました。

南カリフォルニアにある、学習能力の劣る子供たちのための学校では、二人の少女が「フィット・フォー・ライフ」のプログラムを始めたところ、著しい進歩を遂げました。教師たちはこの決定的な変化を引き起こした原因を知りたくて、両親のところへ問い合わせてきたそうです。

子供と一緒にこのプログラムを行なうコツは、子供に強制しないことです（このことは、子供っぽい性格の大人にも言えることですが）。強制は人を緊張させてしまいます。その食べ物がどんなに良いものであっても、強制されたり緊張しながら食べたのでは、消化器官が混乱して、食べたものはたいてい消化器官の中で腐ってしまいます。

初めのうちは、フルーツサラダを作って、子供と一緒に特別なお祝いをするような調子で食べるのも一案です。しゃれたランチョンマットの上に、ガラス容器に盛りつけたカラフルなフルーツサラダを載せれば、子供は「特別な日」のような気分になり、大喜びして食べることでしょう。
添加物がいっぱい入った子供向けシリアルの代わりに、蒸した野菜にバターをからめたものや、バターをつけた全粒粉のパンもおすすめです。これで子供たちは、少なくとも本物の食べ物を摂取することになります。〝改善〟は少しずつ行ない、親自身が果物を食べて手本を示せば、子供たちも遅かれ早かれ自然についてくるようになります。

「一日の最初の食事」のガイドライン

1・一日の初めを新鮮な果物か果物のジュースでスタートさせる。ジュースの量は大きめのコップに一～二杯。

2・午前中、空腹を感じたときは、果物を食べる。

3・午前中に取る果物の量の上限は、体が必要とする量によって決定する（個人差あり）。食べたいだけ食べてよい（ただし、二皿以上）。食べすぎたり、食べ足りないことのないように。

4・スイカやメロンは、ほかの果物より先に食べる。

5・特にお腹がすいているときや、やや重量感のあるものが欲しいときにはバナナを食べる。

第17章

フレッシュジュースはエネルギー源の塊

◉ジュースは必ず搾りたてで

このプログラムを進めていくうちに、ジュースがとても重要な役割を果たしていることに気づくでしょう。もちろんジュースとは家庭用のジューサーで搾ったものか、ジュース・バーで注文して作ってもらった搾りたてのジュースのことです。前にも述べましたが、ジューサーのない方はジューサーを買うことを考えたほうがいいでしょう。これが一番経済的な方法です。毎回ジュースを買っていたのでは、ジュース・バーのジューサーに高いお金を払っていることと変わりありません。

何百万人もの人が栄養という名のもと、一様に高価なビタミン剤を飲んでいますが、実は新鮮なジュースほど、優良であり、サプリメント（栄養補助食品）の形態として完全なものはありません。サプリメントへの過大評価が定着してしまった今日、たいていの人はそのことに全く気づいていません。

新鮮な果物や野菜の中には、人間の体にとって必要なすべての栄養がバランスよく含まれています。これらの**栄養は、それが含まれている天然の食品から摂取しない限り、体は利用することができません**。ですから、新鮮な果物や野菜、そして、それから作るジュースを多く取り入れた食事は、体が必要な栄養をすべて含んでいるのです。

ジュースは純粋に自然の食べ物から抽出された液であるという点からしても、手を加えていない天然のままの食べ物の次に優れたものといえます。搾りたてのフレッシュジュース類はメガビタミン（訳者注・大量のビタミンが含まれるビタミン剤）のように、極端に凝縮されたものではなく、いろいろな方法で加工や調合されたものでもありません。本物（手を加えていない自然のままの果物と野菜）と、それから作ったジュースとでは、たいした違いはありません。両方とも、細胞を再生するために活力に満ちた材料を体に与えてくれます。この点で、この二つはまさに長寿のための食べ物だといえます。

ジュースと長寿について知りたいことがある人のために、果物と野菜のジュースの支持者で、一〇九歳という長寿を全うしたノーマン・ウォーカー博士（一〇三ページ参照）の著書を紹介しておきます――『Pure & Simple Natural Weight Control』（邦訳『自然の恵み健康法――野菜とフルーツの自然食』一九九八年、春秋社刊）。

喉《のど》の渇きを癒やすばかりでなく、そのおいしさは満足感を与えてくれるので、次第に炭酸飲料やコーヒー、紅茶、牛乳、アルコールといった有害な飲み物に手を出さなくなっていくのも、ジュースの良いところです。母乳を除けば、幼児や子供にとってジュース以上に良い飲み物はありません。

ぜひ、新鮮なジュースを飲む習慣をつけてください。ほかの飲み物がいろいろと宣伝されていますが、搾りたてフレッシュジュースだけが、本物の活力に満ちたエネルギーを与えてくれる、唯一の飲み物です。

ダイエット飲料は「減量のための飲み物」と称して人々にそれを信じ込ませるため、何百万ドルという莫大なお金が宣伝に費やされています。ダイエット飲料を飲む習慣は、業者《メーカー》のキャンペーンの結果生まれたものです。飲料メーカーの研究所で作られた化学化合物は体の毒を増やすだけであって、毒を取り除く役には立ちません。ダイエット飲料は健康と活力を損なう以外、何もしてくれないことを知るべきです。

飲み物の中で、体重を減らしつつ元気な体を作るのに役立つのは、唯一、フレッシュジュースだけです。そして**果物同様、ジュースは胃が空のときに飲むことです。**ほかの食べ物と一緒にとか、ほかの食べ物を食べた直後に飲むのは厳禁です。**ゆっくりと、そして唾液と混ぜて飲むこと**もお忘れなく。がぶ飲みすると、血液中の糖のレベルを混乱させかねません。

フレッシュジュースの重要性を考えると、自宅用ジューサーを持つことは悪くありません。市場にはたくさんの種類が出回っていますが、推薦できるものだけを二、三紹介しておきましょう。

「チャンピオン」の製品（Champion Juicer）は用途が広く優れたジューサーです。[*1] 使うのも掃除するのも簡便で、質の良いジュースが作れるうえ、ナッツバターや乳製品を用いないおいしいフローズン・

デザートをこしらえることも可能です。「ウルトラマティック」の製品（UltraMatic Juicer）はジュース搾り専用ですが、精度の高い良い器械です。「チャンピオン」より高いのですが、高いだけの価値はあります。[*2]「ナショナル」や「東芝」からは、頑丈で用途が広く、値段も手頃なジューサーが発売されています。また両社とも、丈夫で値段の張らない柑橘類専用のジューサーもあります。

【訳者注＊1】 米国プラスタケット社製のチャンピオン・ジューサーの日本国内での販売元は左記のとおり（医聖《いせい》会会員用価格五万二五〇〇円、税・送料込み。別途入会金一〇五〇円）。

◎医聖会

〒二八九―一二二三　千葉県山武市埴谷一九三二

ＴＥＬ　〇四七五―八〇―七四二二　　ＦＡＸ　〇四七五―八八―四六七七

【訳者注＊2】 ウルトラマティックの日本国内での販売元は、現在のところ確認できていない。

なお、左に紹介するものは低速圧縮型の本格派ジューサーで、低速回転のスクリューで果物や野菜を搾っていくので酵素をこわすことがない。また、葉物野菜も簡単にジュースにできる。

◎「グリーンパワー　しぼるくん」
（税込みで八万円前後から。ネット通販などで購入可）

第18章 エネルギーを浪費しない食べ方

◉肉を味わうのはディナーのときに

体のエネルギーを効率よく使って一日を過ごすための、**「エネルギーの階段」**というものを作りました（三一八ページ参照）。この階段は、さまざまな食べ物をどの時間帯に食べたらいいかを示しています。これを見れば、果物や野菜は一日の早いうちに、イモ類、穀類、乳製品、肉、魚介類などは遅い時間に食べたほうがいいことが分かります。肉、魚介類、乳製品などは一日の作業を終えた後、残っているエネルギーを消化のために集中できる時間に食べたほうが体に負担を与えない、ということです。

もちろん、果物や野菜などは一日のうちのどの時間に食べてもいいのですが、夕方以降に該当する食べ物は、午前中に食べるべきではありません。午前中はエネルギーを消化以外の多くのことに活用すべき時間帯だからです。
一日のスケジュールが普通と異なる場合（例えば夜働いて、日中眠る場合など）、資料はまだ少ししかありませんが、ハーヴィーと私の観察によれば、体のサイクルはやがてそのスケジュールに順応するようになるでしょう。たとえ夜でも起床のあとは果物にして、どうしても肉を食べるときは、仕事を終えてからが体にとって効率的です。
果物と野菜だけ食べ、肉類、穀類、または乳製品を全く取らない日は、体にいつもエネルギー（活力）が満ちていて、最大限に減量ができる日です。「フィット・フォー・ライフ」のメニューは、「エネルギーの階段」に基づいています。

【図3】

「エネルギーの階段」を降りていくような食生活

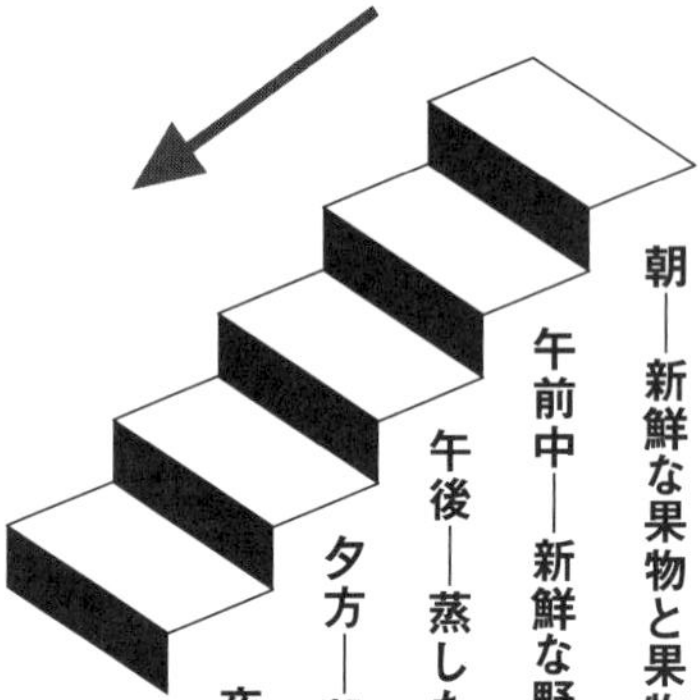

朝——新鮮な果物と果物のジュース

午前中——新鮮な野菜ジュースとサラダ

午後——蒸した野菜、生のナッツ類と種子類

夕方——穀類・パン、イモ類、豆類

夜——肉類、魚介類、乳製品

（訳者注・肉、魚、乳製品類は消化に用いられるエネルギーが最も多い食品で、その食品に含まれるエネルギー量のおよそ七〇％に相当する量が消化に使われてしまう）

第19章

「フィット・フォー・ライフ」のための買い物リスト

◉リストの利用法と食品一覧

食生活を変えた当初、ダイエットの体験者は最も心配だった食べ物に関して、「食べることが許される」ものが山ほどあることを知って小躍りします。「これも食べていいんですか?」という質問があまりにも多いので、買い物リストを掲載することにしました。これによって、「フィット・フォー・ライフ」のプログラムは、いかに自由なものか、よりはっきりとお分かりいただけることでしょう。

食料品を買うとき、ラベルを読んで、化学物質が含まれているものを購入しないようにするのはみなさんの自由意志ですが、間違いなく推薦できるものは食品添加物を含まない食品です。**「体の中に入った化学物質は毒である」**ということを覚えておいてください。

また、冷蔵庫の中をこのリストにあるもので満杯にしようと、週末を費やして一週間分のお給料を使うようなことはしないでください。このリストは、ライフスタイルを変えたとしても食べるものはいくらでもあることに気づいていただくためのものです。あなたにとって必要なものが、ここに挙げられた品目の二〜三点で満たされるのでしたら、それでもいいのです。満たされないときにこそ、次に食べる食品の手引きとして、大いにこのリストを利用してください。

▼果物

多くの果物が、かつては決まった季節にしか手に入りませんでした。今日では、全世界に及ぶ輸入システムのおかげで、以前は季節のものに限られていたバラエティー豊かな果物が一年中手に入ります。それだけ幅広く、異なった栄養の恩恵を受けられるようになったわけです。

あなたが「リンゴ、オレンジ、バナナ」タイプで、それで十分に満足しているのでしたら、それを続けてください。もし、何か新しい味覚を体験したいと思うのでしたら、このリストはすばらしい威力を発揮し、さまざまな料理のアイディアをあなたに与えてくれることと思います。ただし、**果物は決して加熱調理しないこと**。加熱すると、果物のアルカリの性質が酸性に変化してしまいます。

いろいろな種類を挙げましたが、これでもまだすべてを網羅しているわけではありません。とにかくたくさんあるのです。ここに載っていない種類の果物に出会ったときは、それも買い物リストに加えて試してみてください。果物の最大の長所は、どんな種類のものであっても、「すべての果物が体に良い」

ということです。幸運なことに私たちは、すばらしい果物を容易に体に与えられる立場にあるのです。

アンズ　イチゴ　イチジク　伊予柑《いよかん》　オレンジ類　柿　キウイ　キンカン
グレープフルーツ　サクランボ類　ザクロ　スィーティー　スイカ　ソルダム
ナシ類　夏ミカン　ネクタリン(毛なしモモ)　パイナップル　八朔《はっさく》　バナナ　ビワ
ブドウ類　プラム　プルーン　ベリー類　ミカン類　メロン類　モモ　リンゴ類
(アイウエオ順。囲み内以下同様)

▼そのほかの熱帯系果物

グアバ――艶のある楕円形をした緑色の果物。半分に切って緑と紫色をした果肉をスプーンですくい出して食べます。熟したときはやや柔らかめ。冬と春に出回ります。東南アジア原産。

サポジラ――緑色の皮をした丸い果物で、果肉は白いカスタード状をしています。かなり柔らかくならないと熟しません。非常にめずらしい果物ですが、冬に買えます。なお、樹液から取るチクルはチューインガムの原料です。中央アメリカ原産。

チェリモア――「貴族のフルーツ」と呼ばれるハートの形をしたこの緑色の果物は、ワニのような皮をしていますが、中身はプリンのようなおいしいごちそう。櫛形《くしがた》に切り皮を剝がすか、半分に切ってスプーンですくって食べます。冬から春にかけて出回ります。ペルー、エクアドル原産。

パパイヤ——オレンジ系か黄色系の皮でおおわれた楕円形の果物。ハワイ産のものは、普通の人の手ぐらいの大きさです。メキシコ産のものは小ぶりなスイカほどもある大きさですが、味はハワイ産のものに比べてぐっと落ちます。果肉は鮮やかなオレンジ系の色をしています。芯にある黒い種は苦く、食べないようにしてください。一年中出回っています。メキシコ原産。

マンゴー——「果物の王様」とも言われていますが、グレープフルーツサイズの大きくて赤いハイドン種から、楕円形をした黄色いハイチ種までさまざまな種類があります。厚い皮をむき、濃いオレンジ色の果肉を取り出し、スライスするか、丸ごと食べます。中央に大きな種があり、香りのいい果肉がピッタリとついています。晩春から夏にかけて出回ります。南アジア原産。

ライチ——茶系や赤みがかった小さなくるみ状の固い皮におおわれています。皮をむくと、白い汁を多く含んだ果肉があり、中央に茶色の種がついています。アメリカではめずらしく、手に入るのは夏のほんの短期間だけです。たいていは缶詰で生のものはなかなか見つかりませんが、一度味わったら決して忘れられないおいしさです。中国南部原産（訳者注・日本では冷凍のものが入手できる）。

▼野菜系の果物

ここに挙げられたものはよく野菜としてみなされがちですが、植物学上は種を含んでいるために果物として分類されます。野菜系の果物は生のまま、ほかの果物と合わせて食べることができます。例えば、アボカドをバナナやマンゴーと、あるいはキュウリをモモやオレンジ、ネクタリンと合わせます。

また、野菜系の果物は生の野菜や加熱した野菜すべてとの組み合わせも非常にいいのです。パンや米、パスタ、イモ類のようなデンプン質の炭水化物と組み合わせても、消化に負担がかかりません。

理想としては、アボカド、キュウリなど野菜系の果物は加熱料理すべきではありませんが、ハーヴィーと私は、ピーマンだけは時々例外扱いにしています。

何か水分の多いもので甘くないものが欲しいとき、甘い果物の代わりに野菜系の果物を生で食べるといいでしょう。アボカドは長くて一時間ぐらい胃の中に留まっていますが、アボカド以外の野菜系の果物はどれも皆、消化が速いので、ほかの果物と一緒に食べても大丈夫です。

アボカド　キュウリ　トマト　ピーマン

［訳者注］トマトの加熱調理について

トマトは加熱すると強い酸を形成するという難点があるが、その反面加熱したほうがその中に含まれるファイトケミカル、リコピンをずっと多く摂取できることが原書の出版後に明らかになっている。加熱のプロセスによって、トマトの繊維細胞の壁がこわされ、中に閉じ込められているリコピンが放出されやすくなるからだ。リコピンは強力な抗酸化作用があり、ガンの成長を抑え、健康な人をガンから守ってくれるものだ。トマトソースをかけたパスタやトマトスープを食べるときは、山盛りの緑のサラダを添えれば加熱によって生じたトマトの酸を中和するのに役立つ。

▼ドライフルーツ

ドライフルーツはとても凝縮された食品なので、食べる量は控えめにしてください。糖度の少ない果物の甘さを増すために、ドライフルーツを少量一緒に取るといいでしょう。サルファ剤（訳者注・病気治療に使用される化学療法剤）を添加して乾燥させたドライフルーツは買わないでください。すすめられるのは、天日乾燥させたものだけです。

アプリコット　イチジク　クコの実　スグリ（カランツ）　デーツ（ナツメヤシの実）
ナシ　パイナップル　バナナ　パパイア　プルーン　マンゴー　リンゴ　レーズン

［訳者注］
自然食品の店で販売されているが、ない場合は巻末（五四二ページ参照）に掲載した取り扱い店で購入可能。

なおアメリカから個人輸入することも可能で、価格はおよそ国内の三分の一ほどだが、別途送料がかかる。カタログ請求は左記宛に。

◉Jaffe Bros. Inc.: P. O. Box 636 Valley Center C.A. 92082-0636 U.S.A.
TEL (760) 749-1133　FAX (760) 749-1282　e-mail : JB54@worldnet.att.net

▼野菜

野菜は新鮮なものを買うことをいつも心がけてください。新鮮なものが手に入らない場合は冷凍ものを使います。

アーティチョーク(朝鮮アザミ)　アサツキ　アシタバ　アスパラガス　アマランサス
インゲン　ウド　エシャロット　枝豆　エンダイブ　オカヒジキ　オクラ
カイワレ菜　カブ　カボチャ　カラシ菜　カリフラワー　菊　キニラ　キャベツ
京菜　グリーンピース　クレソン　ゴボウ　小松菜　サヤエンドウ　サントウ菜
シシトウガラシ　シソの葉　春菊　ショウガ　白ウリ　ズイキ　スカッシュ
ズッキーニ　セリ　セロリ　ゼンマイ　ソラマメ　タアサイ　大根　高菜
タケノコ　タラの芽　チンゲン菜　ツクシ　蔓菜《つるな》　ツルムラサキ　ツワブキ
トウガラシ　冬瓜《とうがん》　トウモロコシ　ナス　ナズナ　菜の花　ニガウリ　ニラ

ニンジン　ニンニク　ニンニクの芽　ネギ類(タマネギ、長ネギ)　野沢菜　ノビル
白菜　ハス　パセリ　ハヤトウリ　ビート(ビーツ)　広島菜　フキ　フダンソウ
ブロッコリー　ホウレンソウ　まびき菜　ミツバ　ミョウガ　芽キャベツ
モロヘイヤ　ヤマゴボウ　ユリ根　ヨモギ　ラッキョウ
ラディッシュ(ハツカダイコン)　リーキ(ポロネギ)　レタス類(サニーレタス、サラダ菜、
プリーツレタス、リーフレタス、ロメインレタス)　ワケギ　ワサビ　ワラビ

[訳者注] レタス類に関して

日本で一般的に知られている丸い黄緑色のレタスばかりでなく、もっと緑の濃いリーフレタス、プリーツレタス、サラダ菜、そして葉先がえび茶色をしたサニーレタスなど、いろいろな品種を使うとよい。アメリカでは、レタスといえばロメインレタス（日本ではコスレタスとも呼ばれている）が人気ナンバーワン。それは栄養価の点で格段の差があるからだ。普通のレタスと比べてみると、ビタミンAは五・八倍、カルシウムは三・四倍、ビタミンCは三倍、鉄は二・八倍、カリウムは一・五倍も多くの量がロメインレタスには含まれている。

日本でも最近は大手のスーパーで見かけられるようになったが、外側の肉の厚い葉を何枚も剝がして芯の柔らかいところだけしか店に並べていないのはどうしたことだろうか。この

外側の部分にこそ、栄養が豊富に含まれているのだ。ロメインレタスはぜひ畑で成長した姿形のまま店頭に並べるようにしてほしい。緑の濃い野菜は、カルシウムや鉄の宝庫なのだから。

▼発芽食品

アルファルファ　豆モヤシ（大豆、緑豆）

▼乾物類

寒天　干瓢《かんぴょう》　キクラゲ　切り干し大根　葛《くず》　春雨　麩《ふ》　干し椎茸《しいたけ》

▼きのこ類

榎茸《えのきたけ》　椎茸　シメジ　ナメコ　初茸《はつたけ》　平茸《ひらたけ》　袋茸《ふくろたけ》　舞茸《まいたけ》　マッシュルーム
松茸《まつたけ》

▼海藻類

荒布《あらめ》　岩《いわ》のり　恵胡《えご》のり　海髪《おごのり》　川《かわ》のり　昆布《こんぶ》　水前寺《すいぜんじ》のり　天草《てんぐさ》　鶏冠《とさか》のり
ヒジキ　布《ふ》のり　松藻《まつも》　モズク　ワカメ

▼イモ類

キクイモ　サツマイモ（金時、紅あずま）　サトイモ　ジャガイモ（男爵、メイクイーン）
ヤツガシラ　山のイモ（イチョウイモ、ジネンジョ、長イモ）

▼ナッツ（木の実）類

ナッツ類はすべて、生で食べます。生の状態にあるとき、ナッツ類には多くの栄養が凝縮して含まれていて、体はそれらを完全に利用できるからです。タンパク質（良質なアミノ酸）やカルシウムを取るのにナッツ類を利用すると、乳製品や肉、魚介類などを利用するのと違って有害な残留物を体内に残すことがありません。

ただ、タンパク質源としてのナッツは、果物や野菜よりも分解するのに手間がかかります。非常に凝縮された食品であることを忘れないことです。したがって、食べすぎは禁物です。また、炒《い》ったナッツは体の組織を酸性に変化させてしまうため、甘栗など炒ったものを食べたのでは何にもなりません。生のナッツは天然の脂肪のすばらしい供給源になってくれます。

【訳者注】

ナッツ類や次項の種子類の摂取量は、年齢・性別・個人の代謝能力などによりさまざまだが、だいたいの目安としては三〇～八〇グラム。十分な量の野菜サラダと合わせて取る。

アーモンド　カシューナッツ　ギンナン　クリ　クルミ　ココナッツ（生または乾燥、ただし甘く味つけされていないもの）　ピスタチオナッツ　ブラジルナッツ　ペカンナッツ　マカデミアナッツ　松の実

注意 食事のときにナッツを食べる場合は、ほかの凝縮食品（肉、魚介類、卵、乳製品、穀類、イモ類、豆類）は食べないようにしてください（訳者注・クリとギンナンは炭水化物を多く含むため、栗ご飯や銀杏ご飯のように、穀類と合わせても問題はない）。

▼種子類

ナッツ同様、種子類も凝縮されたタンパク質の供給源です。決して炒らずに、生で少量食べます。ほかの凝縮食品と合わせて食べてはいけません。

カボチャの種　ケシ　ゴマ　ヒマワリの種

▼種子類のバターとナッツバター

炒ったものは体の組織を酸性化させてしまうため、生のものがおすすめです。消化がよくなされるように、ナッツバターは野菜と一緒に組み合わせて食べます。水を加えて攪拌《かくはん》すると、おいしいディップ（クリーム状のソース）ができます。なおピーナッツは、実はナッツ類ではなく豆類で、ピーナッツバターはナッツや種子類のバターよりも消化に手間どります。

アーモンドバター　カシューバター　ゴマバター（練りゴマ）　ヒマワリの種のバター

【訳者注】

無塩で生のナッツや種子類、および種子類のバターとナッツバターは自然食品の店で販売されている。また、巻末（五四二ページ）に掲載の取り扱い店やJaff Bros. Inc.（三二五ページ参照）でも通信販売にて入手可能。

日本では、クルミを除くナッツ類を生で食べる習慣がないため、無塩で生のものは主として洋菓子の材料に使われる程度で、価格も高すぎるので、アメリカから個人輸入するのが最善の入手法と思われる。バター類は米国製のチャンピオン・ジューサー（三一四ページ参照）を使えば家庭でも簡単に作れる。

▼穀類

アワ　オートミール　大麦　キビ　蕎麦《そば》　ハト麦　ヒエ

［クスクス］穀類と思われていますが、実はセモリナ（訳者注・硬質小麦の胚乳部分から製造する粒状デンプン）、小麦、水、塩で作られている細かいパスタ。加熱調理して乾燥させてあるので、使うときに再び水で戻します。食べ方はさまざまです。

［クラッカー］全粒粉（ホールウィート）で作られているもので、化学添加物・砂糖・保存料を含まない種類のものが理想的です。

［粉類］

全粒小麦粉（ホールウィート・フラワー）　ペストリー用の全粒小麦粉
ひき割り（粗びき）小麦粉　ひき割りトウモロコシ＝コーンミール（黄色、白）　葛《くず》粉
グラハム粉　玄米粉　蕎麦粉　ライ麦粉　糯《もちごめ》米粉

［米］

赤米　黒米　玄米　胚芽米　バスマティライス　糯玄米　ワイルドライス

［シリアル］（砂糖・黒蜜・添加物などを含まないものが好ましい）

グラノーラ（エネルギーバーとも呼ばれる。甘味料を用いていないか、またはハチミツを用いたもの）

【煎餅】（どうしても食べたければ、白米より玄米で作られたもので、塩・醬油が極力少ないものを、野菜、またはサラダと一緒に食べる。お茶と一緒におやつにしない）

【チップス】（どうしても食べたければ、良質で低塩または塩を含まないものを、野菜、またはサラダと一緒に）

【麺類】

うどん（全粒粉のもの）　全粒粉パスタ類（自然食品の店や輸入食料品店にある）

そうめん（全粒粉のもの）　蕎麦（蕎麦粉一〇〇％のもの、またはつなぎにジネンジョを使用したものが好ましい）　野菜入りパスタ類

ラーメン（梘水《かんすい》〈中華そばを作るときに用いる炭酸水〉の入っていないものが望ましい）

【パン類】（全粒穀物やトウモロコシの粉を原料にしたものが好ましい）

玄米パン　コーン・トルティーヤ*　コーン・マフィン　全粒粉のトルティーヤ*
全粒粉のパン　蕎麦粉のパン　チャパティ　ピタブレッド　ブラン・マフィン
ライ・ブレッド

［訳者注］
＊印は輸入食料品店で販売されているが、家庭でも簡単に作れる（四〇〇ページほか参照）。

［餅］

あわ餅　きび餅　玄米餅　よもぎ餅

［訳者注］穀類についての補足
米、パン、麺類について、日本の読者は次の点を心得ていてほしい。
白米、白いパン、精白された小麦粉を原料にした麺類は、炭水化物以外の栄養（ビタミン、ミネラル、ファイトケミカル）や食物繊維に欠けている。アメリカでは、このような食品は**エンプティー・カロリー（カロリー以外は空っぽ）食品**と呼ばれ、敬遠される傾向にある。

これらの食品には、消化・吸収・利用という一連の栄養摂取の作業を行なうのに必要な栄養素が精製過程で失われているため、作業をこなすための栄養を、体に蓄積された分から奪ってこなければならない。エンプティー・カロリー食品を常用していると、こうした栄養素が慢性的に不足するようになり、体はさらにこうした栄養を求めて必要以上に摂取し、肥満という悲しい結末に至る。

また食物繊維の摂取量が不足していることは、アメリカも日本も同様に深刻な問題である。精製されていない穀類から食物繊維を豊富に取ることは次のようなことに役立つ。①便秘予防。②腸内の有用菌を増やすと同時に悪玉菌を減らし、腸内を健康に保つ。③大腸ガンの予防。④さまざまなビタミンや天然の抗生物質の製造。⑤コレステロール値を下げる。⑥減量。⑦食べすぎの予防。

アメリカでご飯といえば、玄米（ブラウンライス）のほうがポピュラーで、ニューヨークの中華料理店の半数が玄米を出しているほどである。

玄米は特別な圧力釜がなくても、手持ちの鍋でおいしく炊くことができる（三三九ページ参照）。

消化が悪いという人もいるが、米の二～二・五倍の水で柔らかく炊くか、フード・プロセッサーやミルで粉にしてから玄米粥にすれば、その問題は解決できる。ゆっくりとよく嚙み、唾液と十分混ぜ合わせれば消化不良の心配はなくなる。穀物の消化酵素プチアリン（唾液アミラーゼ）は唾液の中に含まれているため、ご飯を嚙むことは消化をより良く行なううえで非常に大切なことである。

　玄米、胚芽米、白米に含まれる栄養価を食品成分表で比較すると、玄米が最も優れていることは一目瞭然。白米は食物繊維をほとんど含まないため、玄米に比べて消化が早く、急激に血液の中を糖の洪水にしてしまう。体はそれを修正するため、膵臓をフル回転させて糖代謝に必要なインスリンを製造し分泌する。その結果、中年を迎える頃には膵臓が疲れ果ててしまい、糖尿病と診断される人が多い。日本人が白米を主食にしていることと、日本人の六・三人（予備軍を含む）に一人がこの病気と闘っているという事実とは密接に関連している。それでも白米から玄米へ替えることはとてもできないという人は、せめて胚芽米に替えるといい。

　また、白米より農薬が多く含まれるという理由で、玄米を敬遠する人がいる。こういう人に限って、肉や魚からたっぷりと農薬が摂取されていることに気づいていない。赤身肉・魚介・鶏肉中の残留農薬は穀類の三五倍、乳製品の場合は一四倍もあるのである（ジョン・ロビンズ『Diet for A New America』（邦訳『エコロジカル・ダイエット――生きのびるための食事法』一九九二年、角川書店刊、品切れ中）より）。

　一九九九年五月には、鶏肉に含まれるダイオキシン濃度があまりにも高かったことにより、ベルギーで鶏肉の販売が禁止されている。

もちろん無農薬の玄米を使うのが理想的だが、無農薬でなくても白米よりはるかに健康にいい。玄米は食物繊維を多く含んでいるため、腸内にある老廃物の排泄を活発にするのに役立つ。農薬をはじめさまざまな食品添加物に含まれる有害な発ガン性物質を、いち早く体外に排泄するよう、腸の動きも活発になる。

一方、白米の繊維質は玄米の五分の一。腸壁にへばりつき、腸の動きを緩慢にしてしまう。腸が動かないため便秘を引き起こし、農薬や化学添加物などの有害物質の排泄が遅れるため、これらのものが体内に吸収され、脂肪組織の中に溜め込まれることになるのだ。

すべての穀類にはリンが非常に多く含まれている。体内にリンを多く取り込むことは、体内のリン対カルシウムのバランスを崩し、カルシウム不足を助長することになる。たいていの日本人が現在常食にしている白米や白い小麦粉製品は、カルシウムがほとんど失われたものである。これを常食していることと骨粗鬆症《こつそしょうしょう》とは密接に関係している。

「玄米はリンを多く含むため、カルシウムとのバランスが悪い」という理由で、玄米をすすめない栄養士もいるようだが、玄米を食べるとき、カルシウムを豊富に含むヒジキ、緑葉野菜などと一緒に取れば、この問題も容易に解決できる。カルシウムの宝庫といえるゴマは、タンパク質食品だが、大さじ二杯（カルシウム含有量三六〇ミリグラム）程度なら玄米と合わせて取っても消化に負担はかからない。

最近、健康志向型の人々は、パンを選ぶときに、「国産一〇〇%、無農薬、無漂白」の小麦を原料にしたものにこだわっているようだが、白く精製された小麦粉で作られたパンも、白米と同様にエンプティー・カロリー食品である（無漂白と無精製との混同に注意）。

テキサス大学医学部のロジャー・ウィリアムス博士が行なった実験によると、市販の白いパンを与えたネズミは、六〇匹中四四匹が栄養不足で死亡し、残りのネズミも発達が悪かったという。

アメリカでは、白いパンよりも全粒粉を用いた茶色っぽいパンのほうが広く普及していて、どのスーパーのパン売り場でも棚の半分以上を占めている。

レストランでトーストやサンドウィッチを注文すると、必ず「全粒粉（ホールウィート）かそれとも白いパンにするのか」と尋ねられる。日本でも近頃は、手作りベーカリーの店がほうぼうにでき、全粒粉一〇〇％のパンを焼く店も出てきた。ピタブレッドやチャパティも同様に、街のベーカリーで焼いているところが多くなっている。

トルティーヤは輸入食料品店にあるし、通信販売も可能だ。また家庭でも簡単に作れる。イースト入りのドウ（パン生地）に砂糖やバター、卵、チーズをふんだんに使ったペストリーよりもずっとヘルシーなので、みなさんに頻繁に利用していただきたい（レシピは四〇四ページ）。

うどんやそうめんは全粒粉のものが自然食品の店で売られている。

ラーメンは梘水（中華そばを作るときに用いる炭酸水）や保存料などの添加物を含まないも

のを選ぶこと。

スパゲティやマカロニなどのパスタ類は全粒粉一〇〇%のものが輸入食料品店で売られている。

外食の多い人は、店で出されるご飯・パン・うどんが、すべて高度に精製されたもののため、このプログラムに従うことをやめてしまうことが多い。こうしたケースでは、精製穀類に失われているビタミンやミネラルを補うことを心がけ、サラダや野菜炒め、野菜の煮物、お浸しなど野菜料理を必ず一緒に取ればよい。最近では玄米や、胚芽米、全粒粉のパンを出す自然食派のレストランも増えてきているので、そういった店を探すのも新しい食生活の中でのお楽しみの一つとなることだろう。

[玄米の炊き方]

・玄米　一カップ
・水　二〜二・五カップ

――玄米を洗って、蓋《ふた》が重めの鍋（ステンレスの多重層鍋、ホウロウ、ガラスなど）に水とともに入れる。中火にかけ、沸騰してきたら、ごく弱火にして三五分間炊き、一〇分間蒸らす（炊く前に数時間水につけておくほうが、おいしく炊き上がる）。

▼豆類

小豆《あずき》　枝豆　キドニービーンズ　金時豆　黒豆　大角豆《ささげ》　白インゲンマメ
ソラマメ（阿多福豆《おたふくまめ》、フキ豆）　大豆《だいず》　トラ豆　雛豆《ひよこまめ》　斑《ぶち》インゲンマメ
ホシエンドウ　緑豆　ライマ豆　レンズ豆

▼大豆製品

雪花菜《おから》　高野豆腐《こうやどうふ》　大豆バーガー　豆乳　豆腐（天然ニガリを使用し、凝固剤、消泡剤、乳化剤を含まないもの）　納豆　湯葉《ゆば》
（油揚げ、生揚げ、がんもどきなど高温の油で揚げた食品は、老化促進、消化不良、動脈硬化、ガンの原因となることが明らかにされているため、常食しないほうがいいでしょう）

▼乳製品

すべての乳製品について言えることですが、可能な限り、殺菌されていないもの（つまり生のままの

もの）を選んで摂取してください。生の乳製品と殺菌されているものとの比較について、医学界でも関心が持たれていますが、この論争は科学的というより営利追求の性質に近いものです。乳製品については、今日未解決になっている問題が多く残っています。殺菌された乳製品を摂取しないほうが健康状態がずっと良くなることは、多くの人々が確認しています。

サワークリーム　白いチーズ（黄色いチーズは着色されているため避けること）　生クリーム
バター　ヨーグルト（牛乳または山羊《やぎ》乳から作るプレーン・ヨーグルト）

▼肉および魚介類

飽和脂肪を多く含む豚肉は、最も好ましくない肉といえます。ワースト二位が牛肉で、三位にダック（アヒル）が入ります。燻製《くんせい》や塩漬けにした肉や魚（フランクフルトソーセージ、ソーセージ、魚の燻製など）は、どんなものでもすすめられません。あえて肉を食べるときは、自然放牧された牛、豚、鶏の肉を買ってください（寄生虫の心配があるため、肉や魚は生で食べないこと――［訳者注］次ページ参照）。また、魚は缶詰の魚より生か冷凍のものを買うことです。

［訳者注］

肉・魚介類に限らず、干物、塩蔵品、蒲鉾《かまぼこ》などの練り製品もおすすめできる食品ではない。塩ばかりか防腐剤、発色剤、着色料のほかさまざまな化学物質が多量に含まれていて、それらは発ガン性の毒物であることがはっきりしているからだ。これらの毒物はどんなことをしても私たちの体が使用できるものではないのだ。

また、著者が魚は生で食べないようにと言っているのは、アメリカの場合、一般的に日本ほど新鮮な魚が手に入らないからである。ただし、いくら新鮮な魚でも、魚介類はすでに述べたように環境汚染物質の宝庫であることを忘れないでほしい。

養殖されたものには抗生物質などの化学物質も含まれている。魚肉が制限されると食べるものがなくなってしまう、と嘆かないでほしい。食べる量を減らし、毎日食べなければいいのだ。本書のプログラムに従えば、それが簡単に可能になることが分かるだろう。

▼油類

できれば精製されていない、低温圧縮法によって抽出されたものを選んでください。

オリーブ油(好みのメーカーの低温圧縮のものか、一番搾りのもの。値段に幅があり、多くの種類が出回っているが、「エキストラバージン」が最も優れた等級で、たいてい低温圧縮法で抽出されている)
キャノーラ油　コーン油　ゴマ油　ピーナッツ油　紅花油

▼サラダ・ドレッシング

砂糖・酢・化学物質の含まれていない純粋なものを選んでください。市販のものは、たいていこれらのものが含まれているため、自分で作るのがベストです。

▼調味料など

ウスターソース(保存料・化学調味料・砂糖を含まないものが望ましい)
梅干し(優れたアルカリ性食品。ただし添加物を含まず、低塩のものを選ぶ)
オイスターソース(保存料・化学調味料・砂糖を含まないものが望ましい)
オリーブ(酸性の保存料や酢を含まないもの)

片栗粉
カレールウ（保存料・食品添加物・砂糖を含まないものが望ましい）
塩（天然の海の塩〈海塩〉を選ぶ）
塩の代用品（化学調味料を含まないもの。とろろ昆布や昆布を粉末にしたものは、すばらしい塩の代用品）
シーズンド・ソルト（調味塩）
醤油、たまり醤油（天然醸造のものでアルコールを含まないもの）
漬け物（自家製のものがベスト。保存料を含まず、低塩のものが望ましい）
バーベキューソース〈焼き肉のたれ〉（保存料・化学調味料・砂糖を含まないものが望ましい）
ピクルス〈ディル入り〉（保存料を含まないもの）
［訳者注］和風の漬け物も同様に、保存料や着色料・人工甘味料・アミノ酸の表記のない商品が理想的。
マスタード
マヨネーズ（砂糖を含まないもの）
味噌（天然醸造したもので、保存料を含まないもの）
みりん（米から天然醸造したもので、アルコール・砂糖を含まないもの）
野菜ブイヨン〈野菜スープの素〉（デパート、大手食料品店、自然食品店で購入可能）

ワサビ(生のものがベスト。チューブ入りを使う場合は、食品添加物を含まないものを選ぶこと)

[訳者注]

だしの素、めんつゆ、市販のサラダドレッシングは、砂糖をはじめ、さまざまな添加物が入っているため、「フィット・フォー・ライフ」の調理では使用しない。だしは自分で取る。なお、巻末(五四二ページ参照)に掲載している自然食品店には化学添加物や砂糖を含まない調味料類がそろっている。

▼ハーブ類

オレガノ　カリの葉(ニーム)　コリアンダーの種　サマーサボリ(キダチハッカ)
シラントロ(コリアンダーの葉)　セージ　セロリーシード　タイム　タラゴン
チャービル　ディルウィード(イノンドの草)　ディルシード(イノンドの種)
バジル(バジリコ)　パセリ　フェンネル(ウイキョウ)
ベイリーフ(ローリエ)　ペパーミント　マジョラム　ローズマリー

▼香辛料

赤トウガラシ　阿魏《あぎ》（オオウイキョウ）　オールスパイス　カイエン　カルダモン
カレー　クミン　クローブ　胡椒《こしょう》　コリアンダー　サフラン　シナモン
ターメリック　粒マスタード　ナツメグ　パプリカ　メース

▼甘味料

黒糖　デーツ糖　ハチミツ（注）　メープルシロップ

（注）生のもの。アメリカではハチミツは、法律上摂氏七一度まで加熱しても、「天然」と称することができるが、五四度で酸性に変化してしまうので、体内では無用の食物になってしまう。

［訳者注］「フィット・フォー・ライフ」のプログラムが白砂糖を使わない理由

白砂糖は決して使わないでほしい。白く精製された白米や白い小麦粉と同様、白砂糖も全くのエンプティー・カロリーである。高度の精製過程で、ビタミン類のすべてとミネラルのほとんどを失っているため、白砂糖を使用した食品をいくら食べても体は満足せず、つい食べすぎてしまうのが落ちである。**減量をめざす人にとって大敵であるばかりか、虫歯、骨粗鬆症、低血糖、糖尿病、免疫機能低下、小児マヒなど、さまざまな健康上の弊害をもたらす**ものである。

菓子類は言うに及ばず、ソーダやコークなどの清涼飲料水、調味料、パンをはじめとした加工食品に、多くの白砂糖が使われている今日、白砂糖の過剰摂取と、ＡＤＨＤ（注意欠陥・多動性障害）といわれる反抗的な子供との間には、密接な相関関係があることが、アメリカの医師や学者たちの間で指摘されている。

精神の働きを正常に保つのに必要なビタミンＢやカルシウムが、白砂糖処理の仕事に追われ、必要量を使い果たしてしまうからだ。親への反抗、家庭内暴力、いじめなどの問題は、白砂糖を多く含むジャンクフード（菓子類、清涼飲料類、加工食品、調味料）の摂取量とその増加曲線を一にしている。

ある研究によると、薬に頼らなくてもこれらのジャンクフードを与えなければ、子供たちは落ち着きのある穏やかな性格に劇的変化をとげるそうだ。アメリカ社会に凶悪な犯罪や離婚が多いことと、白砂糖の過剰摂取との関連性を主張する学者たちも多い。そのため、健康に注意を払っている人たちは、白砂糖を精神に異常を起こさせる白い毒物の仲間と解釈している。

日本料理の味つけに、甘味料は欠かせない。そこでどうしても甘味料が必要なときは、純粋のメープルシロップをすすめたい。もし手に入らなければ、デーツを刻んで使うといい。それもできない場合は、天然醸造のみりん、黒糖、粗糖を使用する。ただし、これらの甘味料も決して自然界に存在するものではない。「フィット・フォー・ライフ」のプログラムでは、砂糖を使わない野菜料理や豆のレシピが多数紹介されている。どれも日本人の味覚を十分に満足させてくれるものばかりである。

▼茶

緑茶（有機農法によるものを選んでください。カフェインの量は、コーヒー、紅茶より少ないのですが、飲みすぎに気をつけること。水分を多く含む、七〇％が果物と野菜で構成されている食事を取るようになると、喉《のど》が渇かなくなります）

健康茶　ハーブティー

第20章

サラダ・パワーとその無限の魅力

◉「主食はサラダ」がエネルギー増、体重減を導く

サラダをメインディッシュ（主食）にして食べます。

この方法は、理想的なライフスタイルと減量を目標としているこのプログラムの中で、最も斬新であり、最も心躍る出会いの一つです。今日からでもすぐに取り入れられるほど非常に簡便な方法なので、ハーヴィーと私が指導した人々にとって、減量と健康増進への大きな助けとなりました。

「メインディッシュのサラダ」は、誰にでも十二分に満足してもらえるはずです。作り方が実にやさしいということが分かると、こしらえるのも楽しくなります。あなたの工夫次第で、サラダの素材をすべて水分を多く含んだものにしたり、組み合わせを原則内で変えてみてもいいのです。どれもすばらしい

ごちそうになることでしょう。単なるサラダ作りの背景にも、芸術とも言えるこうした「フィット・フォー・ライフ」の基本哲学があるのです。

この方法だと、食べているものの大部分が、生きている新鮮野菜で構成されるようになります。サラダにどんなものを加えても、サラダの大部分はなおも生きているのです。これがこの料理の最たる強みです。サラダに加えるものはどれも正しい組み合わせになっており、新鮮な生野菜が主役なので早く消化され、体に負担がかからないのです。

何年もの間、私たちはさまざまなサラダを作り、常にアイディアを加えてきましたが、いまだに新しいレシピを思いつくほどです。基本のレシピはありますが、発想は自由であり、「可能性は無限」なのです。

これまで作ってきた中で私たちが最もおいしいものとして自選した七つのサラダを紹介します。この七つのスペシャル・サラダは、人気のある食べ物を各種取り入れています。これからの四週間の夕食は、**「地中海風ライスサラダ」**（三九六ページ参照）、**「カレー風味のチキンサラダ」**（四〇三ページ参照）、**「〝ポテト大好き！〟サラダ」**（四一一ページ参照）、**「ステーキ党のサラダ」**（四一五ページ参照）、**「カリフォルニア・トスタータ」**（四二二ページ参照）、**「農場の野菜サラダ」**（四三一ページ参照）、**「広東風シーフードサラダ」**（四四三ページ参照）のような全く新しいメニューで構成されることになります。

工夫を凝らして完璧なサラダを作る過程で、素材の中にお気に入りの食べ物を加えることほど楽しいことはありません。こうして出来上がったサラダを食べてみて初めて、本当のサラダの食事とはどのようなものかを体験したことになるのです。

「メインディッシュのサラダ」について驚くべきメリットはまだあります。作るのにほとんど苦労しないのに、結果が驚異的なのです。体重は減り、体調が良くなり、新しいライフスタイルを経験しているというときめき……。

さらには、お金がかかりません。友人を招き全員が満足するまで食べられるようなディナーを考えたとしても、実に経済的に用意できることを知って驚くことでしょう。

サラダが残ったときには、一晩置いておいても大丈夫。でも残るようなことはめったにありません。

「フィット・フォー・ライフ」のサラダはどれも、減量と健康をめざす人に「莫大な効果」を与えてくれるものです。

「フィット・フォー・ライフ」の四週間のメニューの中で、「メインディッシュのサラダ」は重要位置を占めています。そのため、どのサラダにも快適にかつ速やかに減量し、最高の気分になるための工夫がなされています。このメニューを利用してサラダを楽しんでください。作るのはいたって簡単なのに、常に満足して食卓から離れることができるのは、大きな喜びです。どのサラダも食欲をそそりおいしいものばかりです。お腹いっぱいにしてくれるうえに、減量にも拍車がかかります。

なお「メインディッシュのサラダ」はいずれも、ほかの日の夕食のメニュー、あるいは別の「メインディッシュのサラダ」とのさしかえが可能です。

◉サラダ・バーはこうして利用する

　サラダ・バーはうまく利用すれば健康と正しい体重を維持できる食事として、強力な味方になってくれます。しかし、生の魚肉や加熱調理したものなど、さまざまなものが含まれていることがあり、サラダ以外のものばかりを、皿に盛ってテーブルへ戻ってくることにもなりかねません。

　シュリンプサラダ、ポテトサラダ、チキンサラダ、マカロニサラダ、ニシンの酢漬け、ガーリックトーストなどを山のように盛りつけている若い人たちをよく見かけます。その人たちが、「ここのサラダはほんとにすごいわね」などと言っているのを耳にすると、私は「サラダはいったいどこにあるの?」と問いただしたくなるのを我慢しなければなりません。その人たちが食べているのは、「サラダ」ではなくて、ドレッシングであえたスモールガスボールド（訳者注・肉、魚介、チーズ、野菜の混在したバイキング料理）といえるものなのです。

　どこのサラダ・バーに行っても「体にとって本当に良かった」と満足して立ち去れるためのアドバイスがあります。

　まず取りに行く前に、その食事で「何を組み合わせるか」を決めること。サラダ・バーに何が並んでいるか全体を見渡します。サラダ・バーで食べ物をうまく組み合わせるには、無計画に取り始めるよりも「何が取れるか」を知ることが肝心です。

　並んでいるサラダ類、あるいはサラダ製品の中には、マカロニサラダ、クルトン、シュリンプサラダ、カニサラダ、またはチキンサラダのような凝縮食品から作られているものもあります。付け合わせにチーズも用意されているかもしれません。肉またはチーズのようなタンパク質食品を食べることに決めたら、豆類、パン、イモ類、またはマカロニサラダのような炭水化物食品はすべて取らないようにすべきです。

反対に、豆のサラダかポテトサラダ、またはパン、あるいはそれらを全部少しずつ食べたいのなら、タンパク質食品はすべて取らないことです。

繰り返しますが、**タンパク質食品と炭水化物食品を同時に食べると、消化は正しく行なわれません。一つのタンパク質食品と別のタンパク質食品を一緒に食べるのも好ましくありません。**ただし、食事の中で水分を多く含む食べ物のほうが圧倒的に多くなっていれば、豆とクルトンのように同時に食べても大丈夫です（二種類以上の炭水化物食品同士の組み合わせも理想的とは言えませんが）。凝縮食品を食べるときには（それがどんな凝縮食品であっても）、サラダの素材の大部分を必ず水分の多い野菜にすることです。

ところで、サラダ・バーに新鮮なフルーツサラダや果物が並んでいたら、ぜひ、野菜サラダを食べる前に果物を少し食べましょう。ただし、その前の三時間以内に、果物以外のものを何も食べていない状態で胃が空になっている場合に限ります。果物を食べたあとは二〇分ぐらい待ち、フルーツサラダや果物が胃を通過してから野菜サラダを取りに行ってください。

私たちは、「サラダ・バーではドレッシングをどう選べばいいのですか？　サラダ・バーにあるものは、砂糖・食品添加物・酢が入ったものではないのですか?」といった質問をよく受けます。

残念ながら、実態はまさしくそのとおりで、多くのサラダ・バーがそうしたドレッシングを置いています。しかし、これはそんなに重大な問題ではありません。解決策がいくつかあるからです。

まず、多くのサラダ・バーには、櫛形《くしがた》に切ったレモンやオイルが用意されているので、「レモンのドレッシング」や「オイルとレモンのドレッシング」を自分で簡単に作ることができます。また多くのサラダ・バーが多種類にわたるドレッシングを選べるようにしてあります。その中の一つぐらいは受け入れられるものもあるでしょう。

どんなドレッシングがあるか分からないサラダ・バーへ行くときには、気軽に自分のドレッシングを持参する人たちが何人もいることを、私は知っています。私も、馴染みのないサラダ・バーへ行く途中、こちらが望むドレッシングがない場合のことを考え、自然食品の店に立ち寄って安全なドレッシングを買うことがよくあります。

サラダ・バーに立ち寄るときのために、毎日アタッシェケースにドレッシングの入った小瓶を詰めている若い人たちのことも知っていますが、そこまですることもないでしょう。このプログラムを実践する中での最悪な行動が、サラダにあまり好ましくないドレッシングをかけるといった程度なら、やがてみなさんが八〇歳になっても、テニスができるくらいの健康を保っていられることでしょうから、ドレッシングのことは、さほど深刻に考えるには及びません。

サラダ・バーは時宜を得て現われたアメリカの新しいタイプのレストランです。世界の人々をジャンクフードを消費する習慣へと導いてきたこの国が、今、その傾向をサラダ・バーというはるかに好ましい方向へ向けたことは、うれしいことです。サラダ・バーは、食べるという体験の中で、個人個人が多くの独創性を発揮するチャンスを与えてくれる素敵な場所となるのです。生きた新鮮な食べ物が豊富に並んでいるサラダ・バーでの食事は、「健康、美しさ、清潔さ」といった体に対する感覚を強めてくれ、こうした食事をしていれば、自然に健康美と清潔感が全身からあふれ出てくるようになります。

〔訳者注〕アメリカの最新サラダ事情

この章を読み、多くの人は「サラダを主食にするなんて」と奇異に思ったかもしれないが、アメリカでは今、健康を求める人々の間で、サラダは最もトレンディーで人気のある食べ物として定着している。

サラダ・バーはオフィスビルの地下や街の至る所にあり、お昼どきになると、ベジタリアンだけでなくお腹を突き出したビジネスマンや太めのOLたちが、色とりどりの生野菜や果物の前で長い行列を作っている。その野菜の種類の豊富なことは、初めて見る日本人なら、誰でも圧倒されるほどだ。当然ながら、「All You Can Eat《オール・ユー・キャン・イート》」（食べ放題）のシステムで料金は五〇〇〇円前後。

また、自然食品の店ばかりか、どのスーパーにもサラダ・バーが用意されており、その場で買ってその場で食べられるようにと、椅子とテーブルまで用意されている。野菜を買って帰り、洗ったり、切ったりという手間が省けるので、仕事を持つ主婦や独身男性たちの多くが、夕方ここでサラダをテイクアウトしていく。

テイクアウト専門の食品店の中には、好みどおりのサラダを目の前で作ってくれるところもある。ロメインレタスやサラダ菜、ケール、トマト、キュウリ、ピーマンなどをカウンター越しに注文すると、目の前で野菜を合わせ、さらにサラダ同様に好みのドレッシングも目の前でブレンドして作ってもらえる。できたドレッシングをサラダとあえるか別にテイクアウトするかも自由になっており、ヤッピー（都会派で大学出のエリート）たちの間で人気が高い。

アメリカの人たちにサラダ人気が高いのは、何といっても肥満を何とかしたいからである。人口の半分以上が肥満のこの国では、ロー・カロリー、ハイ・ファイバーの野菜の価値が評価され始めている。米国政府や心臓協会、ガン研究財団、がん協会といった公的機関も、高血圧症、動脈硬化、心臓病、ガン、脳卒中、糖尿病などの予防に、一日に五～九皿の野菜と果物を食べるようすすめているほどだ。

仕事柄日米を往復することが多い私は、日本人の生野菜の摂取量があまりにも少ないことを常々嘆いている。おそらくこの現象は、生野菜は体を冷やすので健康に良くないとか、火を通さないものは細菌が多く衛生上良くない、といった時代遅れの考え方に強く影響されているからだろう。

事実は、生の野菜の中にこそ生きている生命力が満載されており、およそ六〇兆とも言われる体内細胞の一つひとつがその生命力を受け取って、私たち人間は輝き始めることができるのだ。純粋な水、ビタミン、ミネラル、酵素、抗酸化物質、ファイトケミカル（有効化学物質）の数々、必須脂肪酸、アミノ酸、そのほかまだまだ発見されていない植物中の生命エネルギーを豊富に取り入れるのに、サラダほどいい食べ物はほかにない。

昼食や夕食に果物以外のものを食事に選ぶとき、サラダは絶対欠かせない必需品である。「昼に食べたから、夜はもういらない」というのではなく、炭水化物食品を食べるときでもタンパク質食品を食べるときでも、常にサラダと食べ合わせようというのが、このプログラムの基本姿勢である。

このプログラムの中で「メインディッシュがサラダの日」と書かれている日には、ぜひ大皿に山盛りいっぱいのサラダを食べてほしい。サラダといえばポテトサラダ、あるいはレタス一～二枚とせん切りキャベツと大根とキュウリのスライス二～三個と櫛形に切ったトマト二切れ程度しか頭に浮かばない人が多いようだが、このプログラムで本当のサラダとはどんなものか、ぜひ学んでほしい。サラダの可能性は無限であることにきっと気づくはずだ。

「サラダなんかで満腹にすることなどできるわけがない」「鳥の餌《えさ》みたいなものだけで、生きていけるわけがない」「栄養が取れなくて病気になってしまう」などと言っていた人々も、実際に行なってみると、すぐに快適感に満たされる。しかも薬ではなかなか下がらなかった体重、血圧、コレステロール値、血糖値がまたたく間に正常値以下となり、体調も良くなってきて、一様に驚きの声をあげる。

　和食や中華の好きな人は、「メインディッシュのサラダ」を作るときに、切り干し大根とニンジンの炒め煮、ヒジキとニンジンの炒め煮、キンピラゴボウ、レンコンのキンピラ、炒《い》り鶏、おからの炒り煮、豆腐のうま煮、納豆、八宝菜、野菜炒め、モヤシとホウレンソウのナムル、海老のチリソース煮といったお馴染みのおかずをサラダ野菜に合わせるといい。素敵な和風サラダや中華風サラダが出来上がる。ドレッシングなどは不要。おそらくこうした方法なら、サラダをいくらでも食べられるはずである。

第21章

「フィット・フォー・ライフ」実践のためのガイドライン

◉まとめのアドバイス14項目

一、本書に掲載したプログラム（第三部、第四部）は、「フィット・フォー・ライフ」の原則に従って食べる方法を示したほんの一例にすぎません。レシピの中の材料は、好きなものに変えたり、嫌いなものは除いていていただいて結構です。分量はどの場合でも特定していません。それは「満足した」と感じるまで食べていただきたいからです。

メニューはできる限り有害な物質を含まない理想的なものにしてあります。ハーヴィーと私が、食生活をより健康なものに変えていく時期を楽しく過ごしたように、みなさんもこの「転換期」を楽しんでいただけるものと思います。そして、食事を楽しんでいる間に、きっとすばらしい成果を手に入れるに違いありません。まして今までの健康にとって好ましくない食生活に戻ろうなどとは、思わなくなることでしょう。

━、可能な限り、新鮮な果物と野菜を使ってください。新鮮なものが手に入らない場合は、冷凍のもの（砂糖、またはソースのかかっていないもの）を使います。

━、「メインディッシュのサラダ」は夕食メニューの代わりとしていつでもさしかえが可能です。

━、昼食および夕食から三時間たったあとで、お腹がすいたときは、果物を食べるといいでしょう。

━、ドレッシング、香辛料、調味料は、食品添加物・保存料・砂糖・化学調味料などを含まないものを使ってください（第19章の買い物リストを参考にしてください）。

━、サラダドレッシングに酢を使うのはやめましょう。酢は発酵を起こさせる物質で、唾液による消化の働きを止め、炭水化物の消化を遅らせてしまいます。酢の代わりにレモン、ユズ、カボス、スダチなどを使います（訳者注・ドレッシングに限らず、寿司飯や酢の物を作るときも同様）。

━、生のタマネギやニンニクは使いすぎないように注意してください。タマネギやニンニクは味蕾《みらい》（訳者注・舌にある味覚を感じる細胞）の機能を損ない、より刺激の強い食べ物を求めるようにさせてしまいます（訳者注・ワサビも同様）。

━、残ったスープは冷凍にしておきましょう。このプログラムを実行している限り、あとで使えます。

━、パンは全粒粉で焼いたもの、米は白米より玄米がおすすめです。玄米に抵抗のある人は、まず胚芽米から慣れるようにしていきましょう（訳者注・「うちではいつも胚芽米なので大丈夫です」という方も、ぜひ一度玄米を試してみてほしい。やせたい人は減量にいちだんと拍車がかかり、体重の悩みのない人は健康状態がさらにアップしていくのを実感できるはずです）。

━、新鮮な果物または新鮮なフルーツサラダは、昼食メニューの代わりとしていつでもさしかえ可能です。

━、入手可能なら、生のバター、生の乳製品を使ってください。

━、乳製品の摂取量を減らし、カルシウム源として、生のナッツ類やゴマを利用してください。特に生理が始まったとき女性によく起こる、カルシウム低下の予防に役立ちます。

━、レシピに示されている品目の代わりに、好きな農産物を自由に使ってください。地元で取れる新鮮なものが最適な素材です。このプログラムでは、地域が異なるために入手できないものがあることを考慮して、ごく一般的な材料を使っていますし、順応性も持たせたつもりです。材料が変わっても、「フィット・フォー・ライフ」の原則を守っている限り、このプログラムは効果を発揮します。

━、食べる分量は、ここに示されているよりも少なめでかまいません。常に少なめに食べていると、解毒のスピードは速まりますが、いくらか不快感を生じることもあるので、できるだけこれまで述べてきた原則と方法に沿って実行してください。

※なお、第四部で紹介するレシピの多くは、子供の口にも合うように家庭用として考えられているもので、体重を減らしたい人々のためだけのものではありません。

たとえ、この世界で入手できる最も完璧で最も栄養豊富な食べ物でも、あまりにもその量をわきまえていなければ、消化器官の中で腐ってしまいます。どうかくれぐれも、食べすぎることのないようにしてください。**満足感とは食べすぎることではありません。**

◉食べすぎにご注意!

食べすぎる傾向のある人は、食べすぎの背景となっている生理学について理解すると役に立ちます。心理的な要因とは別に、食べすぎには、主な生理的要因が二つあります。生理的要因のほうが、心理的要因より矯正するのに容易でもあるし、生理的要因を次第に排除していけば、心理的要因を矯正することもたやすくなります。

食べすぎてしまう理由の第一は、体が食べ物の栄養素を吸収してくれないからです。栄養は腸で吸収されていきますが、食べ物が小腸を通過していく間、栄養の通り道である絨毛や繊条組織が詰まった状態になっていると、どんなにたくさん食べても、体内に栄養は行きわたりません。小腸内に利用できない老廃物があると、絨毛はすぐに詰まってしまいます。栄養が吸収されなくなると、体は栄養が与えられていないので「もっと食べ物を!」という警報を鳴らします。それが、今食べたばかりなのにもっと食べたくなる理由です。

第二の理由は、よくあるジャンクフードや子供向けの加工されたシリアル類、そのほかの加工食品など栄養のないものを食べているからです。栄養が含まれていなければ、いくら食べても体はやはり「もっと食べ物を！」と警報を鳴らします。それは、体が文字どおり飢えているからです。本当の栄養に飢えているのです。

加工食品やジャンクフードを食べることほど、栄養不良になる近道はありません。栄養不良の体は、いくら多くの量を食べていたとしても、もっと食べ物を要求します。食べるものをジャンクフードに頼っていると、体はゆっくりと飢餓状態になっていくのです。アメリカの人口の六二％が太りすぎなのは、ジャンクフードの食べすぎが原因だという人もいるほどです。

本書の新しいライフスタイルに従えば、今述べた食べすぎの二つの要因も問題なく排除できます。水分の多い食べ物をたくさん食べると、腸をきれいにし、絨毛の中の障害を取り除く効果があるのです。このプログラムは驚くほどの栄養を含んだ、健全で新鮮な食べ物から構成されていますから、体は浄化され、食べたものからきちんと滋養分が与えられるようになります。つまり本来の人間らしい体内機能を取り戻し、「もっと食べ物を！」の警報を鳴らす必要はもうなくなるわけです。

プログラムの初めのうちは、まだ体が食べすぎる必要を感じていたとしても、動揺してはいけません。このプログラムを忠実に守り、体が自然に浄化できるようにしてあげてください。食べすぎの傾向が現われたときには、水分の多い生の果物や生野菜を食べるのが一番です。生野菜は特に効果的です。栄養があふれんばかりに詰まっている生野菜を食べ続けていけば、食べすぎの生理的な要因は取り除かれ、やがて「私もかつては食べすぎていたのです」と笑って言えるようになることでしょう。

「訳者注」植物油について

アメリカで『Fit for Life』が刊行された一九八五年の時点では明らかにされていなかったことだが、ごく最近の研究から、たとえ植物油であっても、植物から抽出された「フリーオイル（遊離脂肪）」は決してヘルシーとは言えない、ということが明らかになってきた。

詳細については『50代からの超健康革命』に記しているが、今日アメリカの予防医学をめざす医師たちの間では、できる限り油は使用しないようすすめている。

したがって本書のレシピ中で野菜をソテーするには、少量の油をスプレーを使って鍋やフライパンの底に吹き付けて炒め、途中で焦げつくようなら水を加えて蒸気炒めするか、油は使わず、少量の水だけでソテーし、仕上げに火を止めてから香りづけのために少量の油を加える方法をおすすめする。

これは最近アメリカの健康を重視するベジタリアン・シェフたちの間で行なわれている方法だ。仕上がりはいくらか軽くなるが、おいしさに欠けるということはない。使用する油は、分量に記されている量の三分の一以下にするといい。この方法に慣れてくると、これまでいかにオイリーなものを平気で口にしていたかがわかる。しかもこのアプローチは減量効果も抜群だ。

また、ドレッシングやマヨネーズは油を加熱しない分だけ、体への害はいくらか少なくなるが、さらにレベルの高い健康をめざしたければ、油を使用せずに、木の実や種子類・アボカドを使っておいしくてヘルシーなドレッシングやマヨネーズが作れる。こうしたレシピについては『50代からの超健康革命』で多数ご紹介している。

第22章 あなたの幸せと地球のために

◉本書の実践は、「地球との共生」体験

このライフスタイルは一五年にわたるさまざまな試行錯誤の末に完成しました。もうお分かりのように、これは「○○ダイエット」「○○減量法」といわれるような「一時的な効果」だけを目的としたものではありません。健康を保つうえで最も必要なものを体に与えるための、最も効果的な食事法を学ぶことを目的に作られたものです。

これを実践していけば、エネルギーと体重のコントロールは思いのままになります。まだ目標体重まで減っていない人でも、「食べ物の正しい組み合わせ」と「水分を多く含んだ食事」を心がけ、午前中は果物だけを食べ続けていれば、必ず望んでいる体重までやせられます。あきらめずに続けてください。

あなたは今、生涯、エネルギッシュでいられるライフスタイルを身に付けようとしているところです。本書で紹介されたことを続けていけば、最良の体重を常に維持し、今までよりもずっと健康的でエネルギッシュな体を永久に保てるようになるでしょう。

減量のペースをもっと速めたい場合には、プログラムを飛ばして、エネルギーを蓄えられる日（無駄なものをほとんど摂取しない日）に力点をおくことです。終日果物を食べ、夜は水分を多く含む「メインディッシュがサラダの日」（三七三ページ参照）や「ニューヨーク・グッドウィッチ」（三九八ページ参照）などを食べる日を多くします。この日は体重が大幅に減る日です。

ただし、重要なことを二つ覚えておいてください。一つは、**タンパク質や炭水化物は正しく組み合わせること**、そして**その摂取量は、一日に食べるものの三〇％を超えない**ようにすることです。もう一つは、**果物こそ健康な体を維持していくうえで、最も頼りになる味方だということを確信すること**です。果物を正しい方法でたっぷりと食べていれば、もう二度と体重のことで悩まなくてすむのです。

本書で紹介してきた食事法は、すべてきちんと守らなければならないというような押しつけがましい「ルール」ではありません。これは一つの「ライフスタイル」なのです。一人ひとりの興味をそそり、やる気を起こさせてくれるプログラムなのです。**魅力を感じるところから自由に選んでください。**おいしそうに思えるメニューの中からこれならやれそうだと思ったものを選び、そこから始めればいいのです。

目標を忘れずに、毎日少しずつでも努力していると、いつの間にか長続きして、最後には必ずやせます。しかも以前よりずっと幸せで、健康になっていることに気づくはずです。大切なことは、**いかに早くやせるかではなく、どのようにしてやせるか**です。ハーヴィーと私はみなさんの減量のお手伝いと、寿命を延ばし、健康を改善するためのお役に立てることを大変うれしく思います。

本書のどのページにも、生涯にわたって役立つ方法が述べられています。助けが必要なときには、いつでもそれを参考にしてください。たとえ正しい道を逸《そ》れて、望んではいない贅肉がついてしまったり、体力の低下を感じたとしても、状況を変え再び活力を取り戻すための手段が本書の中にあるのです。「フィット・フォー・ライフ」のプログラムは、「自然の法則」に基づいて作られているので、これから**あなたは無意識のうちに、地球との共生を実行していくことになる**のです。

このプログラムに従っていると、自分の体に責任が持てるようになります。ほれぼれするほどスリムになって、見た目にも、また実感としても、以前よりずっと元気で毎日を過ごせるようになります。活力に満ちた体を常時実感できることにうれしくなってしまうでしょう。

本書をここまで読まれたあなたは、輝くばかりの健康を手中にするための〝革命〟を今始めたところなのです。

「健康」と「バイタリティー」、そしてそれによってもたらされる「恩恵」は、大金を払ったからといって必ずしも入手できるものではありません。しかし、それは誰にでも生まれながらにして与えられている権利でもあるのです。

本書に基づく「フィット・フォー・ライフ」に着手したあなたは、間違いなく「永遠の健康とバイタリティー」を自分のものにすることでしょう。

あなたの人生にとって、健康を土台にした幸せが大きな目標ならば、その「健康であることの幸せ」をきっとあなたが自らの手で獲得できますように——。

第三部

「フィット・フォー・ライフ」のための四週間メニュー

マリリン・ダイアモンド

※メニュー部分の（　）内の数字は、レシピ掲載ページです。

【朝食】

◎朝食は基本的にいつも同じです。

(1) **搾りたて《フレッシュ》のフルーツジュース**（2カップまで好きなだけ）
あるいは**水分の多い新鮮な果物**（食べたいだけ）
あるいは**フルーツサラダ**（2～3種類の果物を切って、サラダボウルに盛りつけたもの）

(2) **バナナ**（特にお腹がすいている場合）

※できれば午前中は果物をいろいろと変えて食べると楽しくなります。

【昼食】

(1) **搾りたてのフルーツジュース**か**ニンジンジュース**（1/2～1カップ）（選択自由）

(2) 好きな生野菜を加えた**エネルギーサラダ**（三八九ページ）の**ライト・ドレッシングあえ**（三九〇ページ）
あるいは**アボカド・サンドウィッチ**（三九一ページ）などの**正しく組み合わせたサンドウィッチ**（三九〇ページ）と**キュウリかセロリのスティック添え**

［訳者注（和食党は左のメニューでの代用可です）］

(2) →**和風アボカドの手巻き寿司**（三九二ページ）
あるいは**梅干し入りおにぎり、アボカドと生野菜のスティック添え**

【夕食】

(1) **新鮮な野菜ジュースカクテル**（三九三ページ）

(2) **完璧クリーミー・カリフラワースープ白味噌仕立て**（三九四ページ）

(3) **ポテトボート**（三九四ページ）
あるいは**簡単なローストチキン**（三九五ページ）

(4) **インゲンのガーリック風味**（三九五ページ）

(5) **フレンチ・グリーンサラダ**（三九六ページ）

［訳者注（和食党への代用メニュー。以下同じ）］

(2) →カリフラワーほかの野菜が豊富に入った**味噌汁**

(3) →**ご飯**（玄米か胚芽米）
あるいは**鶏肉の酒蒸し**

(4) →**インゲンのゴマあえ**

2日目 火

――メインディッシュがサラダの日――

この日は「メインディッシュがサラダの日」の最初の日にあたります（訳者注・「メインディッシュがサラダの日」は、2日目、5日目、8日目、11日目、13日目、19日目、26日目の計7回あります）。

朝食と昼食に果物を食べ、夜のメニューは新鮮なジュースとメインディッシュとしてのサラダです。トマト、アボカド、キュウリは野菜系フルーツですから、日中に食べる果物の中に含めてもかまいません。昼食に野菜系フルーツの盛り合わせを食べる場合は、ほかの果物を食べる前に、アボカドが消化されるための時間（1～2時間）を体に与えてください。

トマトとキュウリの組み合わせは、両方とも水分を多く含んでいるので、消化にさほど時間がかかりません。セロリやニンジンなどの生野菜も食べることができます。ただし、そのあと果物を食べるまでには、これらの野菜やアボカドが胃を通過するまで、やはり1～2時間のゆとりをもってください。調理していない生野菜は、水分を多く含んでいるので、胃に長時間留まることがありません。

【朝食】

1日目と同様

【昼食】

朝食に引き続き**果物だけ**

あるいは**野菜系フルーツの盛り合わせ**（三九六ページ）

【夕食】

(1) **新鮮な野菜ジュースカクテル**（三九三ページ）

あるいは**グレープフルーツ**（1個）か**パイナップル**（1/4個）

(2) **地中海風ライスサラダ**（三九六ページ）

［訳者注――和食党へ］

(2)→**五目ちらし寿司**と、**小松菜のお浸し**か**油炒め**

3日目 (水)

【朝食】

1日目と同様

【昼食】

(1)**新鮮な果物**か**ニンジンジュース**（選択自由）

(2)生野菜（**ナッツバターのディップ**。三九六ページ）あるいは**エネルギーサラダ**（**ライト・ドレッシング**か好みのドレッシングあえ。三八九、三九〇ページ）

【夕食】

(1)**田舎風コーンチャウダーの味噌仕立て**（三九八ページ）

(2)**ニューヨーク・グッドウィッチ**（三九八ページ）

(3)**ホウレンソウとモヤシのサラダ（醤油ドレッシング）**（四〇〇ページ）

[訳者注――和食党へ]

(1)→野菜が豊富に入った**味噌汁**

(2)→**精進揚げ**、**温野菜サラダ**、**野菜炒め**、**野菜の煮物**、**豆腐料理**、**納豆**から一品選び、**ご飯**（玄米か胚芽米）を添える

4日目 (木)

【朝食】

1日目と同様

【昼食】

(1)**新鮮な果物**か**ニンジンジュース**（選択自由）

(2)**ナッツとキュウリのフィンガーフード**（四〇一ページ）あるいは**エネルギーサラダ**（カッテージチーズを添えてもよい。三八九ページ）

[訳者注――和食党へ]

(2)→カッテージチーズの代わりに**豆腐**がおすすめ。ドレッシングは和風（醤油、レモン汁、ショウガの搾り汁、シソ油、各少々をまぜる）か中華風（醤油、レモン汁、ゴマ油、豆板醤、各少々をまぜる）

【夕食】

(1)**新鮮な野菜ジュースカクテル**（三九三ページ）

(2)**二人でシチューを**（四〇一ページ）

(3)**シーザーサラダ**（四〇二ページ）

(4)**キャベツのカレー炒め**（四〇三ページ）

[訳者注――和食党へ]

(2)→シチューに**ご飯**（玄米か胚芽米）を添えてもよい。

5日目 金

――メインディッシュがサラダの日――

【朝食】
1日目と同様

【昼食】
(1)朝食に引き続き**果物**と**フルーツジュース**
あるいは**野菜系フルーツの盛り合わせ**（三九六ページ）

【夕食】
(1)**新鮮な野菜ジュースカクテル**（三九三ページ）
あるいは**パイナップル**（1/4個）か**グレープフルーツ**（1個）
(2)**カレー風味のチキンサラダ**（四〇三ページ）

6日目 土

【朝食】
1日目と同様

【昼食】
(1)**新鮮な果物**か**ニンジンジュース**（選択自由）
(2)**エネルギーサラダ**（三八九ページ）
あるいは**カリフラワーのホットサンド**（四〇四ページ）

【夕食】
(1)**ハーベストスープ白味噌仕立て**（四〇五ページ）
(2)**ほかほかのバターコーン・トルティーヤ**（トウモロコシ粉の薄焼き。四〇五ページ）
あるいは**ニンジン入りハッシュブラウンズ**（ジャガイモのお焼き。四〇六ページ）
(3)**照焼風ブロッコリーのニンニク炒め**（四〇六ページ）
(4)**ピリッとしたコールスロー**（キャベツのサラダ。四〇七ページ）

[訳者注——和食党へ]
(2)→**ご飯**（玄米か胚芽米）でもよい。

7日目 日

【朝食】
1日目と同様
あるいは**好みのフルーツサラダ**
あるいは**フルーツディップ添えイチゴとキウイのサラダ**
（四〇七ページ）

【昼食】
(1)**新鮮な果物**か**ニンジンジュース**（選択自由）
(2)**ハーベストスープ白味噌仕立て**（四〇五ページ）
(3)**好みのサラダ**と**好みのドレッシング**
あるいは**キュウリのトルティーヤ巻き**（四〇八ページ）
[訳者注――和食党へ]
(2)→野菜が豊富に入った**味噌汁**
(3)→トルティーヤの代わりにご飯を使った**カッパ巻き**でもよい。
あるいは**キュウリの浅漬け**と**ご飯**（玄米か胚芽米）

【夕食】
(1)**新鮮な野菜ジュースカクテル**（三九三ページ）
(2)**シェパードパイ**（ジャガイモのパイ。四〇八ページ）
(3)**バジル風味のニンジン**（四一〇ページ）
(4)**アスパラガス入りパリジェンヌのサラダ**（四一〇ページ）

8日目 月

――メインディッシュがサラダの日――

【朝食】
1日目と同様

【昼食】
(1)朝食に引き続き**果物**と**フルーツジュース**を続ける
あるいは**野菜系フルーツの盛り合わせ**（三九六ページ）

【夕食】
(1)**新鮮な野菜ジュースカクテル**（三九三ページ）
あるいは**スイカ**（中1/6切れ）か**ハネジューメロン**（1/2個）か**パイナップル**（1/4個）か**季節のフルーツ**（1個）
(2)**「ポテト大好き！」サラダ**（四一一ページ）

9日目 火

【朝食】
1日目と同様

【昼食】
(1) **新鮮な果物**か**ニンジンジュース**（選択自由）
(2) **エネルギーサラダ**（三八九ページ）
あるいは**メキシコ風アボカドサラダ**（グアカモーレ。四一二ページ）と**セロリのスティック、コーンチップス**

【夕食】
(1) **新鮮な野菜ジュースカクテル**（三九三ページ）
(2) **カリカリパン粉のトッピング付き野菜グラタン**（四一二ページ）
あるいは**全粒粉のパンのトースト**
(3) **栄養満点エンドウ豆のスープ**（四一三ページ）
(4) **ピリッとしたコールスロー**（キャベツのサラダ。四〇七ページ）

［訳者注——和食党へ］
(2)→**ご飯**（玄米か胚芽米）
(3)→**けんちん汁**か野菜が豊富に入った**味噌汁**と、**五目豆**か**納豆**か**豆腐料理**（白あえ、卯の花煮、湯豆腐、冷奴、豆腐ステーキ、豆腐と野菜のうま煮など）
(4)→**キャベツの即席漬け**

10日目 水

【朝食】
1日目と同様

【昼食】
(1) **新鮮な果物**か**ニンジンジュース**（選択自由）
(2) **正しく組み合わせたサンドウィッチ**（三九〇ページ）
あるいは**ナッツバターのディップ**（三九七ページ）と**生野菜**
あるいは**ナッツとキュウリのフィンガーフード**（四〇一ページ）

［訳者注——和食党へ］
(2)→正しく組み合わせた**手巻き寿司**
あるいは**梅干し入りおにぎり**と**キュウリとキャベツの即席漬け**

【夕食】
(1) **新鮮な野菜ジュースカクテル**（三九三ページ）
(2) **せん切り野菜入り焼きそば**（四一四ページ）
(3) **シーザーサラダ**（四〇二ページ）
※好みでクルトンを除いてもよい。
(4) **完璧トウモロコシの懐かし味**（四一五ページ）

［訳者注——和食党へ］
(2)→**ソース焼きそば**

11日目 (木)

——メインディッシュがサラダの日——

夕食用としてどんなときでも好きなサラダをメインディッシュのサラダとして使うことができます。

【朝食】

1日目と同様

【昼食】

(1)**新鮮な果物**か**ニンジンジュース**（選択自由）

(2)**フルーツサラダ**

あるいは**野菜系フルーツの盛り合わせ**（三九六ページ）

※好みで**生野菜**を添えてもよい。

【夕食】

(1)**グレープフルーツ**（1個）

(2)**ステーキ党のサラダ**（テキサスサラダ。四一五ページ）

[訳者注——和食党へ]

(2)→**魚党の和風サラダ**（四一六ページ）

あるいは**豆腐サラダ**（豆腐のステーキ、炒り豆腐、**雪花菜《おから》の炒り煮**などをサラダ野菜と合わせたもの）

あるいは**納豆サラダ**（サラダ野菜と納豆を醤油、レモン汁、ディジョン・マスタード、ゴマ油、各少々であえる）

12日目 (金)

【朝食】

1日目と同様

【昼食】

(1)**新鮮な果物**か**ニンジンジュース**（選択自由）

(2)**エネルギーサラダ**（三八九ページ）

あるいは**ピタブレッドに詰めたサンドウィッチ**（四一七ページ）

[訳者注——和食党へ]

(2)→**トロロ（長イモ）のお焼き**（キャベツ、ニンジン、ネギ入り。つなぎにそば粉を用いる）

【夕食】

(1)**新鮮な野菜ジュースカクテル**（三九三ページ）

(2)**カリフラワーと豆のドライカレー**（四一八ページ）

あるいは**焼き魚ステーキ風**（四一九ページ）

(3)**キュウリのライタ**（四二〇ページ）

あるいは**キュウリのディル風味**（四二〇ページ）

(4)**スイート・スパゲティ・スカッシュ**（四二一ページ）

[訳者注——和食党へ]

(2)→ドライカレーに**ご飯**（玄米か胚芽米）を添えてもよい。

→焼き魚ステーキ風の代わりに**魚の塩焼き**でもよい。

(3)→**キュウリの浅漬け**でもよい

(4)→**カボチャの含め煮**（濃いめのだし汁、減塩醤油、メープルシロップかみりんで味つけ。多重層鍋で蒸し焼きにしてもよい。砂糖・調味料は一切不要）

13日目 土

――メインディッシュがサラダの日――

【朝食】
1日目と同様

【昼食】
(1)朝食に引き続き**果物**と**フルーツジュース**
あるいは**簡単なフルーツサラダ**（四二一ページ）

【夕食】
(1)**新鮮な野菜ジュースカクテル**（三九三ページ）
(2)**パイナップル**（1/4個）か**スイカ**（1切れ）か**パパイヤ**（1個）か**季節の果物**（1個）
(3)**カリフォルニア・トスターダ**（コーンチップスの上に野菜を盛りつけ、メキシカンソースをかけたもの。四二二ページ）

14日目 日

【朝食】
1日目と同様
あるいは**フルーツ・スムージー**（四二三ページ）

【昼食】
(1)**新鮮な果物**か**ニンジンジュース**（選択自由）
(2)**正しく組み合わせたサンドウィッチ**（三九〇ページ）と**セロリのスティック、コーンチップス**（コーンチップスは選択自由です。サンドウィッチとコーンチップスという二つの炭水化物食品は、まあまあといった程度の組み合わせです。サンドウィッチを食べるとき、何かカリッとしたものが欲しいだけでしたら、チップスの代わりにセロリかニンジンのスティックを試してみてください）
あるいは**野菜ホットサンド**（四二四ページ）
あるいは**エネルギーサラダ**（三八九ページ）
[訳者注――和食党へ]
(2)→**けんちんそば**と**キュウリのスティック**

【夕食】
(1)**カリフラワーとグリーンピースのクリームスープ白味噌仕立て**（四二四ページ）
(2)**トルティーヤ・ブギ**（四二五ページ）
あるいは**バター付き焼きイモ**
(3)**フレンチ・グリーンサラダ**（三九六ページ）
[訳者注――和食党へ]
(1)→野菜が豊富に入った**味噌汁**　(2)→**ご飯**（玄米か胚芽米）と、**温野菜の盛り合わせ**か**野菜の煮物**か**野菜炒め**

15日目 月

【朝食】
1日目と同様

【昼食】
(1)**新鮮な果物**か**ニンジンジュース**（選択自由）
(2)**エネルギーサラダ**（三八九ページ）と**全粒粉のパンのトースト**（1枚）
※**カッテージチーズ**を添えてもよい。
[訳者注——和食党へ]
(2)→トーストの代わりに**ご飯**（玄米か胚芽米）でもよい。チーズの代わりに**冷奴**か**納豆**でもよい。

【夕食】
(1)**新鮮な野菜ジュースカクテル**（三九三ページ）
(2)**ニンジンと長ネギのクリームスープ味噌仕立て**（四二五ページ）
(3)**パスタサラダのマリネ**（四二六ページ）
(4)**フレンチ・グリーンサラダ**（三九六ページ）
あるいは**キュウリのディィル風味**（四二〇ページ）
[訳者注——和食党へ]
(4)→**カブとキュウリの浅漬け**

16日目 火

——減量効果抜群の「一日丸ごと果物だけの日」——

あなたはもう、快適でエネルギッシュに活動できるところまで解毒されてきていますが、不快な症状が出るといけないので、果物の量は好みで調節しましょう。

朝ジュースを飲んだあと、日中は果物たっぷりの食事を1～2回取ります（朝、フレッシュジュース以外何も取らないようにしているほうが、一日中果物だけで過ごすことが楽にできます）。あるいは一定の間隔を置いて少量ずつ食べてもいいでしょう。

果物は消化に大量のエネルギーを使わなくても、体に燃料を与えてくれるので、特にお腹がすくようなことはないかもしれません。確かに体が軽く、活力が満ちあふれているのを感じるはずです。

【朝食】
●**新鮮なジュース**

【昼食】
●**果物**

【夕食】
(1)**デーツセーキ**（四二七ページ）
あるいは**ストロベリーセーキ**（四二八ページ）
※1時間半か2時間たてばさらに**果物**を食べてもよい
※好みで**野菜系フルーツの盛り合わせ**（三九六ページ）にしてもよい

17日目 水

【朝食】

1日目と同様

【昼食】

(1) **新鮮な果物**か**ニンジンジュース**（選択自由）

(2) **エネルギーサラダ**（三八九ページ）

あるいは**ナッツとキュウリのフィンガーフード**（四〇一ページ）

【夕食】

(1) **新鮮な野菜ジュースカクテル**（三九三ページ）

※好みで除いてもよい

(2) **トルティーヤ・スープ**（四二八ページ）

(3) **ニューヨーク・グッドウィッチ**（三九八ページ）

あるいは**完璧トウモロコシの懐かし味**（四一五ページ）

(4) **おばあちゃんのコールスロー**（キャベツのサラダ。四二九ページ）

［訳者注――和食党へ］

(2)→野菜が豊富に入った**味噌汁**

(3)→**ご飯**（玄米か胚芽米）

あるいは味噌汁とご飯の代わりに、野菜が豊富に入った**雑炊**、**ほうとう**、**けんちんうどん**、**そば**などから一品選ぶ。

(4)→**キャベツ**（または**白菜**）、**キュウリ**、**ニンジン**、**大根の即席漬け**

18日目 木

【朝食】

1日目と同様

【昼食】

(1) **新鮮な果物**か**ニンジンジュース**（選択自由）

(2) **ニューヨーク・グッドウィッチ**（三九八ページ）

あるいは**エネルギーサラダ**（三八九ページ）

【夕食】

(1) **新鮮な野菜ジュースカクテル**（三九三ページ）

※好みで除いてもよい

(2) **チキンバーベキュー・ガーリック風味**（四三〇ページ）

あるいは**ベークドポテト**

(3) **とびきりおいしいマッシュルームのバター炒め**（四三〇ページ）

(4) **ズッキーニのバジル風味ヴィネグレットソースあえ**（四三〇ページ）

［訳者注――和食党へ］

(2)→**鶏肉**か**魚の照り焼き**

あるいは**焼き魚**

あるいは**焼きイモ**

あるいは**豆腐料理**と**ご飯**（玄米か胚芽米）

あるいは**五目豆**と**ご飯**（玄米か胚芽米）

(3)→**ナスの辛子醤油あえ**か**焼きナス**か**蒸しナスの中華風ソースかけ**などから一品選ぶ。

白菜漬け（薄塩の自家製）を添えてもよい。

19日目 金

——メインディッシュがサラダの日——

【朝食】
1日目と同様

【昼食】
●**果物**と**ジュース**を続ける
※好みで**生野菜**と**野菜系フルーツの盛り合わせ**（三九六ページ）にしてもよい。

【夕食】
(1)**グレープフルーツ**（1個）か**ハネジューメロン**（1/2個）かほかの**メロン**（1個）などから一品選択
※あるいは**伊予柑**《いよかん》（1個）か**八朔**《はっさく》（1個）か**甘夏**（1個）か**パイナップル**（1/4個）でもよい。
(2)**農場の野菜サラダ**（四三一ページ）

20日目 土

【朝食】
1日目と同様
あるいは**ストロベリー・スムージー**（四三二ページ）

【昼食】
(1)**新鮮な果物**か**ニンジンジュース**（選択自由）
(2)**アボカドのトルティーヤ巻き**（四三二ページ）
あるいは**エネルギーサラダ**（三八九ページ）
[訳者注——和食党へ]
(2)→**和風アボカドの手巻き寿司**（三九二ページ）
あるいは**おにぎり**（梅干しと昆布入り）と**アボカドとキュウリのスティック添え**

【夕食】
(1)**クスクス**（四三二ページ）
(2)**グリーンピースとレタスのフランス風**（四三三ページ）
あるいは**野菜のオーブン煮**
(3)**アスパラガス入りパリジェンヌのサラダ**（四一〇ページ）
[訳者注——和食党へ]
(1)→**玄米ご飯**
あるいは**グリーンピースご飯**
(2)→**野菜の含め煮**
あるいは**野菜の餃子**か**春巻き**
あるいは**野菜のうま煮**
あるいは**野菜炒め**

21日目 日

【朝食】
フレッシュジュースと**好みのフルーツサラダ**
あるいは**イチゴとメロンのシュープリーム**（四三四ページ）と**メロンのソフトクリーム**（四三四ページ）

【昼食】
(1)**新鮮な果物**か**ニンジンジュース**（選択自由）
(2)**キュウリのトルティーヤ巻き**（四〇八ページ）
あるいは**タブーラ**（ひき割り小麦のサラダ。四三五ページ）
※好みで**エネルギーサラダ**（三八九ページ）の追加または代用可。
［訳者注――和食党へ］
(2)→**ご飯**（玄米か胚芽米）と**キュウリののり巻き**、そして**エネルギーサラダ**

【夕食】
(1)**新鮮な野菜ジュースカクテル**（三九三ページ）
※好みで除いてもよい。
(2)**香り高きキャベツのシュトルーデル**（パイ皮包み。四三五ページ）
あるいは**焼き魚**
(3)**温野菜のレモンバターソースかけ**（四三六ページ）
(4)**キュウリのディル風味**（四二〇ページ）
あるいは**おばあちゃんのコールスロー**（キャベツのサラダ。四二九ページ）
［訳者注――和食党へ］
(4)→**カブとキュウリの浅漬け**

22日目 月

――「一日丸ごと果物だけの日」――
「一日丸ごと果物だけの日」は、体をいたわるだけでなく、減量と健康保持のために、とても有益な日です。この方法をいったんマスターしてしまえば、健康的な新しいライフスタイルが自然と身に付いてきます。

【朝食】
搾りたてのフルーツジュース

【昼食】
(1)**搾りたてのフルーツジュース**と**好きな果物のフルーツサラダ**
あるいは**果物の盛り合わせ**
(2)**メロンのソフトクリーム**（四三四ページ）
※好みで除いてもよい。

【夕食】
(1)**新鮮な果物**
(2)**デーツセーキ**（四二七ページ）
あるいは**ストロベリーセーキ**（四二八ページ）
※好みで除いてもよい。

23日目 火

【朝食】
1日目と同様

【昼食】
(1)**新鮮な果物**か**ニンジンジュース**（選択自由）
(2)**ナッツとキュウリのフィンガーフード**（四〇一ページ）
あるいは**アボカドのロメインレタス巻き**（四三七ページ）

【夕食】
(1)**新鮮な野菜ジュースカクテル**（三九三ページ）
※好みで除いてもよい。
(2)**ボリートミスト**（蒸し野菜の盛り合わせ。四三七ページ）
あるいは**蒸**《スチーム》**したアーティチョーク**（四三八ページ）
(3)**シーザーサラダ**（四〇二ページ）
(4)**カレー風味のコーンサラダ**（四三九ページ）
※好みで除いてもよい。
[訳者注――和食党へ]
(4)→**ご飯**（玄米か胚芽米）

24日目 水

【朝食】
1日目と同様

【昼食】
(1)**新鮮な果物**か**ニンジンジュース**（選択自由）
(2)**エネルギーサラダ**（三八九ページ）
あるいは**ニューヨーク・グッドウィッチ**（三九八ページ）
[訳者注――和食党へ]
(2)→**ご飯**（玄米か胚芽米）と**野菜炒め**

【夕食】
(1)**新鮮な野菜ジュースカクテル**（三九三ページ）
※好みで除いてもよい。
(2)**チキンバーベキュー・ガーリック風味**（四三〇ページ）
あるいは**サツマイモの煮ころがし**（四四〇ページ）
あるいは**ウドのサラダ**（四四〇ページ）
あるいは**フレンチ・グリーンサラダ**（三九六ページ）
(3)**アスパラガスのイタリア風味**（四四〇ページ）
あるいは**ブロッコリーのレモンバターソースかけ**（四四一ページ）
[訳者注――和食党へ]
(3)→**アスパラガスかブロッコリーの辛子醤油あえ**

25日目（木）

【朝食】
1日目と同様

【昼食】
(1)**新鮮な果物**か**ニンジンジュース**（選択自由）
(2)**ピタブレッドに詰めたサンドウィッチ**（四一七ページ）
あるい**エネルギーサラダ**（三八九ページ）

【夕食】
(1)**新鮮な野菜ジュースカクテル**（三九三ページ）
※好みで除いてもよい。
(2)**ゴールデン・ポテトスープ白味噌仕立て**（四四一ページ）
あるいは**ニンジンと長ネギのクリームスープ味噌仕立て**
（四二五ページ）
(3)**中華風野菜炒め**（四四二ページ）
(4)**キュウリのディル風味**（四二〇ページ）
[訳者注――和食党へ]
(2)→野菜が豊富に入った**味噌汁**と**ご飯**（玄米か胚芽米）
(4)→**大根とキュウリの浅漬け**

26日目（水）

――メインディッシュがサラダの日――

【朝食】
●**搾りたてのフルーツジュース**

【昼食】
●朝食に引き続き**果物**と**ジュース**

【夕食】
(1)**パイナップル**（数切れ）
あるいは**グレープフルーツ**（1個）か**パパイヤ**（1個）
か**伊予柑**（1個）か**甘夏**（1個）でもよい
(2)**広東風シーフードサラダ**（四四三ページ）
[訳者注――和食党へ]
(2)→**和風シーフードサラダ**

27日目 (土)

【朝食】
フレッシュジュースと**フレッシュアップルソース**(四四四ページ)

【昼食】
(1)**新鮮な果物**か**ニンジンジュース**(選択自由)
(2)**キュウリのトルティーヤ巻き**(四〇八ページ)
あるいは**アボカドのトルティーヤ巻き**(四三二ページ)
あるいは**アボカドのロメインレタス巻き**(四三七ページ)

[訳者注――和食党へ]
(2)→**アボカド**(または**キュウリ**)**とご飯ののり巻き**
あるいは**そば**と**アボカド**、そして**キュウリのスティック添え**

【夕食】
(1)**新鮮な野菜ジュースカクテル**(三九三ページ)
※好みで除いてもよい
(2)**ハーベストスープ白味噌仕立て**(四〇五ページ)
あるいは**オールドファッション風レンズ豆スープ赤味噌仕立て**(四四四ページ)
(3)**ハチミツ入りコーンブレッド**(四四五ページ)
あるいは**ピタトースト**(四四五ページ)
(4)**おばあちゃんのコールスロー**(四二九ページ)

[訳者注――和食党へ]
(2)→野菜が豊富に入った**味噌汁**か**けんちん汁**
(3)→**ご飯**(玄米か胚芽米)
(4)→**キャベツ**か**白菜のサラダ**
あるいは**白菜漬け**(薄塩の自家製)

28日目 (日)

【朝食】
(1)**フレッシュジュース**
(2)**フルーツ・スムージー**(四二三ページ)
あるいは**朝食用フルーツ盛り合わせ**(四四六ページ)
※好みで除いてもよい。

【昼食】
正しく組み合わせたサンドウィッチ(三九〇ページ)
あるいは**バナナセーキ**(四四六ページ)
あるいは前日の夕食メニュー(2)(4)の残りでもよい。

[訳者注――和食党へ]
野菜のお好み焼きと好きなサラダ
あるいは**アボカド**(と**キュウリ**)**の手巻き寿司**
あるいは**梅干し入りおにぎり、アボカドと生野菜のスティック添え**

【夕食】
(1)**新鮮な野菜ジュースカクテル**(三九三ページ)
※好みで除いてもよい。
(2)**ニューヨーク・グッドウィッチ**(三九八ページ)
(3)**カリッとしたローストポテト**(四四七ページ)
(4)**おばあちゃんのコールスロー**(前日の夕食メニュー(4)の残り。四二九ページ)
あるいは**夏の緑葉野菜サラダ**(**クリーミー・アボカド・ドレッシングあえ**。四四八ページ)

[訳者注――和食党へ]
(2)→**ご飯**(玄米か胚芽米)と**野菜の煮物**
あるいは**野菜と豆腐の中華風うま煮**でもよい。

第四部

特選レシピ一覧

マリリン・ダイアモンド

（注１）分量は原書のまま掲載しています。アメリカ人を対象とした量なので、日本人にはやや多めの分量になっていますのでご注意ください。１カップは約225㎖に相当します。

（注２）本文中に使われている調味料については、

・sea salt＝海塩

・seasoned salt＝シーズンド・ソルト

・salt-free seasoning＝無塩《ソルトフリー》のシーズニング

と訳させていただきました。

なお、シーズンド・ソルトとは「塩入りスパイスミックス、調味塩」のことで、ブレンドの異なるものがスーパーやデパートの香辛料売場などで販売されています。

また、無塩《ソルトフリー》のシーズニングとは「塩抜きスパイスミックス」のことで、米国のスパイクハンター社からは、地中海サラダシリーズ、イタリアン・シーズニング、ペスト・シーズニング、オニオン・ハーブディップの４種類が出ています（輸入食料品店、デパートなどにあります）。

（注３）レシピ中「キャノーラ油」と記されているところは、原書では「紅花油」とされていたものです。紅花油は多価不飽和脂肪酸が豊富なため、酸化しやすく、加熱調理にはすすめられない傾向にあります。そこで「紅花油」の個所は、オリーブ油同様、酸化傾向が紅花油より少なく、しかもオリーブ油より香りが少ない「キャノーラ油」に変更したことをお断わりしておきます。

エネルギーサラダ　15分

◆メモ

このサラダは、好みに応じてアレンジが可能です。材料に使う野菜の量も自由です。トマトとキュウリは減量や健康増進をめざすうえで特に重要です。中に含まれる豊富な水分が、繊維の多い緑の野菜の消化を助けてくれるからです。

◆材料（1～2人分）

レタス（水切りし、一口大にちぎる）……………3カップ
※サラダ菜、サニーレタス、リーフレタス、ロメインレタスなどでの代用可。あるいは取り合わせも可。
ホウレンソウか小松菜の葉（粗めに刻む）……………1カップ
キュウリ（スライス）……………2本
トマト（さいの目かスライス）……中1個
緑豆モヤシかアルファルファ……………1～2カップ
※そのほかニンジン、セロリ、マッシュルーム、紫か緑のキャベツ、ブロッコリー、ラディッシュ、ビート、カリフラワーなど好きな生野菜を適宜加える。
オリーブ……………1/4カップ
※アボカドのスライス数切れで代用可。
ゆでた豆……………1/2カップ
※生のヒマワリの種か生のゴマ（1/4カップ）で代用可。

◆作り方

❶大きなボウルに材料を全部入れる。
❷ライト・ドレッシング（次ページ参照）か好みのドレッシングを1/3～1/4カップ加えて、あえる。

［訳者注］レタスはロメインレタスが手に入ればぜひ使ってほしい。レタスの中では栄養の点でこれが一番。また、生の小松菜をサラダに加える習慣をつけるといい。ホウレンソウより食べやすく、ビタミン、ミネラルに富み、特にカルシウムは宝庫といえる。

【エネルギーサラダ】

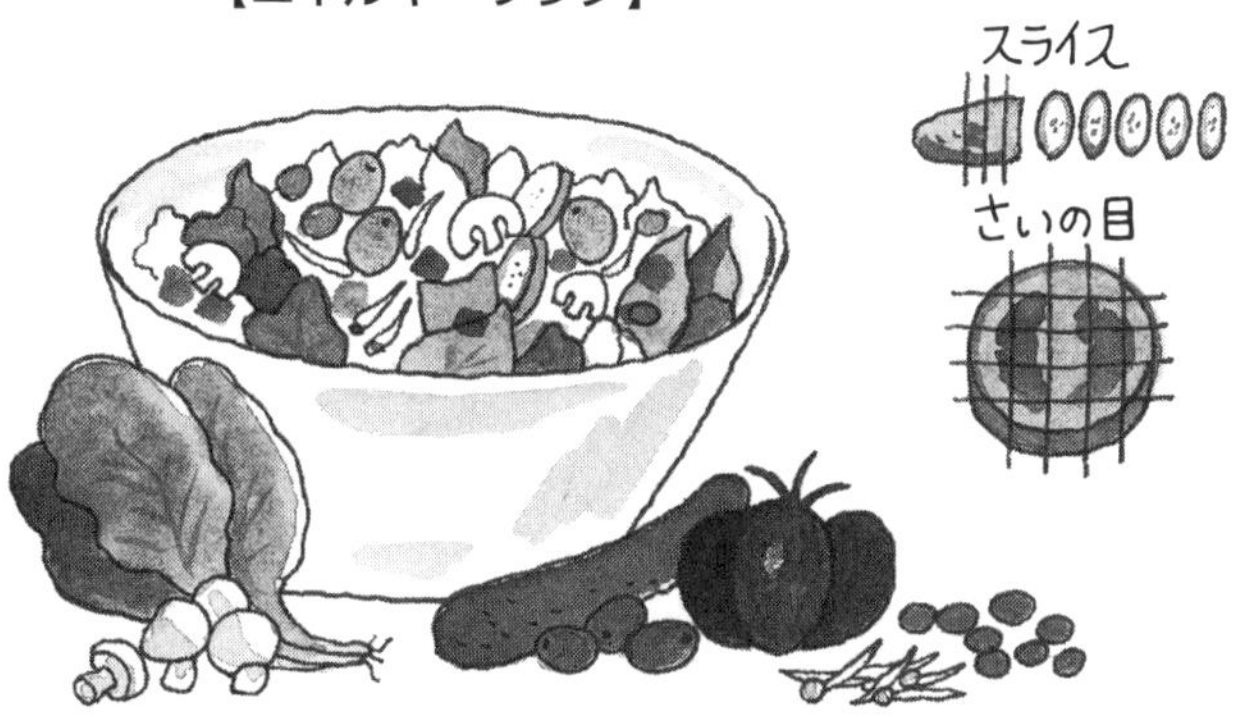

ライト・ドレッシング　5分

◆材料（1〜2人分）

ニンニク……………………… 1かけ
オリーブ油かキャノーラ油 …… 大さじ3
搾りたてのレモンの汁 ………… 大さじ1
海塩………………………… 小さじ1/4
※化学調味料や化学物質を含まないシーズンド・ソルトか、無塩《ソルトフリー》のシーズニングで代用可。
好みで黒こしょう（挽きたて）少々。

◆作り方

❶材料を計量カップに入れる。
❷ニンニクの風味が油に浸透するまで15分以上置く。
❸フォークでニンニクに穴をあけ、材料を強くかき混ぜる。
❹ニンニクを取り出す。
❺サラダにかけて、よくあえる。

正しく組み合わせたサンドウィッチ　5分

ハムとパン、卵とパンといった組み合わせなど、サンドウィッチそのものがタンパク質と炭水化物の組み合わせであるため、従来のサンドウィッチは消化に多量のエネルギーを浪費してしまいます。そこでエネルギーを浪費しないためにも野菜と組み合わせてください。

全粒粉のパンに、トマト、アボカド、キュウリ、それにレタスかアルファルファを使って正しく組み合わせたサンドウィッチは、おいしいばかりかエネルギーも与えてくれます。

パンは、グルテンを壊して消化しやすくするように、いつも軽くトーストするといいでしょう。また、好きな香辛料を使えば、サンドウィッチを食べるのが楽しみになります。

トマトを使う場合（すぐに食べないのなら）レタスかアルファルファをトマトとパンの間にはさんでおくと、パンが湿っぽくなる心配がありません。

ここで、アボカドというユニークでおいしい食べ物についてよく知っていただくため、少し説明させてください。

まず、「アボカドは太る」という俗説についてですが、全く根拠のないものです。アボカドは正しく組み合わせて食べる限り、楽に消化される天然の脂肪食品です。

野菜系の果物であるアボカドは、パン、米あるいはポテトチップスのようなデンプン食品や、生野菜、加熱した野菜、あるいはパパイヤ、マンゴー、バナナ、オレンジといった野菜や果物ともうまく組み合わせることができます。

これらの野菜や果物とアボカドをよく混ぜ合わせれば、天然のすばらしいベビーフードになります。サワークリームやバターの代わりに、アボカドをベークドポテトに使う人もいます。

アボカドは親指で押してみて、いくらか弾力性が出てきたときが、食べ頃です。柔らかくなりすぎると、アボカドの油は、腐ったような臭いがします。柔らかいものが特売になっているのを見かけても買わないほうが無難でしょう。

アボカドを手早く用意するには、縦半分に切り、種を取り除いて実をスプーンで取り出すだけでいいのです。または、種がついたままスライスしてから、アボカドの皮をむいてもかまいません。

アボカドをつぶした場合、すぐに使わないときには、変色を防ぐために、アボカドが入っているボウルに種を戻しておくか、少量のレモン汁を加えてしっかり蓋《ふた》をして冷蔵庫で保存します。切ったアボカドを保存するときは、種をつけたまま、ラップフィルムでしっかり包んでおけば、変色しません。

アボカドは、とてもすばらしい食べ物です。アボカドを食べてひとたびおいしいことが分かると、すっかりはまってしまって、食べすぎてしまう傾向があります。一日に大きめのものを半分から一つまでと決め、それ以上は食べないほうがいいでしょう。

もう一つ大切なことがあります。たとえ野菜系の果物であっても、アボカドはタンパク質食品と合わせるべきではないということです。それは、アボカドがタンパク質の消化を妨げるからです。もちろんグアカモーレ（四一二ページ参照）に添えたコーンチップスや、サンドウィッチのパン、またはご飯のような炭水化物との組み合わせは大丈夫です。

「アボカドを食べるとコレステロールの値が上昇する」という話も全く根拠のないことです。当然心配しなければならないコレステロールは、動物性食品の中だけにしか存在しません。コレステロールは植物性の食品の中には、決して含まれていないのです。

今は国立衛生研究所や米国心臓協会のような健康に関与している有名な組織でさえ、心臓病を減らすためには食事によるコレステロールの摂取量を減らすように強く主張している時代です。これを実現させるにはアボカドの力を借りればいいのです。「フィット・フォー・ライフ」の食事プランに従えば、容易に実行できることなのです。

アボカド・サンドウィッチ　5分

◆材料（1人分）

全粒粉のパン（軽くトーストする）……2枚
トマト（厚めに輪切り）……2〜3枚
キュウリ（縦にスライス）……3〜4枚
アボカド（スライス）……数切れ
レタスかアルファルファ……適量
マヨネーズかマスタードかバター……少々

◆作り方

❶パンにマヨネーズ（ほかの組み合わせも可）をぬり、厚めにスライスしたアボカド、トマト、キュウリを載せる。
❷その上にひと握りのレタスかアルファルファを載せる。両方載せるのも可。
※サンドウィッチは、一日に1個以上食べないように（訳者注・ここで言うサンドウィッチとは、厚切りの食パン2枚またはハンバーガー用の丸い大きなパンに、具を豊富にはさんだもの）。

【アボカド・サンドウィッチ】

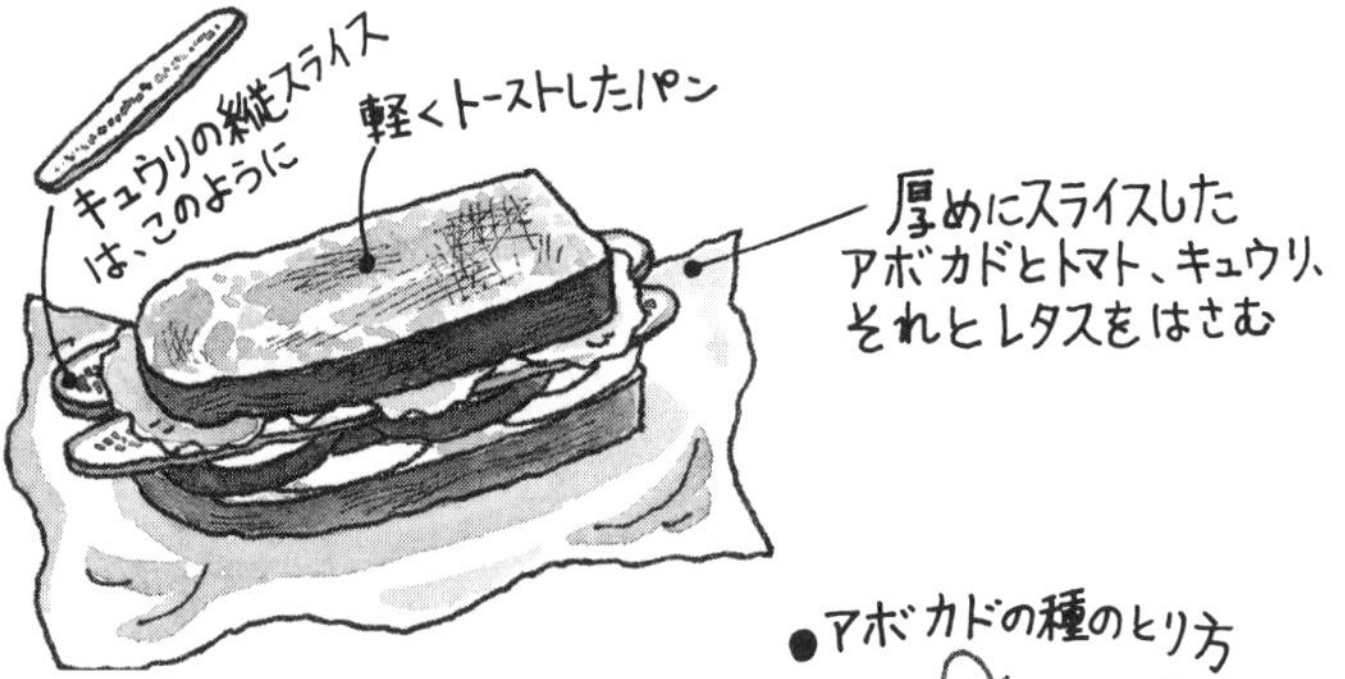

キュウリの縦スライスは、このように
軽くトーストしたパン
厚めにスライスしたアボカドとトマト、キュウリ、それとレタスをはさむ

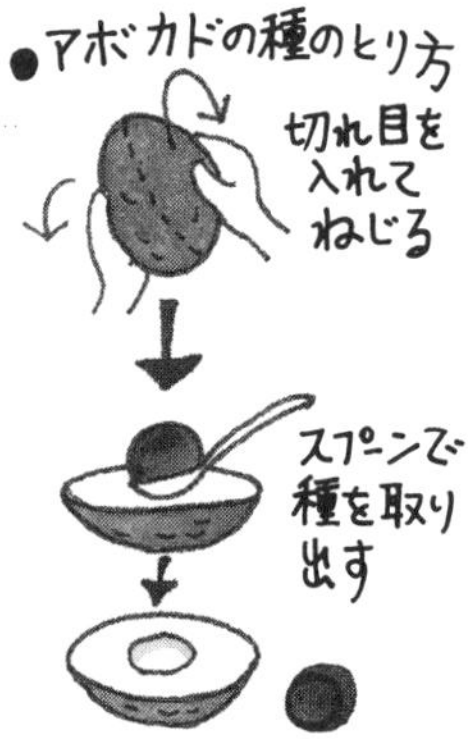

●アボカドの種のとり方
切れ目を入れてねじる
スプーンで種を取り出す

和風アボカドの手巻き寿司（日本の読者のために―訳者より）

10分

（ご飯を炊く時間は含まず）

◆メモ

たとえサンドウィッチでも、パンはご飯のように満腹感がないのでやはりご飯に限るという人には、ご飯とアボカドの手巻き寿司がおすすめです。

アボカドはマグロのトロを食べているような舌触りで、醤油との相性も抜群です。トロが大好きな人は、ぜひアボカドで代用してみてください。トロ１００グラムに含まれるコレステロール量は、50～60ミリグラムですが、アボカドはゼロ・コレステロール食品です。

トロとご飯を一緒に食べると、タンパク質と炭水化物を同時に摂取することになり、消化のために莫大なエネルギーを浪費してしまうばかりか、完全に消化しきれない物質が消化器官の中で腐敗や発酵を起こし、体の組織の中を詰まらせます。その点、アボカドとご飯の組み合わせは理想的です（マグロは赤身でも１００グラム中に50ミリグラムのコレステロールを含んでいます）。

１００ミリグラムのコレステロールを食品から取ると、血液中のコレステロール値が5ポイント上昇します。１００ミリグラムのコレステロールとは、ちょうど小さめの卵半分ほどに含まれる量です。卵をご飯やパンのおかずにする代わりに、アボカドを使うほうがずっとヘルシーだということが、お分かりいただけたことでしょう（体に必要なコレステロールは、動物性食品を食べなくても、体内で作られます）。

◆材料（1人分）

のり（半分に切る）……………………2枚
炊いたご飯…………………1〜2カップ
アボカド（スライス）………… ½〜1個
キュウリ（スライス）……………1本
アルファルファ…………………適宜
ホウレンソウか小松菜…………4〜5株
※ブロッコリーかアスパラガス（一口大に切る。1カップ）での代用可。

◆作り方

❶のりの上にご飯を広げる。
❷アボカド、キュウリの細切り、アルファルファ、ホウレンソウか小松菜、またはブロッコリーかアスパラガスの蒸したものなどを載せて巻く。
※ワサビ醤油をつけて食べる（ただし醤油は控えめに。ご飯は胚芽米か玄米を使えばさらによい）。

【和風アボカドの手巻き寿司】

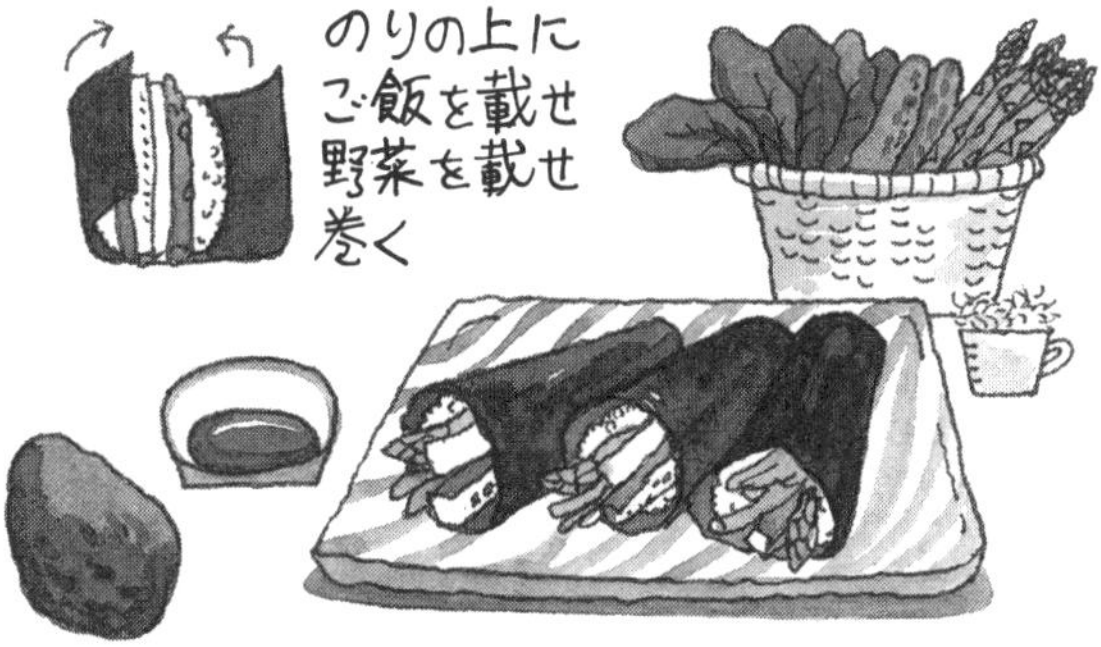

新鮮な野菜ジュースカクテル 10分

◆メモ

これは「フィット・フォー・ライフ」のプログラムの効果をいっそう高めてくれる飲み物です。昼食前でも夕食前でも、いつでも自由に飲んでください。ゆっくりとかみしめるように飲み、飲んだあと食事をするまで10分は間隔をおいてください。ジューサーがない場合には、搾りたてのジュースを扱っている店を探してください。

◆材料（たっぷり1人分）

ニンジン……………………中3〜4本
セロリ…………………………1本
トマト…………………………中1個
ピーマン（緑または赤。日本産の小ぶりのものを使う場合には3個）………小1個
ホウレンソウか小松菜かパセリ
…………………………ひとつかみ

◆作り方

❶ニンジンとセロリがこのジュースのベース。あとはどんな野菜を加えてもかまわ

ない。ただし、少なくともジュースの1/2から2/3までが必ずニンジンであるようにする。ニンジンの皮をむく必要はない。野菜を全部ジューサーにかければできあがり（ただし、セロリの葉は使わない）。

完璧クリーミー・カリフラワースープ白味噌仕立て

35分

◆材料（4人分）

バター……大さじ2
オリーブ油……大さじ1
タマネギ（乱切り）……中1個
ワケギ（ざく切り）……1/2束
ニンニク（みじん切り）……1かけ
セロリ（ざく切り）……2本
カリフラワー（芯を除いてざく切り）……中2個
海塩……小さじ1/2
カレー粉（選択自由）……小さじ1/2
黒こしょう（挽きたて）……小さじ1/8
タイム（ドライ）……小さじ1/2
バジル（ドライ）……小さじ1
サボリ（ドライ）かマジョラム（ドライ）……小さじ1
水……6カップ
［訳者注］昆布と干し椎茸《しいたけ》またはカツオ節で取っただしを使うと、さらにおいしくなる。
白味噌……大さじ2

◆作り方

❶スープ用の鍋にバターを溶かし、油を加えて、タマネギ、ワケギ、ニンニク、セロリ、カリフラワーの順に炒める。
❷調味料を加えてよく混ぜながら数分炒める。
❸水（または、だし汁）と白味噌を加え、蓋をして15分（またはカリフラワーが柔らかくなるまで）煮る。
❹蓋を取り、少し冷ます。
❺何回かに分けてミキサーでクリーム状にし、鍋に戻して再び温める。

ポテトボート

90分

◆メモ

チーズを詰めた好ましくない組み合わせのベークドポテトが好きでしたら、それに代わる、すばらしいこの一品をお試しください。

◆材料（2～4人分）

男爵ジャガイモ……大4個
栗カボチャ（皮をむく）：約450グラム
溶かしバター……1/4カップと小さじ2
クミンシーズ（選択自由）……小さじ1/4
海塩かシーズンド・ソルトか無塩《ソルトフリー》のシーズニング……小さじ1
パプリカ……少々

◆作り方

❶ジャガイモを、220度に温めておいたオーブンで柔らかくなるまで（約1時間）焼く。
❷少し冷ましたら、まだ温かいうちに縦半分に切って、皮を破らないようにしながら中身をていねいにすくい出す。

❸ジャガイモを焼いている間に、カボチャの皮をむき、さいの目に切って柔らかくなるまで約15分蒸す。
❹カボチャ、ジャガイモ、バター¼カップ、海塩、好みでクミンを合わせる。
❺なめらかな黄色いピューレ状になるまで混ぜたら、ジャガイモの皮に山盛りにし、小さじ2杯の溶かしバターを刷毛でぬり、パプリカを振る。
❻グリルの下で10分ほど、薄いキツネ色になるまで焼く。

簡単なローストチキン　55分

◆**材料（2〜4人分）**

鶏……………………1羽
黒こしょう（挽きたて）……少々
海塩……………………少々

◆**作り方**

❶鶏の内側、外側に海塩とこしょうをこすりつけ、220度に温めておいたオーブンに入れる。
❷垂れてくる肉汁を時々かけながら、45〜55分焼く。
❸焼き上がればできあがり。鶏肉はキツネ色で、とても汁気が多く、脚が簡単にはずれる。

インゲンのガーリック風味　40分

◆**材料（2人分）**

オリーブ油……………………大さじ2
ニンニク（みじん切り）…………大さじ2
インゲン（生か冷凍のものを5センチに切るかせん切り）……………4カップ
タイム（ドライ）……………小さじ½
海塩……………………小さじ½
黒こしょう（挽きたて）……………少々
水……………………1〜1&½カップ
野菜スープの素（顆粒）…………小さじ2
※野菜ブイヨン1個での代用可（なければ昆布と干し椎茸かカツオ節で取っただしを使う）。
レモンの搾り汁……………………少々

◆**作り方**

❶大きめの鍋に油を熱し、ニンニク、インゲンを加える。
❷焦がさないように、頻繁にかき混ぜながら強火で炒める。
❸タイム、海塩、こしょうで味つけして、水と野菜スープ（または、だし汁）を加え、蓋をして弱火で20分煮る（必要ならもっと水を加えてもよい）。冷凍のインゲンを使う場合、煮えるまで半分の時間しかかからないので注意。
❹レモンの搾り汁少々を加えて火を止めればできあがり。

フレンチ・グリーンサラダ　15分

◆**材料（2人分）**

レタス（サラダ菜、リーフレタス、サニーレタスなど）……1個
クレソンか小松菜（粗めに刻んだもの）……1カップ
オリーブ油……大さじ3
レモンの搾り汁……大さじ1
海塩かシーズンド・ソルトか、無塩《ソルトフリー》のシーズニング……小さじ1/4〜1/2
黒こしょう（挽きたて）……少々

◆**作り方**

❶レタス、クレソン（または小松菜）を洗って水けをよく切る。レタスは手でちぎり、芯は捨てる。
❷クレソン（または小松菜）とともに、大きなボウルに入れる。
❸油を加えてよくあえる。
❹レモン汁、海塩、好みでこしょうを加え、レタスがしおれないように、優しくあえればできあがり。

野菜系フルーツの盛り合わせ　5分

◆**材料（1人分）**

トマト（スライス）……中1〜2個
キュウリ（スライス）……中2本
アボカド（皮をむいてスライス）…大1/2個
昆布の粉末か無塩《ソルトフリー》のシーズニング（選択自由）……少々

◆**作り方**

❶野菜系フルーツをお皿に盛り付ける。
❷昆布の粉末か無塩《ソルトフリー》のシーズニングを好みで振りかける。

地中海風ライスサラダ　60分

◆**材料（2人分）**

玄米ご飯……A参照
オリーブ油……大さじ1
ズッキーニ（5ミリ幅にスライス）中4本
水……大さじ1〜2
バジル（ドライ）……小さじ1
オレガノ（ドライ）……小さじ1
レタス（サラダ菜、リーフレタス、ロメインレタスのいずれか、または組み合わせ）……4カップ
ホウレンソウか小松菜（粗く刻む）……2カップ
アルファルファ……1カップ
ピメント（スペイントウガラシ）を詰めたグリーンオリーブ（スライス）1/2カップ
※ビン詰のものがある。

◆**作り方**

A 玄米ご飯の用意

玄米……1カップ
キャノーラ油……大さじ1
水……2カップ

❶大きめの鍋に材料（玄米、キャノーラ油、水）を入れて強火にかける。
❷沸騰したら軽く混ぜ弱火で35分炊く。
❸火を止めて10分蒸らせばできあがり。

B ズッキーニの下ごしらえ

❶中華鍋か大きめのフライパンにオリーブ油を熱し、スライスしたズッキーニを炒める。
❷途中で水を振りかけ、ズッキーニの色が鮮やかになるまで数分炒め続ける。
❸バジルとオレガノを加えて混ぜ、火からおろせばできあがり。

C ドレッシングの用意

ガーリックハーブ・ドレッシングの作り方

◆材料（2～3人分）
ニンニク（みじん切りかつぶしたもの）……1かけ
オリーブ油……大さじ5
レモンの搾り汁……大さじ2
チャービル（ドライ）……小さじ½
マジョラム（ドライ）……小さじ½
ミント（ドライ）……小さじ¼
タイム（ドライ）……小さじ½
タラゴン（ドライ）……小さじ⅛
海塩かシーズンド・ソルトか無塩《ソルトフリー》のシーズニング……小さじ½
黒こしょう……少々

◆作り方
❶材料をすべてボウルに入れる。
❷泡立て器かミキサーで混ぜる。

D ライスサラダにするための仕上げ

❶レタスを洗って水けを拭き取り、一口大にちぎって大きなボウルに入れる。
❷ホウレンソウ（小松菜）、アルファルファ、Aの玄米ご飯、Bのズッキーニ、グリーンオリーブ、Cのドレッシングを加え、すべての風味が混ざるようにあえる。

◆メモ
夕食後最低3時間経過のあと、もしお腹がすいたら、果物を食べるといいでしょう。果物に含まれる水分を体に与えてやると、翌日の排泄に役立ちます。

ナッツバターのディップ　1分

◆メモ
ナッツバターは、無塩《ソルトフリー》で生のアーモンド、カシューナッツ、ゴマ、ヒマワリの種から作ったバターを使うのがベストです。ピーナッツバターが好きな人はそれで代用してもいいでしょう。

セロリ、ニンジン、ズッキーニ、ピーマン（赤・緑）、カブ、生のカリフラワー、ブロッコリー、スライスしたキクイモのディップとして使います。

◆材料（1人分）
ナッツバター……¼カップ
水……¼カップ

◆作り方
❶ナッツバターと水を、軽いクリーム状のディップになるまで、フォークでよく混ぜる。

田舎風コーンチャウダーの味噌仕立て

35分

◆**材料（4人分）**

水（または昆布と干し椎茸かカツオ節で取っただし汁）……6カップ
ジャガイモ（乱切り）……中6個
タマネギ（乱切り）……中1個
ニンニク（みじん切り）……2かけ
セロリ（乱切り）……1本
野菜ブイヨン……1個
※なければ和風のだし汁を水の代わりに使う。
減塩味噌……大さじ1
セージ（ドライ）……小さじ1/8
タイム（ドライ）……小さじ1/2
オレガノ（ドライ）……小さじ1/2
海塩（選択自由）……小さじ1/2
シーズンド・ソルトか無塩《ソルトフリー》のシーズニング……小さじ1/2
黒こしょう（挽きたて）……少々
コーン（生または冷凍）……3～4カップ
バター……大さじ1
ピーマン（みじん切り）……1/4カップ
万能ネギ（みじん切り）……1/2カップ
生クリーム（選択自由）……1/4カップ
ディルウィード（生のみじん切り。選択自由）……大さじ1

◆**作り方**

❶水（または、だし汁）を沸騰させ、ジャガイモ、タマネギ、ニンニク、セロリを加える。
❷再び沸騰したらブイヨンと味噌、ハーブ類を加える。
❸蓋をして中火にし、15～20分（ジャガイモが柔らかくなるまで）煮る。柔らかくなりすぎないように注意。
❹少し冷めたら、鍋の中からジャガイモを2カップ取り分け、残りを汁ごと少量ずつ、ミキサーにかける。
❺ミキサーから再び鍋に戻し、コーンと、取っておいたジャガイモを加え、焦げつかないように時々かき混ぜながら弱火で5分煮る。
❻バターを小さめの別の鍋に溶かし、ピーマンと万能ネギを色が鮮やかになるまで約3分炒めて❺の鍋に入れる。
❼好みで生クリームとディルウィードを加えてできあがり。調味料とこしょうは好みで加減する。

ニューヨーク・グッドウィッチ

25分

◆**メモ**

この野菜の寄せ集め料理は、信じられないくらいおいしい「ハンドウィッチ」（手でつかんで食べるサンドウィッチ）で、やみつきになるほどのごちそうです。カリフォルニア州ロングビーチのクイーン・エリザベス号船上で行なわれた私たちのセミナーでは、750人の参加者が1600個のニューヨーク・グッドウィッチを、あっという間に平らげてしまいました。参加者にとって、初めて体験する食べ物でしたが、口にしたとたん誰もが皆、気に入ってしまったのです。

◆**材料（1人分）**

ブロッコリー……1カップ
カリフラワー（小房に分ける）……1/2カップ
ニンジン（せん切り）……大さじ2

スカッシュかカボチャ（せん切り）……大さじ2
紫キャベツ（せん切り）……大さじ2
バーベキュー・オニオン（選択自由）……1/4カップ
※作り方は下段B参照。
トルティーヤかピタブレッド（どちらも全粒粉）……1枚
※トルティーヤはトウモロコシ粉または小麦粉の薄焼きで、メキシコの主食。手に入らない場合は家庭でも手軽に作れる（次ページ参照）。
マヨネーズ……大さじ1
ディルピクルス（細くせん切りにしたもの）……3本
※キュウリ漬けか、たくあんでの代用可。
レタス（細いせん切り）……1/2カップ
アルファルファ……1/2カップ
アボカド（選択自由）……2切れ
海塩（選択自由）……少々

◆作り方

A野菜の下ごしらえ

❶ブロッコリーは花の部分と茎の上部を使う。縦に薄切りにし、カリフラワーとともに、湯気の立っている蒸し器に入れる。竹串がやっと通る程度にやや固めに蒸す（約5分）。

【ニューヨーク・グッドウィッチ】

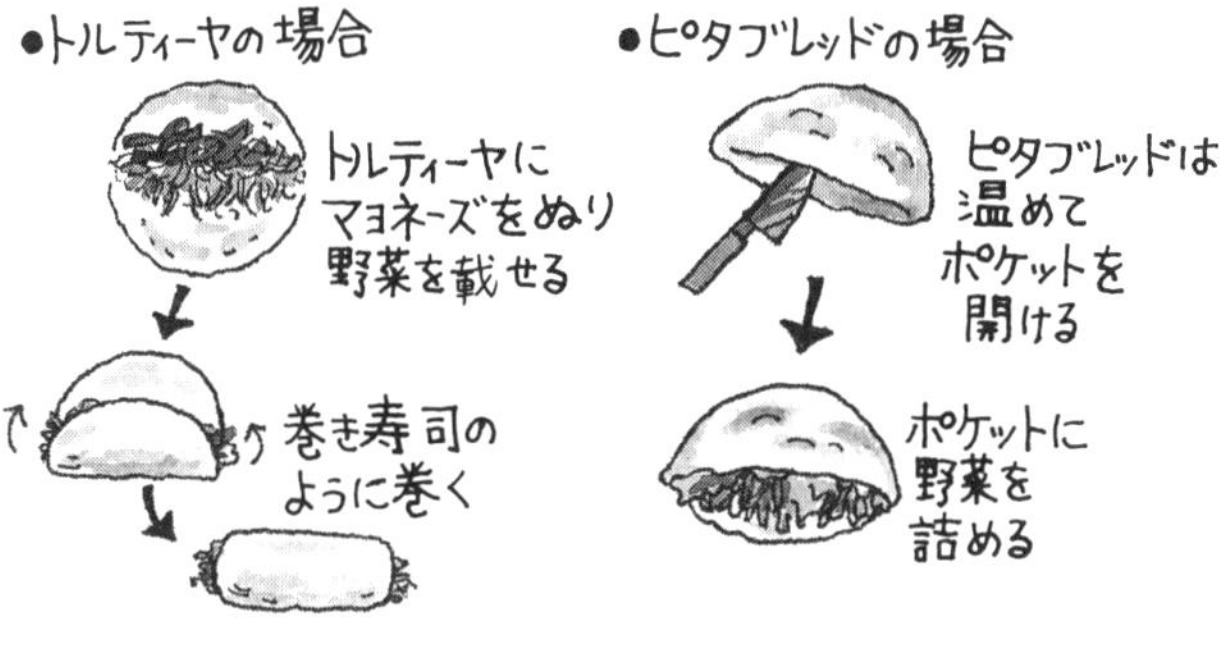
●トルティーヤの場合
トルティーヤにマヨネーズをぬり野菜を載せる
巻き寿司のように巻く
●ピタブレッドの場合
ピタブレッドは温めてポケットを開ける
ポケットに野菜を詰める

❷ニンジン、紫キャベツ、スカッシュ（カボチャ）をよく混ぜておく。

Bバーベキュー・オニオンの用意

バーベキュー・オニオンの作り方（7分）

◆材料（3～4人分）
キャノーラ油……小さじ2
タマネギ（スライス）……1個
オイスターソース（または焼肉のタレ）……大さじ1

◆作り方
❶大きめのフライパンに油を熱し、タマネギを加えてざっと炒める。
❷オイスターソースを加え、しんなりするまで炒める。
※この分量で3～4人のバーベキュー・オニオンができるが、残りはどんな野菜スープに入れてもおいしくなる。

Cグッドウィッチにするための仕上げ

❶空焼きしたテフロンのフライパンで、トルティーヤが柔らかくなるまで、温める。

固くならないように注意。

❷プラスティック製の調理用下敷きか、乾いたまな板の上に移す。

❸トルティーヤにマヨネーズをぬり、ブロッコリーの薄切りを中央に載せ、次にぼろぼろにしたカリフラワー、ディルピクルス（またはキュウリ漬けか、たくあん）、Ａのせん切りにした野菜類、バーベキュー・オニオン、レタス、アルファルファ、アボカドの順に載せる。

❹好みで海塩を振る（漬物の塩がきつい場合、塩は使わない）。

❺クレープを巻く要領で、トルティーヤをしっかり巻き、食卓に出すまでラップフィルムに包んでおく。冷蔵庫で2〜3日の保存が可能。

❻食卓に出すときは半分に切り、ラップフィルムを部分的に下げる。ラップは下に垂れる汁を受けるように、トルティーヤの先端に近いほうは残しておく。

※ピタブレッドを使う場合は、柔らかくなるまでオーブンで数分温め、ポケットが楽に開くように上のほうを細長く切る。材料をみんな合わせてよく混ぜ、ピタブレッドの中に詰める。

全粒粉のトルティーヤの作り方（25分）

◆メモ

本場メキシコの作り方は、生地をこね、手で円盤状に伸ばして焼くのですが、ここでは一番簡単な方法を紹介します。

一度にたくさん作って冷凍しておくと便利です。保存するときは、トルティーヤの間にワックスペーパーかラップフィルムをはさんでおくと、使う分だけ簡単に取り出せます。

◆材料（8枚分）

全粒粉……1カップ
キャノーラ油……大さじ1
海塩……小さじ$\frac{1}{2}$
ぬるま湯……1〜1&$\frac{1}{4}$カップ

◆作り方

❶材料をすべて合わせてミキサーにかけ、4〜5分攪拌《かくはん》して生地を作る。

❷テフロン加工のフライパンを熱して、刷毛で油（分量外）を少々ぬる。

❸生地をお玉で1杯ほど入れたら、すぐにフライパンを回して底全体に広げる。

❹薄いキツネ色になるまで両面焼けばできあがり。

ホウレンソウとモヤシのサラダ（醤油ドレッシング）

15分

◆材料（2人分）

レタス（粗く刻む）……2カップ
ホウレンソウか小松菜（粗く刻む）……2カップ
アルファルファ……2カップ
モヤシ（緑豆モヤシか、レンズ豆、小豆、クローバーなどを発酵させたもの）……1カップ
キュウリ（角切り）……1カップ
トマト（スライス）……中1個
クレソン（選択自由）……1カップ
オリーブ油……大さじ2
レモンの搾り汁……小さじ2
醤油……小さじ2
※ディジョン・マスタード（小さじ$\frac{1}{2}$）で

の代用可。

◆**作り方**

❶野菜とモヤシ類を大きめのボウルに入れて混ぜる。

❷油、レモンの搾り汁、醤油（またはディジョン・マスタード）を加えてあえる。

【ホウレンソウとモヤシのサラダ】（醤油ドレッシング）

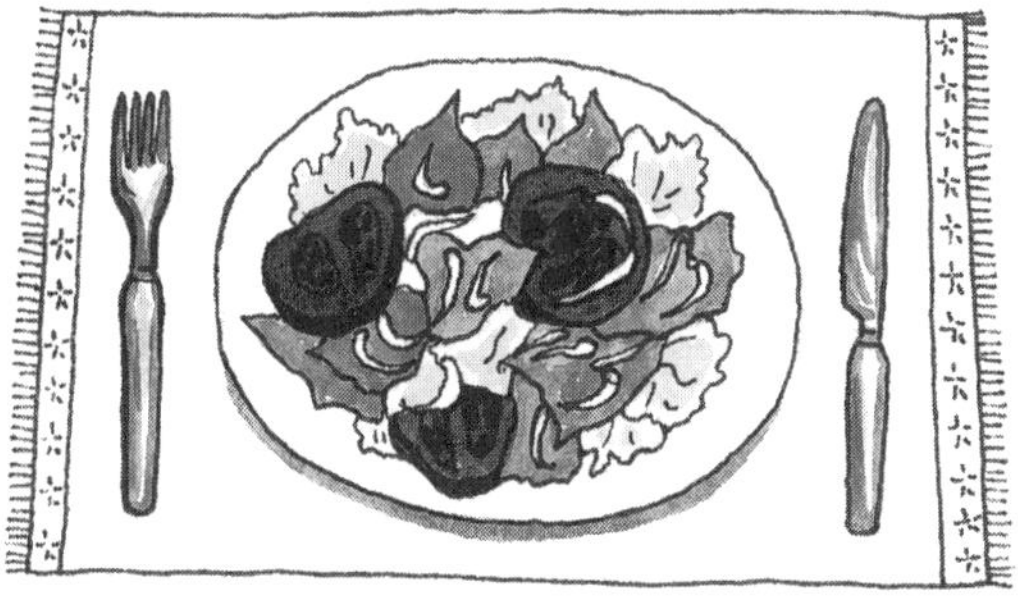

ナッツとキュウリのフィンガーフード

2分

◆**メモ**

ナッツとキュウリなどというと、たいした昼食ではないように思えますが、これが実に満足のいくフィンガーフード（指でつまめる食事）なのです。ナッツはよく嚙まなければならないので、食べるのに時間がかかり、その間にお腹がいっぱいになります。香りもまた、満足感を十分に補ってくれるものです。そして、体に与えてくれる栄養は非の打ちどころがありません。これこそナッツの完璧な食べ方といえます。

◆**材料（1人分）**

ナッツ（生のアーモンドかクルミ）……………………½カップ
キュウリ……………………………2本

❶ナッツが生であることを必ず確かめる。炒ってあると、体は利用することができず、毒になるだけ。

❷そのままナッツとキュウリを皿に盛りつければできあがり。

［訳者注］アーモンドは熱湯に浸して皮をむきます（四二八ページ上段参照）。

二人でシチューを

40分

子供たちはこの魅力的なシチューにバターをぬった全粒粉のパンを浸して食べるのが大好きです。ご飯党の人は、このシチューをご飯と一緒にどうぞ。

◆**材料（2人分）**

ジャガイモ（小粒の新ジャガイモ）…8個
ニンジン……………………中3本
バター……………大さじ2〜3
タマネギ（乱切り）…………中1個
セロリ（乱切り）……………1本
ブロッコリーの茎（皮をむいて1・5センチの角切り）……………4個分
ズッキーニまたはナス（スライス）小2本
白インゲンの水煮（選択自由）…1カップ
グリーンピース（冷凍）………½カップ
セロリーシード（ドライ）……小さじ¼
セージ（ドライ）………………小さじ¼

マジョラム（ドライ）……小さじ¼
海塩かシーズンド・ソルトか無塩《ソルトフリー》のシーズニング……小さじ½
野菜ブイヨン（ブイヨンがなければ、だし汁）……1個
※顆粒なら小さじ2。
水……1〜2カップ

◆**作り方**

❶ジャガイモとニンジンを15分蒸す。
❷蒸したニンジンは1・5センチ、ジャガイモは皮をむいて2・5センチのさいの目に切る。
❸厚手の大鍋にバターを溶かし、ジャガイモ、ニンジン、タマネギ、セロリ、ブロッコリー、海塩、野菜ブイヨン、水、ハーブ類を加えて蓋をし、沸騰させる。
❹火を弱めて5分煮たら、ズッキーニ（またはナス）、白インゲンの水煮、グリーンピースを加えて火を強める。
❺再び沸騰したら、火を弱める。時々かき混ぜながら10分煮ればできあがり。

シーザーサラダ　15分

◆**材料（2人分）**

ニンニク……1かけ
オリーブ油……大さじ3
レモンの搾り汁……大さじ1〜2
ディジョン・マスタード……小さじ1
のり……1枚
海塩かシーズンド・ソルトか無塩《ソルトフリー》のシーズニング……小さじ¼
レタス（リーフレタス、サニーレタス、ロメインレタスなど）……1個
小松菜の葉（選択自由）……4〜5株
ガーリッククルトン（下段参照）1カップ
黒こしょう（挽きたて）……少々

◆**作り方**

❶ニンニクを大きめのボウルに入れ、フォークで押しつぶす。
❷油を注いで力強く混ぜ、ニンニクを取り出す。
❸レモン汁とマスタードを加えてよく混ぜる。
❹のりの両面をさっとあぶり、細かくして❸に入れ、海塩を加えてかき混ぜる。
❺水けを切ったレタスを一口大にちぎる（芯の部分は捨てる）。
※小松菜を使う場合も同様。
❻レタスを❸に加えてよくあえる。
❼ガーリッククルトンと黒こしょうを少々加えれば、できあがり。

ガーリッククルトンの作り方（10分）

◆**メモ**

簡単にできて、市販のものよりずっと優れたクルトンです。サラダ、スープ、野菜料理などに使えます。

◆**材料（1〜2人分）**

全粒粉の食パン……1切れ
バター……小さじ1
ニンニク……1かけ
※つぶすか、2〜3片に切る。

◆**作り方**

❶パンを小さな角切りにする。
❷小さなフライパンにバターを溶かし、ニンニクを加える。
❸軽く炒めたらニンニクを取り除き、パンを加えて頻繁にひっくりかえしながら数分炒めれば、できあがり。

キャベツのカレー炒め　12分

◆材料（3～4人分）

キャノーラ油……大さじ1
マスタードシード（または粉末）……小さじ2
ターメリック……小さじ1
※マスタードシードとターメリックの代わりにカレー粉大さじ1でも代用可。
タマネギ（薄くスライス）……中1個
キャベツ（芯を除き四つ切りにしてから1センチ幅に切る）……小1個
海塩……小さじ1/2
レモンの搾り汁……大さじ2

◆作り方

❶大きなフライパンに油を熱し、マスタードシードとターメリックを加え、しばらくの間、ジュージュー音を立てさせる。
❷タマネギを加えてよく混ぜながら数分炒める。
❸キャベツと海塩を加え、キャベツがしんなりするまで時々混ぜながら中火で炒める。
❹レモン汁を振って火からおろせば、できあがり。

カレー風味のチキンサラダ　25分

◆メモ

Ⓐのサラダを作り、Ⓑのドレッシングをかけ、好みでこしょうを振ればできあがります。ただしⒶで使用するローストチキンを準備する時間が別途必要になるので、ご注意ください。

Ⓐサラダの用意

◆材料（1～2人分）

サラダ菜（洗って水気をよく切り、一口大にちぎる）……4カップ
ホウレンソウか小松菜（乱切り）……2カップ
アルファルファ……1/2カップ
クレソン（または、シャンツァイ〈香草〉、パセリ、ミツバ）……1/4カップ
簡単なローストチキン（皮を除いて一口大に切る。三九五ページ参照）……2カップ
※焼いたり、蒸したり、バーベキューなどにした鶏肉でも代用可。
アスパラガス（作り方❷参照）……2カップ
ニンジン（せん切り）……1/2カップ
黒こしょう……少々

◆作り方

❶大きなボウルの中で、サラダ菜、ホウレンソウか小松菜、アルファルファ、クレソン（または、シャンツァイ〈香草〉、パセリ、ミツバ）を合わせる。
❷アスパラガスの下の固い部分を除き、2・5センチの斜め切りにし、鮮やかな緑色になるまで3～4分ゆでて、手早く冷水に取る。
❸アスパラガスをゆでた熱湯にニンジンを入れ、ニンジンに湯が通るまで1～2分置いてから、水けをよく切る。
❹ローストチキン、アスパラガス、ニンジンを❶に加え、Ⓑを上からかけて黒こしょうで味を整えればできあがり。

Ⓑカレー風味のマヨネーズ・ドレッシングの用意

◆材料（1～2人分）

オリーブ油……大さじ2
レモンの搾り汁……大さじ1
マヨネーズ……大さじ1～2
ハチミツ……小さじ1

カレー粉……小さじ½
バジル（ドライ）……小さじ½
※生のバジルなら、みじん切りにしたもの、小さじ2。
アサツキか万能ネギ（みじん切り）……小さじ1
海塩（選択自由）……小さじ¼

◆作り方

❶小さめのボウルに油、レモン汁、マヨネーズ、ハチミツを合わせ、クリーム状になるまでかき混ぜる。
❷❶に残りの材料を加えて混ぜればできあがり。

カリフラワーのホットサンド　20分

◆メモ

ホットサンド・メーカーはホットサンドを作るのに大変便利な道具です。食パン1枚分の大きさの鉄型（丸型と角型の2種類の型がある）が二つに折れて、重ね合わせるようになっています。一方の鉄型にパンと中身を入れ、もう片方の鉄型にもう1枚のパンを載せて蓋を閉め、長い把手を持って火にかけ両面焼きます（電気式のものもあります）。この道具がなければ、バターをぬったトーストに、カリフラワーをつぶしたフィリング（具）を載せて食べます。

◆材料（1人分）

カリフラワー（蒸したもの）……1カップ
マヨネーズ……大さじ1〜2
ディジョン・マスタード（選択自由）……小さじ¼
海塩かシーズンド・ソルトか無塩《ソルトフリー》のシーズニング……小さじ¼
セロリ（刻む。選択自由）……大さじ1
全粒粉の食パン……2枚
バター……大さじ1
アルファルファかレタスのせん切り……½カップ
ニンジン（細かいせん切り）……大さじ1

◆作り方

❶カリフラワーをつぶし、マヨネーズ、マスタード、海塩、セロリを加えてよく混ぜる。
❷パン2枚にバターをぬる。
❸1枚のパンの、バターがついていないほうの面に、カリフラワーのフィリング（具）を載せ、アルファルファかレタス、そして、ニンジンを上に散らす。
❹もう1枚のパンを、バターをぬった面が外側になるようにしてフィリングの上に重ね、ホットサンド・メーカーに入れる。
❺パンがこんがりキツネ色になり中身が温まるまで（片面約3分）、両面を強火で焼けばできあがり。
※フライパンに蓋をして両面焼くこともできる。

ハーベストスープ白味噌仕立て　55分

◆メモ

このスープは残りがとてもおいしくなるので大量に作っておくといいでしょう。

◆材料（8人分）

水か和風のだし汁……9カップ
タマネギ（粗めの乱切り）……大1個
ニンニク（みじん切り）……大2かけ
セロリ（粗めの乱切り）……2本
ゴボウ（皮をむいて、さいの目切り。選択自由）……1本
カボチャ（さいの目切り）……2カップ
カリフラワー（芯を除いて2・5センチの小房に分ける）……1個
ニンジン（皮をむいて、1・5センチのさいの目切り）……中2本
ズッキーニかナス（6ミリ幅にスライス）……中3本
カブ（6ミリ幅にスライス）……5〜6個
ジャガイモ（皮をむいて縦二つ切りにしてから6ミリ幅にスライス）……4〜5個
キャベツ（芯を除いて四つ切りにしてからせん切り）……小1個
タイム（ドライ）……小さじ½
バジル（ドライ）……小さじ½
サマーサボリ（ドライ）……小さじ½
白味噌……大さじ2
海塩（選択自由）……小さじ1
シナモン……少々
レモンの搾り汁……大さじ2

◆作り方

❶スープ用の鍋に水かだし汁を沸騰させ、レモン汁を除く材料を全部入れる。
❷沸騰したら、カボチャがつぶれて濃いめのスープになるように、頻繁にかき混ぜながら30分弱火で煮る。
❸火を止める直前にレモン汁を加える。

ほかほかのバターコーン・トルティーヤ　8分

◆材料（4人分）

コーン・トルティーヤ（手に入らない場合は、自分で作る。次項参照）……8枚
バター……大さじ2

◆作り方

❶空焼きしたテフロンのフライパンで、トルティーヤが柔らかくなるまで両面温める。
❷1枚が温まったら、その中央にバターを載せ、別のもう1枚をその上に載せるという要領で8枚を重ねる。
❸柔らかいまま保温できるように、蓋つきの容器か鍋に入れておく（こうしておかないと乾いてしまうので注意）。
※食べるときはパイのようにくさび型に切るか、1枚ずつはがして巻く。コーン・トルティーヤの伝統的な食べ方は後者。

コーン・トルティーヤの作り方（25分）

◆**メモ**

全粒粉のトルティーヤ（四〇〇ページ参照）同様、最も簡単な方法を紹介します。

◆**材料（8枚分）**

熱湯……1カップ
海塩……小さじ½
コーンミール……1カップ
キャノーラ油……少々
ライムの搾り汁（選択自由）……少々

◆**作り方**

❶材料をミキサーに入れ、4～5分攪拌して生地を作る。
❷テフロン加工のフライパンを熱し、油を敷かずに生地をお玉ですくって、フライパン全体に広げる。
❸クレープの要領で、両面こんがり焼ければできあがり。
※焦げつくようだったら、キャノーラ油を浸したペーパータオルでフライパンの表面をさっとぬぐってから生地を広げる。

ニンジン入りハッシュブラウンズ（ジャガイモのお焼き）

30分

◆**材料（3人分）**

バター……大さじ2
キャノーラ油……小さじ1
ニンジン（皮をむいてせん切り器で細長くおろす）……中1本
ジャガイモ（皮をむいてせん切り器で細長くおろす）……大3個
タマネギ（みじん切り）……小½個
海塩（選択自由）……小さじ½

◆**作り方**

❶大きなフライパンにバターと油を熱し、ニンジン、ジャガイモ、タマネギを入れる。
❷海塩を振って片面がキツネ色になるまで焼いたら、裏返して反対側も焼く。フライ返しで押しつけるようにしながら焼くと、全体がまとまりやすい。
❸一口大に切り分けるか、くさび形に切り分ければできあがり。

照焼風ブロッコリーのニンニク炒め

15分

◆**メモ**

これはブロッコリーの茎を上手に使った一品です。もちろんおいしさも保証つき。花の部分は四四一ページ上段参照。

◆**材料（3人分）**

ブロッコリーの茎……3～4個分
ゴマ油かキャノーラ油……大さじ1
ニンニク（みじん切り）……1～2かけ
たまり醤油……大さじ2
レモンの搾り汁（選択自由）……少々

◆**作り方**

❶皮むきを使って、ブロッコリーの皮をむき、縦に薄く切る。
❷大きめのフライパンに油を熱して、ニンニクを手早く炒める。
❸ブロッコリーを加えて、中火よりやや強火で、柔らかくなるまで3～5分炒める。
❹たまり醤油とレモンを加え、火からおろせばできあがり。

【照焼風ブロッコリーのニンニク炒め】

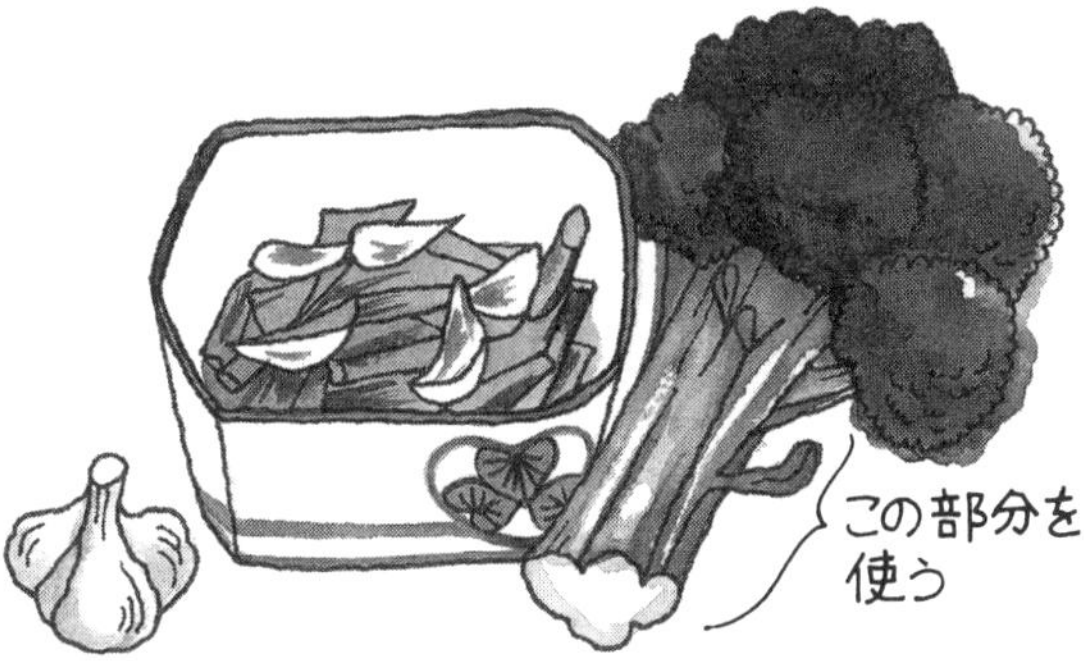

ピリッとしたコールスロー（キャベツのサラダ）

15分

◆材料（3人分）

キャベツ（せん切り）……………小½個
ディルウィード（生のものをみじん切り）
……………………大さじ2
パセリ（みじん切り）…………大さじ2
サワークリーム……………½カップ
レモンの搾り汁……………小1個分
とろろ昆布（粉末にする。選択自由）
……………………小さじ½
海塩……………………小さじ½
黒こしょう（挽きたて）……………少々

◆作り方

❶キャベツ、ディルウィード、パセリを大きなボウルに入れて、混ぜる。
❷サワークリームとレモン汁を加えてよく混ぜて❶に加える。
❸とろろ昆布の粉末、海塩、黒こしょうで味を調整しながら、よく混ぜればできあがり。

フルーツディップ添えイチゴとキウイのサラダ

10分

◆材料（2人分）

オレンジ（皮をむいて輪切り）………2個
イチゴ（スライス）…………2カップ
キウイ（皮をむいて輪切り）……大2個
バナナ（皮をむいて輪切り）……小1本
レーズン（選択自由）…………大さじ1

◆作り方

❶大皿にオレンジを敷きつめる。
❷大きめのボウルに、イチゴ、キウイ、バナナを合わせ、レーズンを加えて優しく混ぜ、❶の上に盛りつける。
❸フルーツディップ（次ページ参照）を作り、サラダの上にかけるか、ディップを別に添える。

フルーツディップの作り方（各3分）

◆**メモ**

ディップはいろいろと作れますが、ここでは5種類だけ紹介しておきます。

◆**材料（5つのタイプからお好みを選んでください）（2人分）**

(1)パパイヤ（1/2個）、フレッシュ・オレンジジュース（1/4カップ）、ナツメグ（小さじ1/4）

(2)柔らかく熟した柿（1個）、バナナ（1本）

(3)バナナ（1本）、イチゴ（1/2カップ）

(4)フレッシュ・オレンジジュースかリンゴジュース（1/2カップ）、種を除いたデーツ〈ナツメヤシの実〉（6～8個）

(5)パイナップル（1/2カップ）、バナナ（1本）

◆**作り方**

❶ミキサーかフード・プロセッサーでそれぞれピューレ状にし、フルーツサラダにかけるか、フルーツに添える。

キュウリのトルティーヤ巻き　5分

◆**材料（1人分）**

コーン・トルティーヤ（四〇六ページ参照）……3枚
マヨネーズかバター……少々
キュウリの細切り……2本分
アルファルファかレタスのせん切り・適宜
シーズンド・ソルト（スパイクハンター社またはバイオフォース社のシーズニングなど、あるいはメキシコ料理かイタリア料理のスパイス）……少々

◆**作り方**

❶キュウリを長いまま縦に細く切る。

❷トルティーヤを、空焼きしたフライパンで柔らかくなるまでこんがり温める。パリッとならないように注意。

❸温めたトルティーヤにマヨネーズかバターをぬり、中央にキュウリを2～3切れ、アルファルファかレタスのせん切りを載せ、スパイス少々を振ってしっかり巻けばできあがり。

※1人分は3本程度。

シェパードパイ（ジャガイモのパイ）　90分

A 詰めものの用意

◆**材料（4～6人分）**

バター……1/2カップ
タマネギ（みじん切り）……大1個
エシャロット（みじん切り）……1個
セロリ（みじん切り）……1カップ
万能ネギ（みじん切り）……1/4カップ
全粒粉の食パン（1・2センチ角に切ったもの。古くなったパンのほうがよい）……8カップ
セージ（粉末）……小さじ2
マジョラム（ドライ）……小さじ1/2
タイム（ドライ）……小さじ1/2
セロリーシード……小さじ1/2
パプリカ……小さじ1/4
海塩……小さじ1/2
黒こしょう（挽きたて）……少々
パセリ（生のもの。みじん切り）大さじ1
野菜ブイヨン（キューブ）……1個
熱湯……2カップ

◆**作り方**

❶大きな厚手の鍋にバターを溶かし、タマネギ、エシャロット、セロリ、万能ネギを加えて野菜が柔らかくなるまで炒める。

❷角切りのパン、ハーブ類、海塩、黒こしょうを加えてよく混ぜ、野菜ブイヨンを熱湯で溶かして加える。

❸よく混ぜて蓋をし、時々かき混ぜながらごく弱火で15分蒸し煮にする。

B マッシュポテト製パイの用意

◆**材料（4〜6人分）**

ジャガイモ（皮をむき、5センチ角に切る）……小8〜10個
セロリ（葉のついたもの）……1本
ベイリーフ（ローリエ）……1枚
ニンニク……1かけ
バター……大さじ3
生クリーム……1/4カップ
海塩かシーズンド・ソルトか無塩《ソルトフリー》のシーズニング……小さじ1/2
白こしょう（挽きたて）……少々

◆**作り方**

❶ジャガイモの皮をむいて、大きめの鍋に入れ、水を加える。

❷セロリ、ベイリーフ、ニンニクを加えて火にかける。

❸蓋をして沸騰するまで強火にし、沸騰したら火を弱め、20〜30分（ジャガイモが柔らかくなるまで）煮る。

❹ジャガイモを煮ている間に詰めものを作る（Aの作り方参照）。

❺オーブンを190度に温めておいて、次にマッシュポテトを作る。小さいフライパンにバターを溶かし、生クリームを加えて沸騰しないように温める。❸の中のベイリーフとニンニクを除いて、ジャガイモをフード・プロセッサーか手でつぶす。

❻ここへ❺のバターと生クリームを合わせたもの、海塩、白こしょうを加えて味を整えよく混ぜる。

❼❹で作った詰めものを耐熱皿に移し、その上に❻のマッシュポテトを載せ、オーブンで30〜40分（ジャガイモの表面がパリッとキツネ色になるまで）焼く。

❽パイを焼いている間に、マッシュルーム・クリームソース（下段参照）を作る。

❾クリームソースを❼で焼いたパイの上にかければ、できあがり。

マッシュルーム・クリームソースの作り方（15分）

◆**材料（4〜6人分）**

バター……大さじ2と大さじ2
エシャロット（みじん切り）……1個
マッシュルームか舞茸（みじん切り）……約450グラム
小麦粉……大さじ2
水……1&1/2カップ
野菜ブイヨン（キューブ）……2個
生クリーム……大さじ2
海塩……小さじ1/2
ガーリック・ソルト……小さじ1/4

◆**作り方**

❶大きめの鍋にバター（大さじ2）を溶かし、エシャロットとマッシュルーム（舞茸）を炒める。

❷マッシュルーム（舞茸）が柔らかくなり、焦茶色の液が出てきたら、穴のあいたお玉で皿に移し、煮汁は取っておく。

❸同じ鍋に再びバター（大さじ2）を溶かし、小麦粉を入れて泡立て器でよく混ぜる。

❹マッシュルーム（舞茸）の煮汁を加えて、ソースが濃くなるまで泡立て続ける。
❺ゆっくりと水を入れてかき混ぜ、さらにブイヨンを加えてよく溶けるまで混ぜる。
❻生クリーム、海塩、ガーリック・ソルトを加え、さらに❷のマッシュルーム（舞茸）を加えればできあがり（マッシュルームは加えなくてもよい）。

バジル風味のニンジン　25分

◆材料（4～6人分）

ニンジン（皮をむいて3ミリ厚さの輪切り）……小12本
無塩バター……大さじ3
メープルシロップ（100%天然のもの）……大さじ2
フレッシュバジル……小さじ1～2
海塩……小さじ¼

◆作り方

❶ニンジンを蒸し器に入れ、歯ごたえのある柔らかさになるまで10分程度蒸し、蒸したら火からおろしておく（前もって蒸しておき、食べる直前に❷のソースと合わせてもいい）。
❷厚手のシチュー鍋にバターを溶かし、メープルシロップ、バジル、海塩を加え、ニンジンを入れてバターソースを丹念にからめる。

アスパラガス入りパリジェンヌのサラダ　15分

◆材料（4人分）

サラダ菜……1個
サニーレタス……½個
アスパラガス（生または冷凍）……230グラム

◆作り方

❶サラダ菜とレタスを洗って、水けをよく切り、一口大にちぎる。
❷アスパラガスは下の固い部分を捨て、熱湯で色が鮮やかに変わるまで3～5分、やや固めにゆでて水に取る。
❸4センチほどに切り、サラダ菜、レタス、ドレッシングと合わせればできあがり。
※フレンチ・ドレッシングの作り方は次のとおり。

フレンチ・ドレッシングの作り方

◆**材料（4人分）**

ニンニク（半分に切る）……… 1かけ
オリーブ油 ……………… 大さじ3
レモンの搾り汁 ………… 大さじ1
ディジョン・マスタード … 小さじ½
海塩（選択自由）………… 少々
黒こしょう（挽きたて）……… 少々

◆**作り方**

❶ニンニクを計量カップに入れ、フォークで突き刺す。
❷油、レモン汁、マスタード、海塩を計量カップに入れ、ニンニクを刺したフォークで泡立てる。
❸ドレッシングをサラダにかけてよくあえる。好みでこしょうを振る。

「ポテト大好き！」サラダ

35分

◆**材料（2人分）**

ジャガイモ ………………… 小6個
バター ……………………… 大さじ2
海塩 ……………………… 小さじ½
パプリカ ………………… 小さじ¼
ブロッコリー（花の部分に茎が5センチついているもの）……………… 2カップ
レタス（水けをよく切り、一口大に切る）……………… 4カップ
ホウレンソウか小松菜（ざく切り）……………… 2カップ
アルファルファ ……………… 1カップ
紫キャベツ（細いせん切り）…… 1カップ
黒こしょう（挽きたて）………… 少々

◆**作り方**

❶ジャガイモを皮つきのまま、柔らかくなるまで約20分蒸す。
❷柔らかくなったら火からおろし、1・5センチ角に切って大きめのボウルに入れる。皮はむいてもむかなくてもよい。
❸小さな鍋でバターを溶かし、ジャガイモの上にかけ、海塩とパプリカを加えてよく混ぜる。
❹重ならないように鉄板に敷きつめ、あらかじめ温めておいたオーブンの最上段に入れて、グリルで5～10分焼く。
❺ジャガイモを蒸している間に、ブロッコリーを丸ごと、鮮やかな緑色になるまで5～7分蒸して、手早く冷ます。
❻レタスとホウレンソウ（小松菜）を入れたボウルに、アルファルファが一か所に固まらないように広げて入れ、紫キャベツ、縦に薄切りにしたブロッコリーを加える。
❼ジャガイモをグリルから取り出し、❻に加える。好みで、黒こしょうを少し振り、クリーミー・ドレッシング（次ページ参照）を加えて、よくあえればできあがり。

クリーミー・ドレッシングの作り方

◆**材料（5人分）**

ニンニク……………………大1かけ
レモンの搾り汁……………大さじ2
海塩………………………小さじ1/4〜1/2
オリーブ油…………………1/4カップ
オレガノ（ドライ）………小さじ1/2
タイム（ドライ）…………小さじ1/4
マヨネーズ…………………大さじ1〜2
黒こしょう（挽きたて）…………少々

◆**作り方**

❶ニンニクの香りを強くしたいならニンニクをつぶし、あまり強くしたくなければニンニクを半分に切る。
❷ニンニクを計量カップに入れ、フォークで突き刺す。
❸レモン汁、海塩、油、ハーブ、マヨネーズを加え、ニンニクを刺したフォークで濃いクリーム状になるまでかき混ぜる。
❹ドレッシングをサラダにかけ、全体をよく合わせる。好みでこしょうを。

メキシコ風アボカドサラダ（グアカモーレ）

5分

◆**メモ**

ディップとしてコーンチップスやセロリのスティックなど、ほかの生野菜に添えれば最高。

◆**材料（1〜2人分）**

アボカド……………………………1個
シーズンド・ソルト（スパイクハンター社のシーズニングなどか、メキシカン・シーズニング）……………小さじ1/2
クミン…………………………小さじ1/2
オレガノ（ドライ）……………小さじ1/2

◆**作り方**

❶アボカドを縦半分に切り、種を除いてスプーンで果肉を取り出す。種は取っておく。
❷取り出した果肉をボウルに入れフォークでつぶす。調味料を加えながら、クリーム状になるまで混ぜればできあがり。

※すぐに食卓へ出さないときは、色が変わるのを防ぐために、種をボウルに入れ、きっちり蓋をし、食べるまで冷蔵庫で保存する。

カリカリパン粉のトッピング付き野菜グラタン

25分

Ⓐ野菜の下ごしらえ

◆**材料（4人分）**

カリフラワー（芯を除いて小房に分ける）…………………中1個
紫キャベツ（芯を除いて細かいせん切り）……………………1/4個
ニンジン（スライスかせん切り。あるいは角切り）…………………中6本
スカッシュ（1・5センチの角切り）2個
※栗カボチャ（1/4個）での代用可。
チンゲン菜（せん切り）………2カップ

◆**作り方**

❶カリフラワー、紫キャベツ、ニンジン、スカッシュ（またはカボチャ）を一緒に合わせて柔らかくなるまで約10分蒸す。
❷最後の段階でチンゲン菜を加えてしんな

りさせる。

B トッピングの下ごしらえ

◆材料（4人分）

バター……大さじ2
ニンニク（みじん切り）……1かけ
全粒粉の食パン……4枚

◆作り方

❶大きな厚手の鍋にバターを溶かし、ニンニクを炒め香りが出たら、火からおろす。
❷フード・プロセッサーかミキサーでパンを細かくして❶に入れ、バターがパン粉に全部吸収されて均等に行きわたるようにする。

C グラタンの仕上げ

◆材料（4人分）

バター……大さじ1と大さじ2
シーズンド・ソルト……小さじ½
海塩……小さじ¼
黒こしょう（挽きたて）……少々

◆作り方

❶大きめのボウルにAの野菜とバター（大さじ1）、シーズンド・ソルト、海塩を入れて混ぜ、好みで黒こしょうを振る。
❷❶にBの半分の量を加えてよくあえ、耐熱容器に入れる。
❸その上にBの残りを広げ、バター（大さじ2）を点々と散らし、あらかじめ260度に温めておいたオーブンに入れて5分焼けばできあがり。

※グラタンが残ったときは、どんなものでもスープに加えたり、野菜ホットサンド（四二四ページ参照）に利用できる。また温かいチャパティ（小麦粉を熱湯で練り、鉄板で焼いたもの。北インドの常食）で巻いてもおいしく食べられる。

栄養満点エンドウ豆のスープ　100分

◆メモ

このスープは冷凍できるので、残ったときは密閉容器に入れて冷凍しておきます。

◆材料（8人分）

バター……大さじ2
キャノーラ油……大さじ1
ニンジン（乱切り）……1カップ
セロリ（乱切り）……1カップ
タマネギ（乱切り）……1&½カップ
ニンニク（みじん切り）……大1かけ
キャベツ（細かいせん切り）……2カップ
水（または、だし汁）……10カップ
緑の干しエンドウ豆（または冷凍のグリーンピース）……2カップ
バジル（ドライ）……小さじ1
タイム（ドライ）……小さじ1
マジョラム（ドライ）……小さじ1
オレガノ（ドライ）……小さじ½
サマーサボリ（ドライ）……小さじ½
セージ（ドライ）……小さじ⅛
タラゴン（ドライ）……小さじ⅛
セロリーシード（ドライ）……小さじ¼
コリアンダー（粉末）……小さじ¼
海塩……小さじ½
シーズンド・ソルトか無塩《ソルトフリー》のシーズニング……小さじ¼
黒こしょう（挽きたて）……少々
野菜ブイヨン……1個
※昆布と干し椎茸、カツオ節でとっただし汁を水の代わりに使い、白味噌〈大さじ1〉を加えたものでも代用可。
パセリ（みじん切り）……大さじ4

◆作り方

❶大きなスープ用の鍋にバターと油を熱し、ニンジン、セロリ、タマネギ、ニンニク、

キャベツを加え、時々混ぜながら数分炒める。

❷水（または、だし汁）、干しエンドウ豆、ハーブ類、野菜ブイヨン（または白味噌汁）を加える。時々混ぜながら、中火でおよそ1時間半煮込む（冷凍のグリーンピースを使う場合は、火を止める5〜6分前に入れる）。

❸最後にパセリを加え、調味料で味を整えればできあがり。

せん切り野菜入り焼きそば

25分

◆材料（2人分）

キャノーラ油……大さじ1と大さじ3
ニンニク（みじん切り）……小さじ1
ショウガ（みじん切り）……小さじ½
キャベツ（せん切り）……2カップ
ズッキーニかニンジン（せん切り）……2カップ
サヤエンドウ（せん切り）……1カップ
アスパラガスかブロッコリー（2・5センチの斜め切りか薄切り）……2カップ
冷たくしたゆで麺……4カップ

※中華麺、そば、玄米粉入りのうどん、全粒粉か野菜入りのスパゲティなどで代用可。

合わせ調味料

◆材料（2人分）

たまり醤油……大さじ1
酒……小さじ1
ゴマ油……大さじ1
カレー粉……小さじ½
バーベキューソースかオイスターソース……大さじ2
ハチミツ……小さじ1

◆作り方

❶ブロッコリーを使う場合は4分ほど蒸しておく。

❷小さなボウルに合わせ調味料の材料をすべて合わせ、よく混ぜておく。

❸熱くした中華鍋に油（大さじ1）を加えて油をなじませ、ニンニク、ショウガを入れる。香りが出たら、野菜を全部入れて炒める。底が焦げつくようだったら水（大さじ1〜2）を加えて、野菜が鮮やかな緑色になるまで炒め、皿に移す。

【せん切り野菜入り焼きそば】

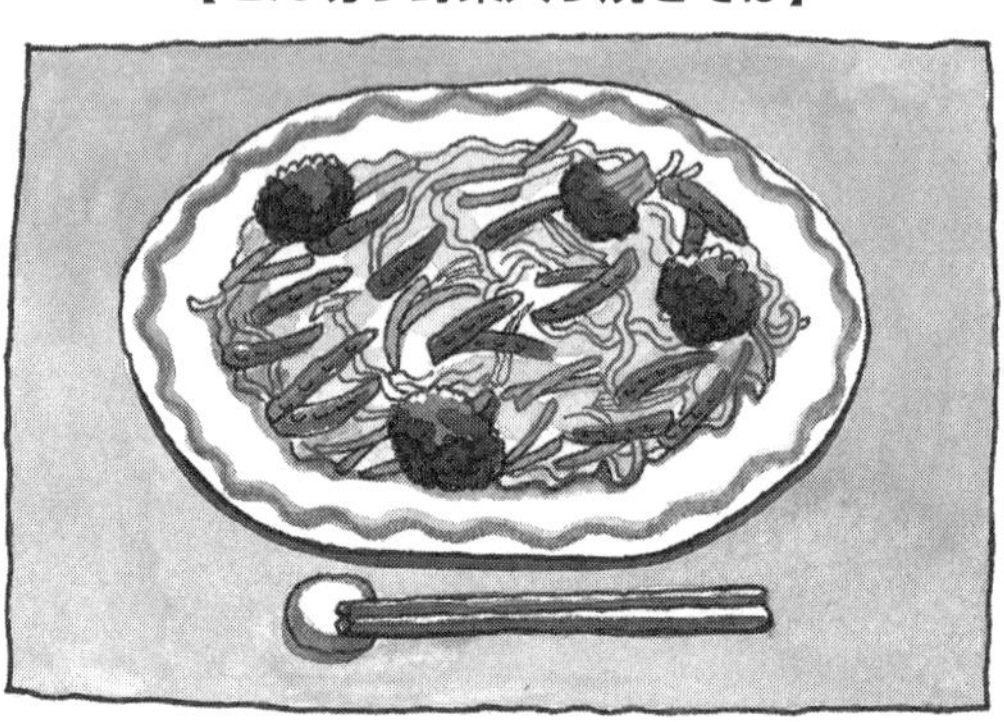

❹中華鍋を洗って再び火にかけ、油（大さ

じ3）を熱して麺を加え、熱くなるまで炒める。❸の野菜と合わせ調味料を加えてよく混ぜ、火からおろす。

［訳者注］日本の焼きそば風に、塩、こしょう、ウスターソースで味つけしてもよい。ただし、ソースは防腐剤や砂糖の入っていないものを使うこと。

完璧トウモロコシの懐かし味　7分

◆メモ

トウモロコシは皮つきのまま冷蔵庫に保存すると、保存状態も良く、長持ちします。

◆材料（2～4人分）

トウモロコシ……………………4本
バター……………………………適宜
海塩かシーズンド・ソルトか無塩《ソルトフリー》のシーズニング……………………適宜

◆作り方

❶大きな鍋に湯を沸騰させ、トウモロコシを入れる。
❷正確に5分ゆでたら皿に取り出す。
❸バターや海塩などをつける。

ステーキ党のサラダ（テキサスサラダ）　40分

◆材料（2人分）

インゲンのガーリック風味（三九五ページ参照）……………3カップ
ビーフステーキ…　280～340グラム
キャノーラ油………………小さじ2
タマネギ（紫または白。スライス）　中1個
サラダ菜かリーフレタス（水けを切って一口大に切る）……………2カップ
ホウレンソウか小松菜の葉（水けを切って一口大に切る）……………2カップ
マッシュルーム（スライス）………大3個
黒こしょう（挽きたて）…………少々

◆作り方

❶インゲンのガーリック風味を作る。
❷インゲンを煮ている間に好みの方法でステーキを焼き、細長く切る。
❸フライパンに油を熱し、タマネギがしんなりするまで炒める。
❹大きめのボウルにサラダ菜（リーフレタス）とホウレンソウ（小松菜）、ステーキ、インゲンのガーリック風味、タマネギ、マッシュルームを入れ、ディジョン・ドレッシング（次項参照）であえる。黒こしょうで味を整えてできあがり。

ディジョン・ドレッシングの作り方

◆材料（2人分）

オリーブ油………………大さじ3
レモンの搾り汁…………大さじ1
ディジョン・マスタード…小さじ¾
海塩（選択自由）…………小さじ½
シーズンド・ソルト（スパイクハンター社またはバイオフォース社のシーズニングなど）…………小さじ¼

◆作り方

❶ボウルに、油、レモン汁、マスタードを入れ、泡状になるまで泡立て器で混ぜる。
❷好みで海塩とスパイスを加える。

【ステーキ党のサラダ（テキサスサラダ）】

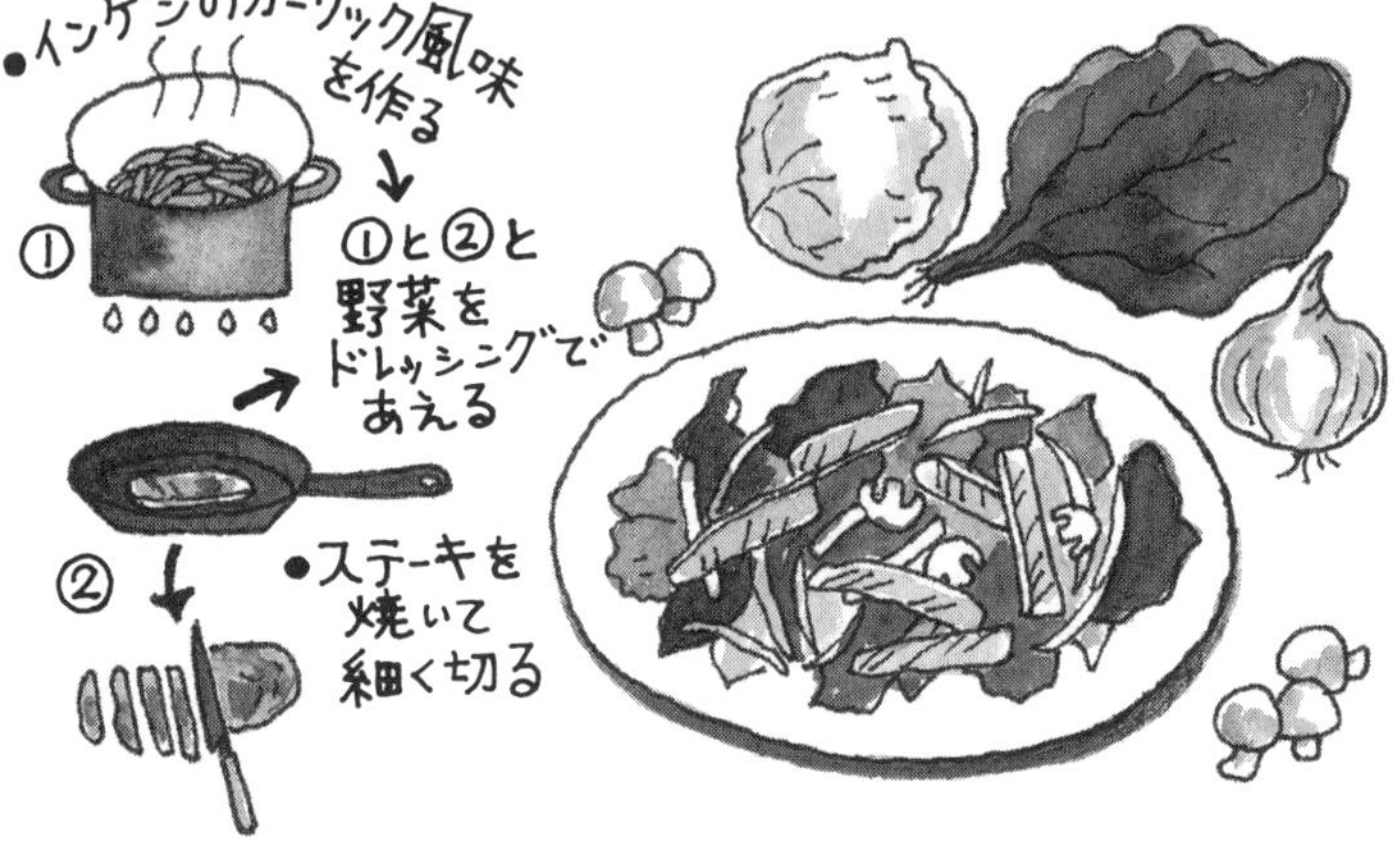
●インゲンのガーリック風味を作る
①
①と②と野菜をドレッシングであえる
②
●ステーキを焼いて細く切る

魚党の和風サラダ（訳者より）

45分

【鮭のステーキサラダ】

◆作り方

前項のビーフステーキの代わりに生鮭を、ディジョン・ドレッシングの代わりに醤油を用いる。

【魚の塩焼きサラダ】

◆作り方

前項のビーフステーキの代わりに好みの魚の塩焼きを用い、サラダ野菜と合わせ、醤油ドレッシングであえる。

醤油ドレッシングの作り方

（2人分）

オレンジ1（またはグレープフルーツ1/2）の搾り汁、ショウガ汁（小さじ1）、減塩醤油（小さじ1/3～1）、好みで豆板醤、コチュジャン、アサツキ、シソの葉などを加えて混ぜる。

【刺身サラダ】

◆作り方

好みの刺身を広東風シーフードサラダ（四四三ページ）の野菜、または好みの緑葉サラダの上に盛りつける。

刺身サラダ用ドレッシングの作り方

ワサビ（またはショウガの搾り汁）と減塩醤油を合わせる。好みでアサツキのみじん切り、青ジソ、ユズかレモンの搾り汁、ゴマ油などを加えて混ぜる。コチュジャンや豆板醤、ナンプラーなどで、エスニック風の味を楽しむこともできる。

▶夕食から少なくとも4時間たっていたら、床に就く前に果物のスナックを食べてもよい。

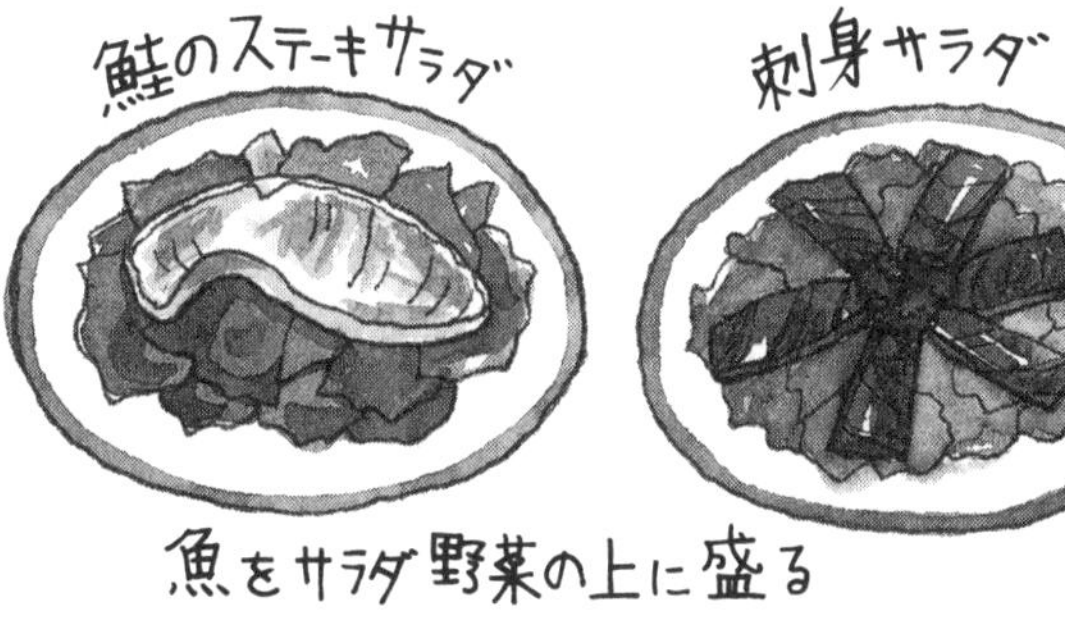

【魚党の和風サラダ】

ピタブレッドに詰めたサンドウィッチ

15分

◆メモ

全粒粉のピタブレッドは、普通のパンの代わりに使いたいすばらしい食べ物です。焼くと中身を詰められなくなってしまいますから、トーストにはせずにオーブンで軽く温めて、上のほうを細く切り、好きなフィリング（具）を詰めます。

新鮮な野菜や蒸した野菜、またはその両方を合わせて作ったサラダは、どんなものでも素敵なフィリングになります。水っぽいドレッシングはパンにしみてきますから、濃いめのものを使います。

以前、新しいレシピを試していた頃、ハーヴィーと私は近所の食料品店でこのピタサンドウィッチを販売したことがありました。当時、このタイプのサンドウィッチはめずらしかったため、抜群の人気でした。

◆材料（2人分）

レタス（水けを切り、せん切り）…… 数枚

ホウレンソウか小松菜の葉（せん切り）……数枚
トマト（細かく刻む。水分が多いので時間がたつとピタブレッドを水浸しにしてしまうため、すぐに食べないときは使わない。選択自由）……小1個
セロリ（せん切り）……1本
キュウリ（せん切り）……1本
ニンジン（せん切り）……小1本
アボカド（角切り。選択自由）……1/2個
アルファルファ……2カップ
マヨネーズ……大さじ1～2
マスタードか、たまり醤油……小さじ1/2
レモンの搾り汁……少々
海塩（選択自由）……少々
全粒粉のピタブレッド……2枚

◆作り方

❶野菜を全部ボウルに入れて合わせ、マヨネーズ、マスタードか醤油、レモン汁を加える。好みで海塩を少々加え、味を整えながらよくあえる。
❷軽く温めたピタブレッドの中にサラダを詰め、ラップフィルムで包み、食べるまで冷蔵庫にしまっておく。

カリフラワーと豆のドライカレー　30分

◆メモ

カレーなどのインド料理の基本的なものは簡単に作れます。このドライカレーはボンベイ出身の私の友人で、料理芸術家でもあるヴァサント・ウラルから習った本物のインド料理です。ドライカレーのあとに普通のカレーのレシピも記しておきました。

◆材料（3～4人分）

キャノーラ油かバターかギー（浄化バター）……小さじ2
※ギーはインド料理の材料を扱う店で買える。無塩バターを溶かし、ガーゼでこせば自分でも作れる。浄化バターはミルク固形物が除かれ、消化しやすい。
マスタードシード（選択自由）：小さじ1/2
阿魏《あぎ》（選択自由）……少々
※阿魏（インドのスパイス）はインド料理の材料を扱う店で買える。刺激の強いスパイスなので、使うときはごく少量に抑えること。
緑トウガラシ（みじん切り）……大さじ1
※辛いのが苦手な人は、しし唐での代用可。
カリフラワー（芯を除き小房に分ける）……小1個
海塩……小さじ1/4～1/2
コリアンダー（粉末）……小さじ1
ターメリック……小さじ1/8
水……大さじ1
グリーンピース（冷凍）……1&1/2カップ
ココナッツ（細かくおろす）……大さじ3
※無糖乾燥のものでの代用可。
シャンツァイ（香菜＝コリアンダーの葉。みじん切り）……大さじ2
ライムの搾り汁……小1/2個分

◆作り方

❶大きな鍋に油かバターかギーを熱し、マスタードシード、阿魏、緑トウガラシ（または、しし唐）を炒める。
❷カリフラワー、海塩、コリアンダー、ターメリックを加え、よく混ぜながらカリフラワーが柔らかくなるまで、5～10分弱火で蒸し煮にする。野菜が鍋底に焦げつくようだったら、水を少し加える。
❸グリーンピースを加えて、さらに3～4分煮る。

【カリフラワーと豆のドライカレー】

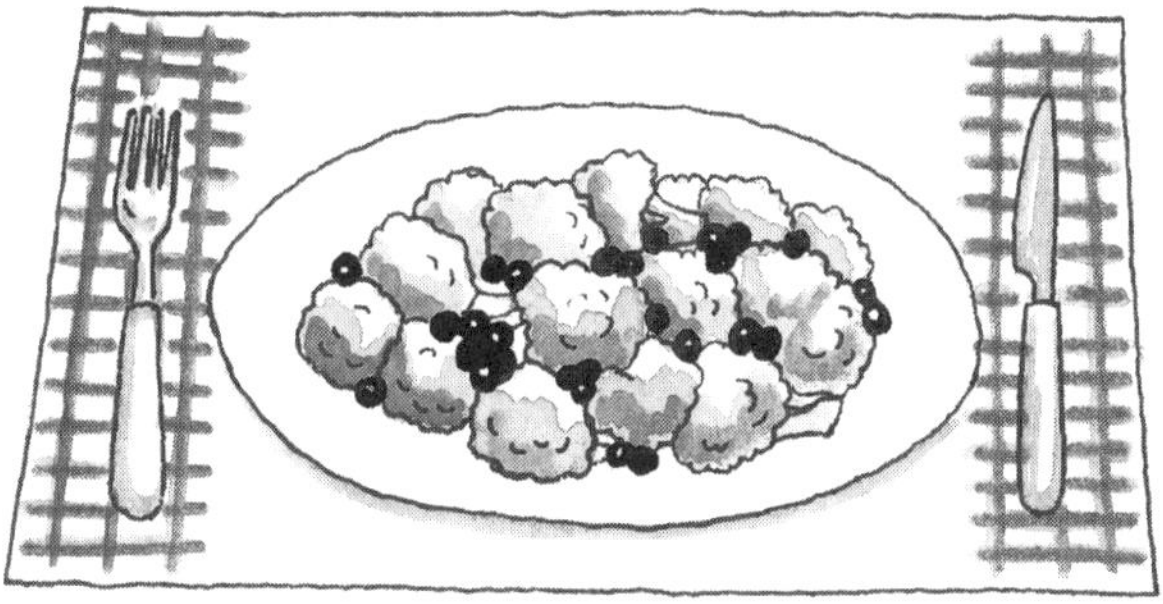

❹ココナッツ、シャンツァイ、ライム汁を加えてよく混ぜ、弱火で数分温めればできあがり。

水っぽいカレーにする場合（30分）

（3〜4人分）

1クミン（小さじ$\frac{1}{4}$）、ショウガ（1かけを薄く切る）、ニンニク（1〜2かけ）、コリアンダー（小さじ1）、ターメリック（小さじ$\frac{1}{8}$）、ココナッツ（細かく削る）をミキサーに入れ、材料がおおわれるくらいに水を加えて攪拌する。

2ドライカレーのレシピの❶❷の作業を行なう。❸のとき、グリーンピースと一緒に攪拌した**1**を加え、3〜4分煮て、シャンツァイとライムを入れればできあがり。

焼き魚ステーキ風　10分

◆材料（2人分）

メカジキ、オヒョウ、鮭、ブリなど（1切れ約230グラムの厚切り）……2切れ
溶かしバターかオリーブ油……大さじ2
タバスコかカイエンペッパー……少々
海塩かシーズンド・ソルトか無塩《ソルトフリー》のシーズニング……小さじ$\frac{1}{4}$
黒こしょう（挽きたて。選択自由）…少々
レモンの搾り汁……小さじ1

◆作り方

❶魚を洗い、ペーパータオルで軽く押さえて水けを拭き取る。
❷魚以外の材料をボウルに合わせてソースを作り、魚の両面にぬる（魚が焼き網にくっつかないようにするため）。
❸あらかじめ温めておいたグリルに❷を入れる。片面3〜4分ずつ、何度もソースをぬりながら両面を焼く。焼きすぎないように注意。焼き上がりは柔らかく、しっとりしている。

［訳者注］季節の魚に少量の塩を振って焼く和風式でもよい。

キュウリのライタ　10分

◆**メモ**

これも四一八ページ中段で紹介したインド人料理芸術家ヴァサント・ウラルのレシピで、伝統的にカレーと一緒に出される、口を冷やすためのライタ（インド風サラダ）です。ヨーグルトを使うため、米やチャパティのような炭水化物食品や、四一八ページのようなドライカレーにさらに添えると重くなってしまうので、スイート・スパゲティ・スカッシュ（次ページ参照）と一緒に食べるといいでしょう。

◆**材料（4人分）**

キュウリ（粗めのせん切り）……2本
プレーン・ヨーグルト……1&½カップ
キャノーラ油……小さじ2
阿魏《あぎ》（四一六ページ参照）……ひとつまみ
マスタードシード……小さじ½
カリの葉（インド料理の材料店にある）……大さじ1
海塩（選択自由）……小さじ¼
シャンツァイ（生。香菜＝コリアンダーの葉。みじん切り）……大さじ2

◆**作り方**

❶小さめのボウルで、キュウリとヨーグルトを合わせる。
❷小さな鍋に油を熱し、阿魏、マスタードシード、カリの葉を加える。少しの間ジュージュー音を立てながら炒めたら❶へ注ぎ、海塩、シャンツァイを加えてよくあえればできあがり。

キュウリのディル風味　15分

◆**メモ**

サラダの一品としてもいけるし、焼き魚のソースとしてももってこいのものです。

◆**材料（2〜4人分）**

キュウリ（桂むきにして、せん切り）2本
サワークリーム……½〜¾カップ
※量はキュウリのサイズにより加減。
レモンの搾り汁……大さじ2
万能ネギ（みじん切り）……小さじ1
生のディル（粗めのみじん切り）大さじ2
※ドライの場合は小さじ1。
海塩かシーズンド・ソルトか無塩《ソルトフリー》のシーズニング……小さじ¼

◆**作り方**

❶材料を全部合わせてよく混ぜる。
❷食卓に出すまで冷蔵庫に入れておく。

スイート・スパゲティ・スカッシュ

35分

◆**メモ**

カリフラワーと豆のドライカレー（四一八ページ参照）に添えるか、またはご飯やパスタの代わりとして使えます。残ったらスープやシチューに加えるといいですよ。

◆**材料（6人分）**

スパゲティ・スカッシュ……中1個
※カボチャの一種で、加熱するとスパゲティ状になる。手に入らなければ、カボチャでの代用可。
バター……大さじ1
ニンジン（せん切り器で細くおろす）……中4本
エシャロット（みじん切り）……1本
レーズン（選択自由）……¼カップ
水……½カップ
生のディル（選択自由）……小さじ1
メープルシロップ（100％天然のもの。選択自由）……大さじ2
シナモン……小さじ1
カルダモン……小さじ½
海塩（選択自由）……小さじ½
白こしょう……小さじ¼

◆**作り方**

❶スカッシュ（カボチャ）を縦半分に切り、種を除いて切り口を下にし、蒸し器に入れて柔らかくなるまで（約20分）蒸す。
❷少し冷めたら、スプーンで中身をすくい取り、器に入れておく。
❸大きな鍋にバターを溶かし、ニンジン、エシャロット、レーズンを加えて軽く炒める。
❹水を加えて、ニンジンが柔らかくなるまで蓋をして煮る。
❺ニンジンが柔らかくなったら、ディル、メープルシロップ、シナモン、カルダモン、海塩、こしょう、❷のスカッシュ（カボチャ）を加えてよく混ぜる。
❻蓋をして弱火で10分煮たら蓋を取り、よく混ぜながら水分が吸収されるまで煮続ければできあがり。

[訳者注] 塩の代わりに醤油を使うと、和風味に仕上がる。

簡単なフルーツサラダ

10分

◆**メモ**

このサラダではレーズンを用いますが、それは果物に含まれる糖の濃度をさらに増すためです。果物は思ったより甘みが少ないことがあるので、レーズンを加えると、サラダはいっそう活力を与えてくれるものになります。フルーツサラダにもっと活力が必要だと思ったときには、いつでもレーズンを加えるといいでしょう。加えた活力は体が使うエネルギーそのものです。

◆**材料（2人分）**

リンゴ（芯を除き、皮をむいてスライス）……2個
シナモン（選択自由）……小さじ½
オレンジ（皮をむいてスライスするか、小袋から実を取り出す）……2個
バナナ（スライス）……2本
レーズン……大さじ2
オレンジかリンゴのフレッシュジュース（選択自由）……¼〜½カップ

◆作り方
❶大きめのボウルの中で、リンゴにシナモンが均等に行きわたるようにまぶす。
❷❶にオレンジ、バナナ、レーズン、ジュースを加えてよくあえればできあがり。

カリフォルニア・トスターダ

45分

◆メモ
トスターダとは、パリパリに揚げたトルティーヤのことです。

[A]野菜の下ごしらえ
◆材料（2人分）
ニンジン（蒸して1・5センチのさいの目切り）……1カップ
インゲン（生か冷凍。1・5センチに切る）……1カップ
グリーンピース（生か冷凍）……1カップ
コーン（生か冷凍）……1カップ
※以下のものは[C]の仕上げのときに用いる。
レタス（ざく切り）……6カップ
トルティーヤチップス（コーンチップス）……3カップ
※おろしチーズ（1カップ）での代用可。
フレッシュトマト・サルサ（左記[B]参照）
メキシコ風アボカドサラダ（グアカモーレ）（四二一ページ参照）……½〜⅔カップ
サワークリーム（選択自由）……少々
ブラック・オリーブ……½カップ

◆作り方
❶ニンジンとインゲンを約10分蒸す。生のインゲンを使う場合は、蒸してから切ったほうがいい。
❷グリーンピースとコーンも❶に加え、全体が柔らかくなるまで（約5分）蒸す。生のコーンを使う場合は、5分間丸ごと蒸すかゆでるかしてから実をほぐす。
❸蒸した野菜を大きめのボウルに入れておく。

[B]フレッシュトマト・サルサの用意
◆材料（2人分）
トマト……3個
オリーブ油……大さじ3
タマネギ（みじん切り）……½カップ
緑トウガラシ（みじん切り。選択自由）小1個
赤ピーマン（みじん切り）……小1個
※日本産の小ぶりなものを使う場合は3個。
緑ピーマン（みじん切り）……2個
シャンツァイ（香菜＝コリアンダーの葉。みじん切り）……大さじ3
ニンニク（みじん切り。選択自由）1かけ
海塩かシーズンド・ソルトか無塩《ソルトフリー》のシーズニング……小さじ½

◆作り方
❶トマトを熱湯に数秒入れて素早く冷水に取り、皮をむいて小さく角切りにしたものをボウルに入れておく。
❷小さめのフライパンに油を熱し、タマネギをしんなりするまで炒める。
❸緑トウガラシ、赤と緑のピーマンを加えて頻繁に混ぜながら、野菜が鮮やかな色に変わるまで炒める。
❹シャンツァイとニンニクを加えて火を止める。
❺野菜が少し冷めるのを待って、トマトの入った❶のボウルへ移し、海塩を加えてよく混ぜる。

[C]トスターダに仕上げる
❶[A]で蒸した野菜の半分の量をレタスと合わせ、そこへ[B]のサルサの半分を加えてよくあえる。
❷残りのサルサの¼カップを取り分けて別に残しておき、残りの蒸し野菜の中に入

れて混ぜる。

❸トルティーヤチップスを各々の皿の上に1カップずつ載せ、その上にメキシコ風アボカドサラダを少量ずつ数か所に載せる。

❹さらに野菜とレタスのサルサあえ（❶）、残りの蒸し野菜（❷）、メキシコ風アボカドサラダとサワークリームを各少量ずつ載せる。好みで、各トスターダの上に、Bの残りのサルサを大さじ2杯ずつスプーンですくってかける。

❺ブラック・オリーブと残りのトルティーヤチップスを飾る。チーズを使う場合は、チップスを使わずに、トスターダの上にチーズを振りかける。

※クリーミーなドレッシングにしたい場合は、Cの❶でサルサの代わりにマヨネーズ（1/4カップ）と、ケチャップかバーベキューソース（大さじ2）を合わせ、野菜とレタスをあえる。

フルーツ・スムージー　5分

◆メモ

前日に、皮をむいたバナナを密閉容器かプラスチックの袋に入れて冷凍しておいてください。

◆材料（1～2人分）

新鮮なオレンジジュースかリンゴジュース……1カップ
冷凍にしたバナナ……1本
リンゴかモモ……1個
※イチゴ（1カップ）、パパイヤ（1/4個）、あるいは好みの果物（1～2カップ）など選択自由。

◆作り方

❶ジュースと冷凍バナナ、好みの果物をミキサーにかけて液状にすればできあがり。コップに2杯できる。

[訳者注] スムージーは今、アメリカで最もトレンディーな飲み物です。専門店がほうぼうにあり、自然食品店や大きなショッピングセンターにあるジュース・バーでは、さまざまな種類のスムージーを注文できます。

　アイスクリームやフローズン・ヨーグルトよりもはるかにヘルシーで、しかも天然度100%。太る心配をしないで飲めるのが何ともうれしいですね。

【フルーツ・スムージー】

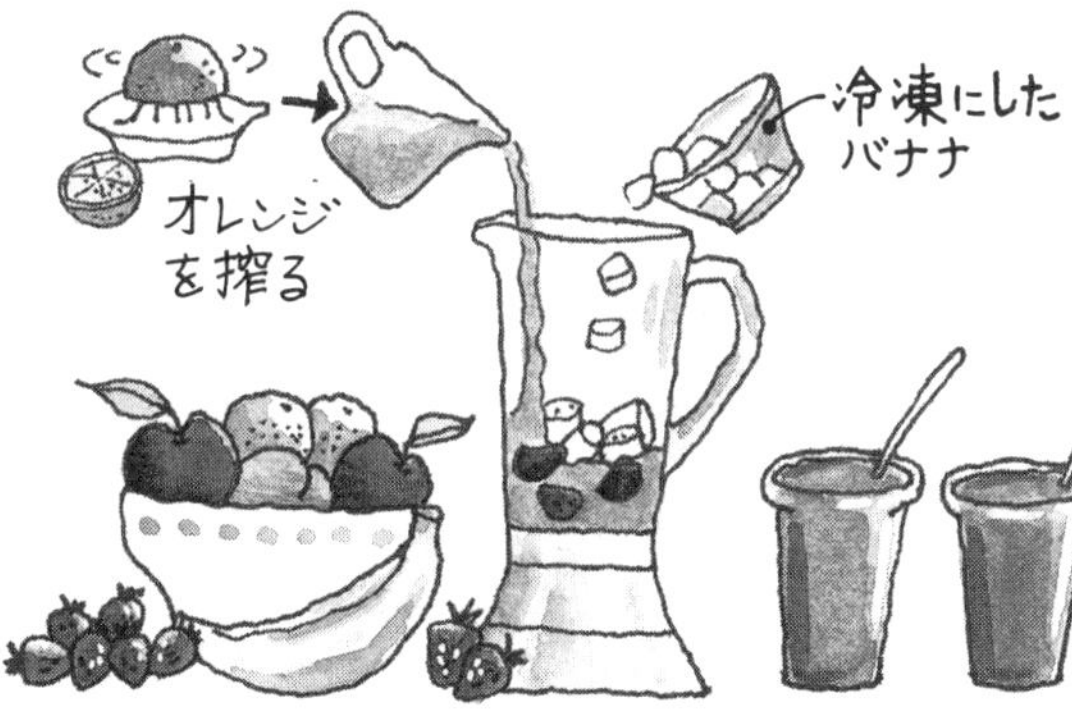

野菜ホットサンド

15分

◆材料（1人分）

蒸した野菜（インゲン、ニンジン、カリフラワーなど）の取り合わせ……1カップ

マヨネーズ……大さじ1〜2

海塩……小さじ1/4

バター……大さじ1

全粒粉の食パン……2枚

アルファルファ……1/2カップ

◆作り方

❶蒸した野菜に、マヨネーズ、海塩を加えてつぶす。

❷パンの片面にバターをぬり、もう一方（バターをぬっていない面）に野菜を広げてアルファルファを載せる。その上にもう1枚のパンを、バターをぬった面が上になるようにして重ねる。

❸❷をホットサンド・メーカーに入れ、両面をそれぞれ3分ずつ焼けばできあがり。

※ホットサンド・メーカーがなければ、テフロンのフライパンに蓋をして焼く。

カリフラワーとグリーンピースのクリームスープ白味噌仕立て

35分

◆材料（3人分）

水か和風のだし汁（昆布と干し椎茸か、カツオ節で取ったもの）……5カップ

タマネギ（乱切り）……中1個

セロリ（乱切り）……1本

長ネギ（ざく切り）……2本

カリフラワー（芯を除き、1・5センチ大の小房に分ける）……中1個

海塩（選択自由）……小さじ1

白味噌……大さじ1

※野菜ブイヨン（1個）での代用可。

グリーンピース（生、冷凍どちらでも可）……2カップ

ディル（ドライ）……小さじ1

※生の場合は大さじ2。

パセリ（生。みじん切り）……大さじ1

バジル（ドライ）……小さじ1

セージ（ドライ）……小さじ1/4

シャンツァイ（生。香菜＝コリアンダーの葉。大きめのみじん切り。選択自由）……1/4カップ

バター……小さじ2

シーズンド・ソルトか無塩《ソルトフリー》のシーズニング（選択自由）……小さじ1/2

◆作り方

❶厚手のスープ鍋に水かだし汁を沸騰させ、タマネギ、セロリ、長ネギ、カリフラワー、海塩、白味噌を加える。再び沸騰したら、弱火にして10分煮る。

❷グリーンピース、ディル、パセリ、バジル、セージ、シャンツァイを加え、沸騰したら10分煮込み、火を止める。

❸蓋を取って少し冷ます。

❹スープと具をミキサーかフードプロセッサーでなめらかになるまでピューレ状にし、鍋に戻して火にかけ、バターを加えてかき混ぜながら温める。

❺シーズンド・ソルトで味を整え、好みで塩を加えればできあがり。

※具の入っているスープにしたい場合は、❹でピューレ状にする前に、❸の煮た野菜から2カップ分を別に取っておき、スープを温めるときに鍋に戻せばよい。

トルティーヤ・ブギ

25分

◆メモ

従来の習慣的な主食に十分とって代わることのできる食べ物がこれです。おいしくて満足度も十分。新しいライフスタイルの中にぜひ取り入れたい一品です。

[訳者注] 洋風手巻き寿司のようなもの。

◆材料（3人分）

コーン・トルティーヤ（四〇六ページ参照）……………………6枚
バター（選択自由）……………大さじ2
蒸した野菜の取り合わせ……6〜7カップ
・ブロッコリー（茎も含めて幅1・5センチ、長さ5センチに切る）
・カリフラワー（小房に分ける）
・芽キャベツ（半分または四つ切り）
・アスパラガス（茎の固いところは除く）
・スカッシュ（1・5センチ幅にスライス）
・キャノーラ油かオリーブ油、レモンの搾り汁（少々、選択自由）
レタスかアルファルファ（せん切り）……………………3カップ
アボカド（つぶすかスライス）………1個
マヨネーズかマスタード………少々
シーズンド・ソルトか無塩《ソルトフリー》のシーズニング……………少々

◆作り方

❶野菜を約5分間（竹串がやっと通る程度に柔らかくなるまで）蒸し、好みで少量のキャノーラ油かオリーブ油、レモンの搾り汁をかける。
❷空焼きしたテフロンのフライパンで、トルティーヤが柔らかくなるまで温める。カリッとさせないように注意。
❸温めたトルティーヤは好みでバターをぬり、蓋つきの容器か2枚の皿を合わせた間に入れておく。
❹レタス（またはアルファルファ）とアボカドをそれぞれ小鉢に盛りつける。
❺仕上げは各自が自由に行なう。トルティーヤにマヨネーズかマスタードをぬり、蒸し野菜、レタス、アボカドを自由に組み合わせ、シーズンド・ソルトをかけて巻けばできあがり。

[訳者注] 各自が独創的なコンビネーションを楽しめる。

ニンジンと長ネギのクリームスープ味噌仕立て

30分

◆メモ

冷やして出してもおいしいスープです。

◆材料（3人分）

水……………………5カップ
ニンジン（大きめにスライス）…5カップ
ニンニク（みじん切り）…………1かけ
タマネギ（乱切り）……………小1個
セロリ（スライス）……………2本
長ネギ（斜めにスライス）……大3〜4本
バジル（ドライ）………………小さじ2
セージ（ドライ）………………小さじ1/4
タイム（ドライ）………………小さじ1/4
白味噌か赤味噌………………大さじ1
※野菜ブイヨン（1個）での代用可。
無塩バター……………………大さじ1

【飾り用】

サワークリーム（選択自由）……大さじ3
アサツキか万能ネギ（小口切り、選択自由）
……………………………大さじ1

◆作り方

❶スープ用の鍋に水を沸騰させ、バター、飾り用のサワークリーム、アサツキを除く材料を全部入れて蓋をする。

❷再び沸騰したら弱火にして、材料が柔らかくなるまで（約20分）煮る。

❸穴のあいたお玉で、ニンジンを½カップ分取っておき、残りの野菜とスープを2回に分けてミキサーにかけ、ピューレ状にする。

❹❸を再び鍋に戻し、残しておいたニンジンとバターを加えて温める。

❺スープ皿によそい、好みでサワークリームを垂らし、アサツキを飾ればできあがり。

［訳者注］水の代わりに和風のだし汁を使うとコクが出てさらにおいしくなる。

パスタサラダのマリネ　45分

A 野菜の下ごしらえ

◆材料（3～4人分）

ブロッコリー（花の部分）……… 2カップ

アスパラガス（斜め切り）……… 2カップ

ズッキーニ（大きめにスライス） 2カップ

◆作り方

❶ブロッコリー、アスパラガス、ズッキーニを、竹串がやっと通るくらいになるまで（約5～7分）蒸す。ブロッコリーはアスパラガスやズッキーニよりも数分長くかかるので、最初に蒸し器に入れる。

❷蒸し上がった野菜は蒸し器から出しておく。

B マッシュルームの下ごしらえ

◆材料（3～4人分）

オリーブ油………………… 小さじ2

マッシュルーム（スライス）…… 2カップ

※生椎茸かシメジでの代用可。

エシャロット（みじん切り）……… 大1個

※長ネギの白い部分10センチでの代用可。

レモンの搾り汁……………… 大さじ1

◆作り方

❶大きめのフライパンに油を熱し、マッシュルームとエシャロットを加え、マッシュルームにツヤが出て多少固さが残っている程度まで（せいぜい3～4分）炒める。

❷レモン汁をかけて、火からおろしておく。

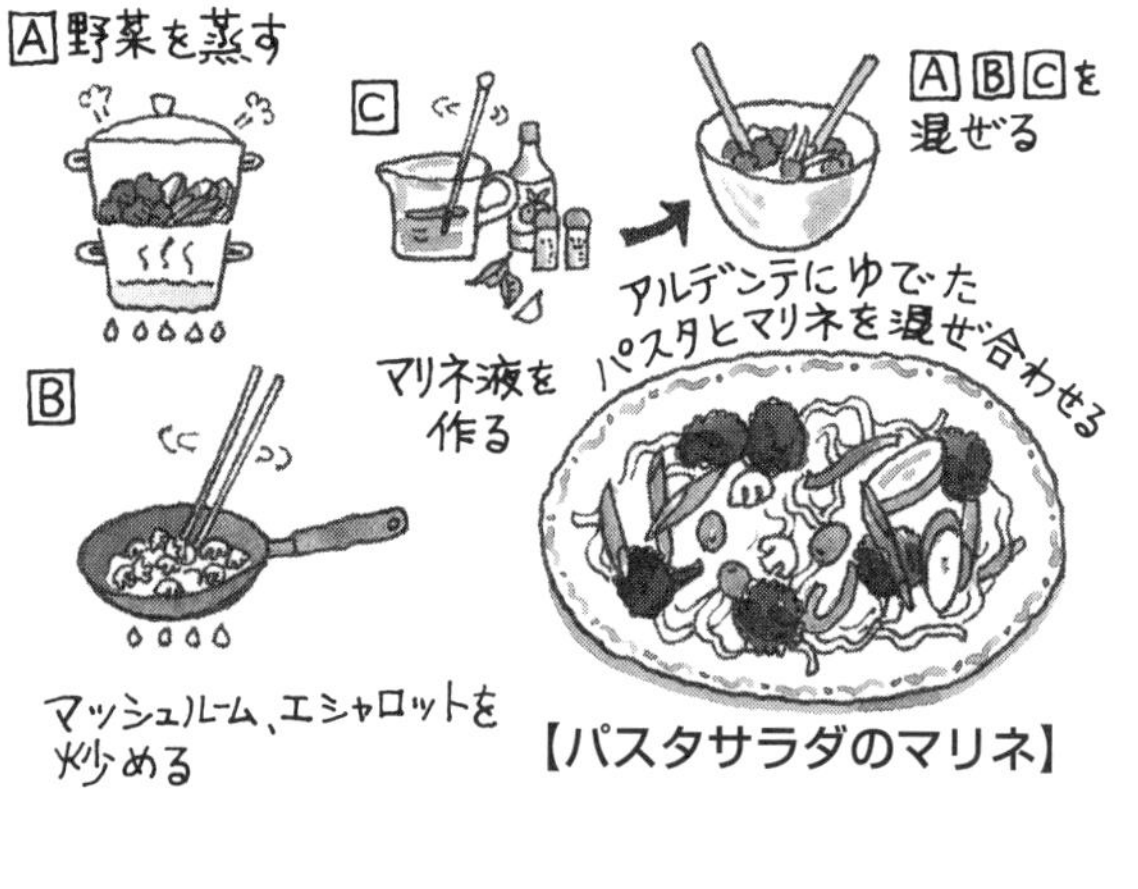

A 野菜を蒸す
B
マッシュルーム、エシャロットを炒める
C
マリネ液を作る
A B Cを混ぜる
アルデンテにゆでたパスタとマリネを混ぜ合わせる

【パスタサラダのマリネ】

C マリネの用意

◆材料（3～4人分）

オリーブ油……1/4カップ
レモンの搾り汁（選択自由）……大さじ1
オレガノ（ドライ）……小さじ1/2
※生のオレガノを使用する場合は小さじ2。
バジル（ドライ）……小さじ1/2
※生のバジルを使用する場合は小さじ2。
海塩かシーズンド・ソルトか無塩《ソルトフリー》のシーズニング……小さじ1/2
黒こしょう（挽きたて）……少々
ニンニク（みじん切り）……1かけ

◆作り方

❶材料を全部合わせてよく混ぜる。
❷Aの野菜とBのマッシュルームを大きめのボウルに入れ、Cの❶を加えて混ぜる。ここまでしておけば、数時間から一晩の冷凍も可。

D パスタの用意

◆材料（3～4人分）

全粒粉か野菜のパスタ（スパゲティかマカロニ）……230グラム
オリーブ油（選択自由）……大さじ1
赤ピーマン（せん切り）……1/4カップ
※ドライトマトを戻したものか、完熟トマトの細切りでの代用可。
クレソンかシャンツァイ（生。香菜＝コリアンダーの葉）かパセリ（刻む）……1/2カップ
オリーブ（洗う。選択自由）……1/4カップ

◆作り方

❶大きめの鍋に約3リットルの湯を沸かし、パスタをアルデンテ（固く、歯ごたえのある程度）にゆでる。湯を沸かす前に、オリーブ油大さじ1をパスタに加えておいてもいい。
❷パスタがゆだったら、それ以上ゆだらないように水1カップを鍋に入れ、パスタを素早くザルにあげ、マリネにした野菜（Cの❷）と合わせて混ぜる。
❸赤ピーマン、オリーブを加えてあえ、さらにクレソン（またはシャンツァイかパセリ）を振り入れて軽くあえればできあがり。
※翌日にフルーツセーキを予定しているときは、皮をむいたバナナを密閉容器かプラスチックの袋に入れて冷凍しておくこと。

デーツセーキ　3分

◆メモ

セーキは果物だけの一日の終わりには、理想的で口当たりの良い飲み物です。このセーキが気に入った人は、いつも冷蔵庫に冷凍バナナを用意しておくといいでしょう。栄養価も高く、アイスクリームやプロテイン飲料に代わるすばらしい食品で、子供たちの大好物です。ただし加熱調理したものを食べた日には、セーキはおすすめではありません。

◆材料（1人分）

フレッシュアーモンド・ミルク（次ページ参照）……1カップ
冷凍したバナナ……2本
デーツ（種を除いたもの）……大6個
※イチゴ（生か冷凍どちらでも。大6個）での代用可。

◆作り方

❶材料をミキサーに入れ、とろりとしたクリーム状になるまで攪拌すればできあが

り。薄めのセーキにしたい場合は、バナナの量を1本半にする。

※デーツの代わりにイチゴを使えば、**ストロベリーセーキ**になる。

フレッシュアーモンド・ミルクの作り方（10分）

◆メモ

ヨーロッパやアジア、そしてアメリカン・インディアンの間では、何世紀にもわたってナッツや種子類が使われてきました。今でも牛乳に代わる消化しやすい飲料として、世界中で飲まれています。アーモンドやゴマから作られたミルクは、おいしいうえに吸収もされやすく、最高のカルシウム源です。

◆材料（1人分）

生のアーモンド……………1/4カップ
※生のゴマでも代用可。
冷水……………………1カップ
メープルシロップ（天然のもの。選択自由）…………小さじ2

◆作り方

❶小さな鍋に深さ1・5センチくらいの水を沸かし、アーモンドを入れて湯通しする。

❷30秒ほど煮立たせておくと、皮が緩んでくるのでザルに上げ、皮をツルリとむく。

❸冷水、メープルシロップとともにミキサーにかけ、濃いめの白いミルク状になるまで2〜3分撹拌すればできあがり。そのまま飲む場合は茶こしでこす。ドロドロしたものが多く残る場合は撹拌が足りない。セーキに使う場合はこさなくてよい。

[訳者注] 生のゴマでも代用できるが、味の点ではアーモンドのほうがおいしい。

トルティーヤ・スープ　55分

Ⓐスープの種類

◆材料（5〜6人分）

水……………………………8カップ
セロリ（乱切り）……………1本
タマネギ（乱切り）…………大1個
ニンジン（1センチ幅の輪切り）…………中2〜3本
ニンジン（細かくせん切り）………大1本
ジャガイモ（皮をむいてさいの目切り）…………中1個
カリフラワー（ざく切り）………2カップ
※生か冷凍のコーン（2カップ）での代用可。
ブロッコリーの茎（皮をむいて1・2センチの角切り。選択自由）………4本
スカッシュかカボチャ（皮をむいて2・5センチの角切り）…………2カップ

◆作り方

❶大きな鍋に水を沸騰させ、セロリ、タマネギ、ニンジン、ジャガイモを入れて蓋をする。

❷再び沸騰したら火を弱めて5分煮る。

❸カリフラワー、ブロッコリー、スカッシュを加え、再び沸騰したら10分煮る。

B バーベキュー・オニオンの用意

バーベキュー・オニオンの作り方（10分）

◆材料（5〜6人分）

キャノーラ油……大さじ2
タマネギ（スライス）……大1個
オイスターソース（または焼き肉のタレ）……大さじ2

◆作り方

❶大きめのフライパンに油を熱し、タマネギを加えてさっと炒める。

❷柔らかくなり始めたらオイスターソースを加えてよく混ぜながら、しんなりするまで炒める。

※翌日ニューヨーク・グッドウィッチ（三九八ページ参照）を食べる場合は、1/4カップ残しておく。

C スープの仕上げ

◆材料（5〜6人分）

キャベツ（スライス）……3カップ
ズッキーニかナス（スライス）……大1本
野菜ブイヨン……1個
海塩かシーズンド・ソルトか無塩《ソルトフリー》のシーズニング……小さじ1/2
黒こしょう（挽きたて）……少々
カイエンペッパー（トウガラシ）……少々
クミン（粉末）……小さじ1/4
オレガノ……小さじ1
バーベキュー・オニオン（上段参照）
コーン・トルティーヤ……4枚
シャンツァイ（生。香菜＝コリアンダーの葉）かパセリ（刻む）……1/4カップ

◆作り方

❶Aのスープにキャベツとズッキーニを加え、再び煮たってきたら、野菜ブイヨン、海塩、こしょう、カイエンペッパー、クミン、オレガノ、バーベキュー・オニオンを加えて5分煮る。

❷空炊きしたテフロン加工のフライパンでコーン・トルティーヤを温める。

❸トルティーヤを太めの棒状に切って❶のスープに入れ、シャンツァイを加え、調味料で味を整えればできあがり。

※スープの残りは後日の昼食のために取っておいてもよい。

おばあちゃんのコールスロー（キャベツのサラダ） 20分

◆材料（4人分）

キャベツ（せん切り）……小1個
熱湯……1/4カップ
海塩かシーズンド・ソルトか無塩《ソルトフリー》のシーズニング……少々
ニンジン（皮をむいてせん切り）……大1本
ピーマン（せん切り）……2個
レモンの搾り汁……1個分
ディル（生）……1/4カップ
※ドライの場合は大さじ2。
マヨネーズ……1〜2カップ

◆作り方

❶キャベツに熱湯をかけ、海塩を振って柔らかくなるまで揉む。

❷ニンジン、ピーマン、レモン汁、ディル、マヨネーズを加えてよくあえればできあがり。冷蔵庫で冷やしてから食べる。

※冷蔵庫に入れておくと日持ちがいい。残った場合は取っておいて、ニューヨーク・グッドウィッチに入れるとよい。

チキンバーベキュー・ガーリック風味

25分

◆**材料（1〜2人分）**

ニンニク（みじん切り）…………小さじ½
レモンの搾り汁…………大さじ1
ディジョン・マスタード…………小さじ1
海塩かシーズンド・ソルトか無塩《ソルトフリー》のシーズニング…………小さじ½
黒こしょう…………少々
※以上が基本的なタレの材料。
鶏胸肉（皮を除いて半分に切る）……1個

◆**作り方**

❶鶏肉以外のタレの材料を合わせ、刷毛を使って鶏肉にぬり、グリルに入れる。
❷火から約5センチ離したところで時々タレをかけながら片面10分ずつ、両面を焼けばできあがり。

とびきりおいしいマッシュルームのバター炒め

10分

◆**材料（3人分）**

マッシュルーム（生）……約230グラム
※生椎茸、シメジ、舞茸、平茸などでの代用可（ただし新鮮なものを使うこと。キノコの傘の軸の付け根あたりがしっかり閉じているものを選ぶこと）。
バター…………大さじ1
海塩かシーズンド・ソルトか無塩《ソルトフリー》のシーズニング（選択自由）…………少々
レモンの搾り汁…………大さじ1弱

◆**作り方**

❶マッシュルームの軸の先端を切り取ってスライスし、バターを溶かした大きめのフライパンで、柔らかくなるまで軽く炒める。
❷海塩とレモン汁を加えて火からおろす。
［訳者注］塩の代わりに醤油を使うと和風味になる。

ズッキーニのバジル風味ヴィネグレットソースあえ

15分

◆**材料（3人分）**

【野菜】

ズッキーニ…………小6本
※トウガン（小1個）での代用可。
紫タマネギ（みじん切り）……大さじ1
緑ピーマン（せん切り。選択自由）　3個
赤ピーマン（せん切り。選択自由）…………大1個
※日本産の小ぶりなものを使う場合は4個。

【ヴィネグレットソースの材料】

バジル（生。刻む）…………¼カップ
※ドライバジル（大さじ1）での代用可。
レモンの搾り汁…………大さじ1
オリーブ油…………大さじ3
ディジョン・マスタード……小さじ1
海塩かシーズンド・ソルトか無塩《ソルトフリー》のシーズニング…………小さじ¼
黒こしょう（挽きたて。選択自由）　少々

◆**作り方**

❶ズッキーニを幅6ミリの斜め切り（トウガンを使う場合は6ミリ厚さのいちょう切り）にし、柔らかくなるまで（約3分）蒸す。

❷盛りつけ用の器に❶を移し、紫タマネギと、好みでピーマンを加える。

❸ヴィネグレットソースの材料を合わせ泡立て器でよく混ぜる。

❹ズッキーニがちぎれないように注意しながら❷の野菜とあえればできあがり。

[訳者注] バジル→青ジソ、オリーブ油→ゴマ油、海塩→醤油で代用すれば和風味になる。

農場の野菜サラダ

20分

◆**メモ**

乳製品が好きな人にとっては申し分のない、メインコースのサラダです。

◆**材料（2人分）**

レタスかリーフレタスかロメインレタス（水けを切り、粗めに刻む）………… 小1個
ホウレンソウか小松菜の葉（粗めに刻む）………… 2カップ
ラディッシュ（スライス）………… 6個
キュウリ（スライス）………… 中2本
トマト（さいの目切り）………… 大1個
緑ピーマン（スライス）………… 3個
赤ピーマン（スライス。選択可能）小1個
※日本産の小ぶりなものを使う場合は3個。
万能ネギ（小口切り）……… 大さじ1～4
※量は好みで加減すること。
サワークリーム ………… ½カップ
カッテージチーズ（クリーム状にする）………… 1カップ
ディル（ドライ）………… 小さじ1
※生のディル（大さじ1）でもよい。
タラゴン（ドライ）………… 小さじ⅛
海塩 ………… 少々
黒こしょう（挽きたて）………… 少々

◆**作り方**

❶野菜（レタスから万能ネギまで）をすべて大きめのボウルに合わせる。

❷サワークリーム、カッテージチーズを小さめのボウルに合わせる。

❸❷にディル、タラゴン、海塩、こしょうを加えて味を整えたら、❶の野菜にかけてよくあえればできあがり。

※翌日にスムージーを予定しているときには、就寝前にバナナを1～2本、皮をむいて冷凍しておくこと。

【農場の野菜サラダ】

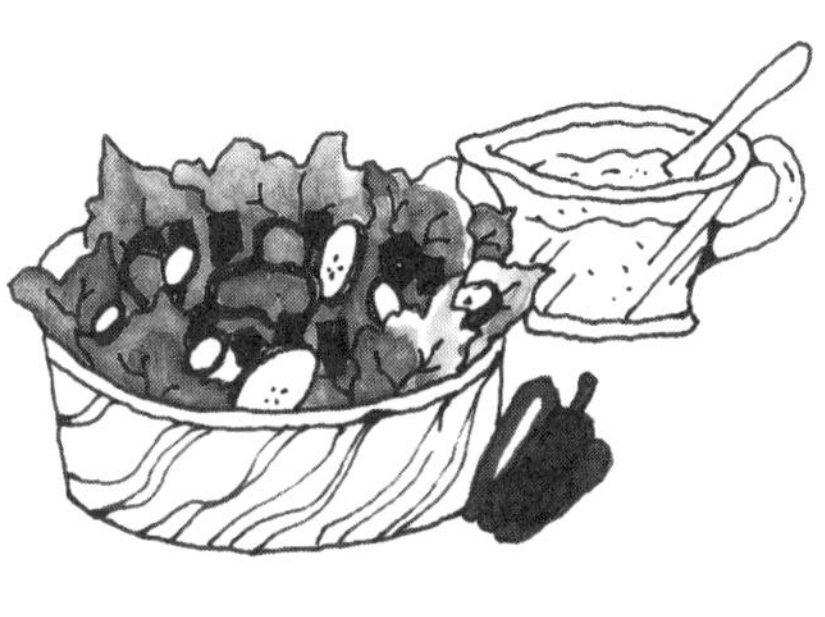

ストロベリー・スムージー

3分

◆メモ

子供たちの大好物です。イチゴでなくても、ブルーベリーやラズベリーなどのベリー類や、ほかのどんな果物からでもおいしいスムージーが作れます。

◆材料（1人分）

オレンジかミカンかリンゴの搾りたてのジュース……………………1カップ
イチゴ（生または冷凍）…………1カップ
バナナ（生または冷凍）…………1〜2本

◆作り方

❶材料をすべてミキサーに入れ、なめらかでこってりするまで攪拌すればもうできあがり。

アボカドのトルティーヤ巻き

5分

◆材料（1人分）

コーン・トルティーヤ（四〇六ページ参照）………………………………3枚
アボカド（縦に六つ切り）…………½個
マヨネーズかディジョン・マスタード 適宜
シーズンド・ソルト（スパイクハンター社またはバイオフォース社のものなど。選択自由）…………………………少々
アルファルファ…………………………適宜

◆作り方

❶空炊きしたテフロンのフライパンでトルティーヤを温め、マヨネーズかマスタードをぬる。
❷中央にアボカド（2切れ）を載せ、調味料を振る。
❸アルファルファを加えてしっかり巻けばできあがり。

クスクス

15分

◆メモ

クスクスのレシピは各種ありますが、少しずつ細部が異なっています。ここで紹介するのは基本的なものですが、購入したクスクスの箱に記されているレシピがこれと異なる場合は、購入したもののレシピに従ってください。そのほうが、その種類のクスクスにとっては適しているでしょう。

◆材料（2〜3人分）

沸騰した湯………………………2カップ
クスクス…………………………1カップ
無塩バター………………………大さじ2
海塩…………………………小さじ¼〜½

◆作り方

❶沸騰している湯の中へ、クスクス、無塩バター、海塩を加える。
❷火を弱め、湯が完全に吸収されてしまうまで約2分かき混ぜる。
❸火からおろし、蓋をして10〜15分蒸らせばできあがり。

グリーンピースとレタスのフランス風

20分

◆**材料（2〜3人分）**

無塩バター……大さじ2
ニンニク（二つ切りかみじん切り）・1かけ
グリーンピース（生か冷凍）……3カップ
※冷凍の場合は小さめのものがよい。
レタスかリーフレタスかロメインレタス（粗めに刻む）……小1個
タイム（ドライ）……小さじ½
水……¼カップ
海塩かシーズンド・ソルトか無塩《ソルトフリー》のシーズニング……少々
追加の無塩バター（選択自由）……大さじ1
黒こしょう（挽きたて）……少々

◆**作り方**

❶厚手の鍋にバター（大さじ2）を溶かし、ニンニクを加えて、バターに香りをつけるために2〜3分炒める。
❷ニンニクが二つ切りの場合は、ここで取り除いて、グリーンピースを加え、バターが全体に回るように炒める。
❸レタス、タイム、水、海塩を加えて蓋をする。焦げつかないように時々かき混ぜながら煮る（冷凍のグリーンピースの場合は5分、生の場合は10分間）。
※生のグリーンピースの場合、柔らかくなる前に水分が吸収されてしまった場合には、さらに水を加える。
❹好みで追加のバターを加え、前ページのクスクスのソースとして用いるか、あるいはクスクスと合わせてよく混ぜる。
［訳者注］塩の代わりに醤油を使うと和風になる。

野菜のオーブン煮

45分

◆**メモ**

このオーブン煮は芽キャベツ以外だったらどんな野菜を取り合わせても大丈夫です。バターと野菜汁の中で蒸し煮にされた野菜は、ほかの料理法にはない独特の風味があります。

［訳者注］砂糖と醤油を使った和風の野菜料理に慣れている舌も、このとびきりおいしい一品には驚くことでしょう。

◆**材料（4人分）**

ニンジン（せん切り）……1カップ
ジャガイモ（半分に切ってから6ミリ幅にスライス）……2カップ
※カリフラワー（小1個。約1・5センチ大の小房に分ける）での代用可。
グリーンピース（冷凍1袋）……約250グラム
ズッキーニ（縦に¼に切って、6ミリの角切り）……大2本
キャベツかチンゲン菜（ざく切り）……2カップ
バター……¼カップ
パセリ（生。みじん切り）……大さじ3
シーズンド・ソルトか無塩《ソルトフリー》のシーズニング……小さじ¼
海塩（選択自由）……小さじ½
黒こしょう（挽きたて）……少々

◆**作り方**

❶オーブンを160度に温めておく。
❷蓋つきの耐熱容器に野菜を全部入れ、その上にバターを何か所かに分けて置き、パセリと調味料を振りまく。

❸蓋をしてオーブンに入れ、野菜が柔らかくなるまで35～40分蒸し煮にする。
❹オーブンから取り出し、好みでさらにバターを加えて混ぜればできあがり。
※サラダとともに出すこと。これを緑葉野菜のサラダに加え、メインコースとしての「春の菜園サラダ」を作ることもできる。
※翌日メロンのソフトクリーム（下段参照）を予定しているときは、就寝前に櫛形《くしがた》に切ったメロン（2カップ）を密閉容器に入れて冷凍しておく（メロンはどんな種類でもかまわない）。

イチゴとメロンのシュープリーム　10分

◆メモ
夏向きの冷たいフルーツサラダです。暑い日にはこのサラダの上にメロンのソフトクリーム（下段参照）をかけ、ブランチまたは昼食として出してもいいでしょう。また、夕食のすばらしい前菜にもなります。

メロンは一口大（5センチ）に切り、ベリー類（イチゴ、ブルーベリー、ラズベリー、ブラックベリーなど）はそのまま、モモ、ネクタリン、アプリコットなどは四つ切り、バナナは皮をむいてから密閉容器に入れて冷凍します（パパイヤとマンゴーは、皮をむき種から実を切り離し、小さく切ったほうがいいでしょう）。

冷凍した果物からは、すばらしい氷のお菓子ができます。冬の楽しみのために、夏の果物を冷凍しておくのもいいでしょう。

◆材料（1人分）
メロン（5センチの角切りかボール状にくりぬく）……½個
※マンゴー（1個。角切り）での代用可。
イチゴかブルーベリー（スライス）……1カップ
モモ（皮をむいてスライス）……2個
バナナ（スライス。選択自由）……小1本

◆作り方
❶果物を一緒にあえるだけでできあがり。
※マンゴーは皮が緑色だとまだ酸っぱいので、濃い赤か黄色になった皮のものを選ぶこと。ただし、皮の上から押したとき、あまりにも柔らかくなりすぎていたら熟しすぎなので注意する。

メロンのソフトクリーム　3分

◆メモ
凍った果物から、アイスクリームに代わる新鮮な「フルーツ・ソフトクリーム」が作れます。冷凍にした果物を、搾りたての果物のジュース少量とともにフード・プロセッサーかミキサーにかけるだけで、見事な冷凍のデザート、フレッシュフルーツ・ソフトクリームができあがります。そしてこのソフトクリームには一切の化学合成物質、添加物、乳製品、砂糖も含まれていないのです。

メロン、バナナ、イチゴ、あるいは好きな果物でしたら何でも使えます。果物は組み合わせても、単品でもかまいません。なお米国製のチャンピオン・ジューサー（三一四ページ参照）をお持ちの方は、冷凍の果物をジューサーにかけるだけで、果物のソフトクリームになりますので、お試しください。

［訳者注］日本ではメロン類が高いので、イ

チゴ、モモ、キウイなどを利用するといいでしょう。

◆材料（1～2人分）

メロン（角切りにして冷凍したもの）……½個

※プリンスメロンの場合は2個。

メロンジュース（搾りたて）……⅓カップ

◆作り方

❶材料をミキサーかフード・プロセッサーにかけてソフトクリーム状にするだけで、もうできあがり。

タブーラ（ひき割り小麦のサラダ）　45分

◆メモ

「タブーラ」とはひき割り小麦に青ネギ、パセリ、トマトを混ぜたアラブ風サラダのことです。

◆材料（4人分）

ひき割り小麦……1カップ

水……1&½～2カップ

パセリ（生。刻む）……½カップ

万能ネギ（みじん切り）……大さじ1½

ミント（生。刻む）……大さじ2

※ドライミント（小さじ2）での代用可。

オリーブ油……大さじ2

レモンの搾り汁……小さじ2

海塩……小さじ½

黒こしょう（挽きたて。選択自由）…少々

トマト（粗く刻む。選択自由）……小1個

◆作り方

❶ひき割り小麦と水を合わせ、水が全部吸収されるまで30～60分置く。

❷パセリ、万能ネギ、ミント、オリーブ油、レモン汁、海塩、好みでこしょう少々を加えてよく混ぜる。

❸トマトを加えてサッとあえればできあがり。

※室温のまま出してもおいしいし、冷蔵庫で冷やしてから出してもよい。ひき割り小麦が手に入らない場合は玄米ご飯での代用可。

香り高きキャベツのシュトルーデル（パイ皮包み）　75分

A フィリング（パイの具）の準備

◆材料（3～4人分）

バター……大さじ1

キャベツ（細かいせん切り）……4カップ

チンゲン菜（せん切り）……2カップ

レーズン（選択自由）……大さじ1

タマネギ（スライス）……小1個

万能ネギ（小口切り）……2本

ディル（生。粗めのみじん切り）大さじ2

※ドライのディル（小さじ1）での代用可。

シャンツァイ（生。香菜＝コリアンダーの葉）かパセリ（みじん切り）…大さじ2

海塩かシーズンド・ソルトか無塩《ソルトフリー》のシーズニング……小さじ½

◆作り方

❶大きな鍋にバターを溶かし、キャベツ、チンゲン菜、レーズン、タマネギ、万能ネギを加える。

❷時々混ぜながら、野菜がしんなりするまで3～4分中火で炒める。

❸ディル、シャンツァイ、海塩を加えて強火にし、ハーブが野菜全体に染み込むようによく混ぜて火からおろす。

B マッシュルームの下ごしらえ

◆材料（3～4人分）

バター……大さじ1

マッシュルーム（スライス）：約230グラム
※シメジか生椎茸での代用可。
レモンの搾り汁……小さじ1

◆**作り方**

❶フライパンにバターを溶かし、マッシュルームを加える。

❷よくかき混ぜながら、柔らかくなり始めるまで強火で2分ほど炒める。

❸レモン汁を振りかけ[A]のフィリング(具)に加える。

[C]シュトルーデル（パイ皮包み）の仕上げ

◆**材料（3〜4人分）**

フィロ（冷凍）……4枚
※フィロは、小麦粉を水で練って薄く伸ばしたもの。なければ市販のパイ皮（冷凍。30×40センチのもの4枚。これより小さめの丸型パイ皮などを使う場合は6〜8枚）での代用可。
バター……大さじ2
全粒粉のパン粉……大さじ4

◆**作り方**

❶オーブンをあらかじめ200度ぐらいに温めておく。

❷[A]と[B]を合わせたフィリングをザルに入れて、下に垂れる液をボウルで受ける。この液はスープやソースに加えるために取っておく。

❸フィロ（パイ皮）の1枚を濡れ布巾の上に横長に載せ、刷毛で溶かしバターを軽くぬる。その上に2枚目のフィロを載せ、左端にパン粉大さじ2杯を振ったら、右側の端を左側に持ってきて二つ折りにし、パン粉を包み込むようにして縦長の長方形を作る。

❹その上に刷毛で溶かしバターをぬる。フィリングの半量をフィロの一片が長いほうに沿って上から下へと広げていき、下辺の2・5センチ上でフィリングを広げるのを止める。

❺左右の縁を内側へ折り込み、下端からロールケーキを巻く要領で、フィリングを包み込むようにして巻く。巻き端の合わせ目が下になるようにしてバターをぬった天板の上に置き、上に刷毛で溶かしバターをぬる。

❻二つ目も同様にして作り、オーブンでキツネ色になるまで、約30分焼く。できあがったら三つか四つに切り分ける。

温野菜のレモンバターソースかけ　20分

◆**材料（4人分）**

新ニンジン（1・5センチ角に切る）……4〜6本
ズッキーニ……中2本
※ハヤトウリ（2個）かトウガン（1/3個）での代用可。
スカッシュ……中2個
※カボチャ（1/4個）での代用可。
バター（溶かす）……大さじ2
レモンの搾り汁……小さじ2

◆**作り方**

❶ニンジンを10分ほど蒸す。同時に、同じ蒸し器にズッキーニとスカッシュも加えて、柔らかくなるまで（5〜7分）蒸す。

❷❶で蒸した野菜を1・5センチの角切りにする。

❸盛りつけ用の皿に盛り、バター、レモン汁を合わせて野菜の上からかければできあがり。

[訳者注] バターの代わりに減塩醤油少量を用いると、ずっと和風味になる。

アボカドのロメインレタス巻き　15分

◆メモ

この料理は指でつまんで食べるサラダで、満足度には太鼓判を押せます。フィリング（具）をトルティーヤで巻いて食べる「ブリート」というメキシコ料理からヒントを得たもので、ここではトルティーヤの代わりに、パリッとしたレタスの葉を使い、アボカドやほかの野菜を合わせたフィリングを包んで巻きます。

◆材料（2人分）

アボカド……大1個
トマト（粗く刻む）……大1個
キュウリ（乱切り）……小2本
紫タマネギ（乱切り。選択自由）大さじ1
緑豆モヤシかアルファルファ（またはその両方）……1～2カップ
マスタード（選択自由）……小さじ1
レモンの搾り汁……大さじ1
ロメインレタス（洗って水けを拭き取る）……1個
※リーフレタスやサニーレタスでの代用可。

◆作り方

❶アボカドを縦二つに割り種を除き、果肉をスプーンですくい取ってボウルに移し、フォークでつぶす。
❷❶にトマトとキュウリ、紫タマネギ、緑豆モヤシかアルファルファ、マスタード、レモンの搾り汁を加えてあえる。
❸レタスの葉を大皿の縁に沿って花のように敷きつめ、皿の中央のあいている部分に❷のアボカドミックスを山盛りに盛ればできあがり。
※食べるときは、レタスの葉の中央に、アボカドミックスを大きなスプーンですくって載せ、トルティーヤのようにレタスで巻いて食べる。
※アボカドミックスをすぐに使わない場合は、アボカドの種をその中に入れて保存すると、アボカドの色が変わるのを防げる。
［訳者注］野菜をあえるときにマスタードの代わりに減塩醤油を使い、レタスにのりを重ねてアボカドミックスを巻けば和風になる。

ボリートミスト（蒸し野菜の盛り合わせ）　40分

◆材料（3～4人分）

ビート……3～4個
※缶詰での代用可。
新ジャガイモ（皮つきのまま）……4個
※カブ（4個。皮をむく）での代用可。
ニンジン（皮をむく）……中4本
※カボチャ（⅓個）での代用可。
ブロッコリー……大3株
キャベツ……中½個
ズッキーニ……小4本
※ハヤトウリ（3個）かトウガン（½個）での代用可。あるいは、好みの野菜を取り合わせてもよい。
溶かしバターかハーブバターソース（四三九ページ参照）……¼カップ
レモンの搾り汁（選択自由）……適宜

◆作り方

❶ビートとジャガイモの皮をこすって洗い、ニンジンとともに蒸し器に入れ、竹串が

楽に通る程度に柔らかくなるまで（約20分）蒸す。
❷蒸しあがったらそれぞれを一口大に切る。
❸ブロッコリーの茎を約7～8センチ残して太い部分を切り落とし、四つ切りにしたキャベツ、丸ごとのズッキーニとともに、柔らかくなるまで（約10分）蒸す。
❹ブロッコリーとズッキーニを縦にスライスする。
❺❹を大皿の中央に盛りつけ、その周りに❷を盛りつける。
❻溶かしバターにレモン汁を加えたもの、あるいはハーブバターソース（次ページ参照）を添えて出す。
［訳者注］❻の代わりに、味噌、だし汁、みりんを合わせたものを火にかけて練り上げ、ユズの皮をおろしたものを加えて添えれば和風になる。

蒸した《スチーム》アーティチョーク　50分

◆メモ

アーティチョークはおいしいうえに、こしらえるのも簡単です。ヘビーな食べ物ではありませんが、満腹感を与えてくれるものが何かほしいとき、十分にお腹を満たしてくれます。ですから、アーティチョークは食事の前菜として食べるのではなく、メインとして食べるようにするといいでしょう。

　アーティチョークを選ぶときは、花弁があまり開いていないものを選んでください。花弁が固くひきしまっているもののほうが新鮮です。

◆材料（2～4人分）

アーティチョーク……………4個
ベイリーフ（選択自由）……1枚
ニンニク（選択自由）………1かけ
セロリ（選択自由）…………数本
溶かしバターかハーブバターソース（次ページ参照）……………適宜

◆作り方

❶アーティチョークの茎の先端を切り落とし、好みで、各葉の棘のような刃先を切り取る。洗ったあとは、蒸したときに水っぽくならないように水けをよく切る。
❷❶を蒸し器に入れ、好みでベイリーフ、ニンニク、セロリを入れて沸騰させた鍋の上で、35分から45分蒸す（アーティチョークの大きさによる。外側の葉の1枚が簡単にはがれるようになればよい）。
❸ベイリーフ、ニンニク、セロリを除き、溶かしバターかハーブバターソースを添えて出す。

ハーブバターソースの作り方（7分）

◆材料（2〜4人分）

バター……………………¼カップ
エシャロット（みじん切り）……1個
ディジョン・マスタード……小さじ1
チャービル（生）…………大さじ1
※ドライチャービル（小さじ1）でも代用可。
タイム（生）………………大さじ1
※ドライタイム（小さじ1）でも代用可。
パセリ（生。みじん切り）：大さじ1
海塩（選択自由）…………小さじ¼

◆作り方

❶バターを溶かし、エシャロットが柔らかくなるまでサッと炒める。
❷❶をミキサーに入れ、マスタードとハーブ類、好みで海塩を加えてなめらかになるまで攪拌すればできあがり。
❸温かいうちに、蒸した野菜などの上からかける。

カレー風味のコーンサラダ 20分

◆材料（3人分）

キャノーラ油………………大さじ1
紫タマネギ（小さい角切り）……½カップ
赤ピーマン（小さい角切り）……½カップ
緑ピーマン（小さい角切り）……½カップ
カレー粉……………………小さじ½
オレガノ（ドライ）…………小さじ½
ターメリック………………小さじ¼
コーン（調理ずみのもの）………4カップ
※生のコーンを使う場合（コーンが豊富な夏はそれが好ましい）、丸ごと5分ほど蒸すと軸から実がそぎ取れる。
ピメント入りグリーン・オリーブ（スライス）…………………½カップ
※セロリ（スライス。½カップ）での代用可。
マヨネーズ…………………½カップ
海塩かシーズンド・ソルトか無塩《ソルトフリー》のシーズニング……………………小さじ¾
シャンツァイ（香菜＝コリアンダーの葉。刻む）…………………………大さじ2

◆作り方

❶大きめの鍋に油を熱して、紫タマネギをしんなりするまで炒め、赤と緑のピーマンを加える。
❷柔らかくなりかけたところでカレー粉、オレガノ、ターメリックを加えてざっと炒める。
❸❷をコーンの入った大きなボウルに移す。
❹オリーブ、マヨネーズ、海塩を加えてよくあえて盛りつけ、上にシャンツァイを飾ればできあがり。

サツマイモの煮ころがし

60分

◆**メモ**

バラエティーに富んだ野菜の風味と色合いが、この一品を魅力的なものにしてくれています。

◆**材料（メインコースとして2人分）**

サツマイモ（皮をむき、四つ切り）……大1本か小2本
スカッシュ……2個
※カボチャ（1/4個）での代用可。
ズッキーニかナス……大2本
※ハヤトウリ（小2個）、トウガン（小1/3個）での代用可。
ニンジン（皮をむき、1・5センチの角切り）……大1本
グリーンピース（生か冷凍）……2カップ
バター……大さじ2
海塩かシーズンド・ソルトか無塩《ソルトフリー》のシーズニング……小さじ1/2

◆**作り方**

❶サツマイモ、スカッシュ、ズッキーニを蒸す。
❷5〜7分後、スカッシュとズッキーニが柔らかくなったら両方を取り出す。
❸サツマイモをさらに20分ほど蒸す。
❹別の蒸し器でニンジンが柔らかくなるまで、（約15分）蒸して取り出す。
❺次に生のグリーンピースを20分蒸す（冷凍のグリーンピースを使う場合は、ニンジンを10分蒸したところで加え、さらに5分蒸す）。
❻ニンジン、グリーンピースを盛りつけ用の皿に移し、ズッキーニとスカッシュを1・5センチ角に切って加える。
❼サツマイモを2・5センチ角に切って皿に加え、バターと海塩を入れてあえればできあがり。

ウドのサラダ

25分

◆**材料（4人分）**

ウド……大2本
レモンの搾り汁……大さじ2
マヨネーズ……1/2カップ
ディジョン・マスタード……小さじ2

◆**作り方**

❶ウドの皮をむき3ミリ幅の短冊に切る。
❷レモン汁を落とした水に2〜3分つけてアク抜きをし、マヨネーズとマスタードを合わせてあえる。
❸室温、または冷たくして出す。

アスパラガスのイタリア風味

7分

◆**材料（2〜4人分）**

アスパラガス……約450グラム
オリーブ油……大さじ1
レモンの搾り汁……小さじ1

◆**作り方**

❶アスパラガスの固いところを除く。柔らかいところと筋が多いところとの分かれ目は、自然に折れる。
❷大きめの鍋に約2リットルの湯を沸かし、ポキッという歯ごたえが残る程度に柔らかくゆでる（3〜4分）。
❸冷水に取って水けを拭き、オリーブ油とレモン汁を混ぜて素早くあえればできあがり。

ブロッコリーのレモンバターソースかけ

10分

◆**材料（2～4人分）**

ブロッコリー……3～4株
バター……大さじ2
レモンの搾り汁……小さじ2

◆**作り方**

❶ブロッコリーの花と茎5～8センチを残して、固いところを捨てる。ここでは花の部分しか用いないが、茎は「照焼風ブロッコリーのニンニク炒め」（四〇六ページ参照）のために取っておく。
❷花を小房に分け、竹串がやっと通る程度にやや固めに蒸す（5～7分）。
❸小さな鍋にバターを溶かし、レモン汁を加えてよく混ぜてブロッコリーにかければできあがり。

[訳者注] バターの代わりに減塩醤油かマスタード（小さじ2）をレモン汁と合わせると、さっぱりとした和風味になる。

ゴールデン・ポテトスープ白味噌仕立て

40分

◆**材料（4人分）**

バター……大さじ2
キャノーラ油……小さじ1
ニンニク（みじん切り）……1かけ
タマネギ（乱切り）……大1個
セロリ（乱切り）……2カップ
ジャガイモ（皮をむき2・5センチの角切り）……8個
スカッシュ（5ミリ幅に切る）・6～8個
※カボチャ（1/3～1/2個）での代用可。
白味噌……大さじ1
※野菜ブイヨン（1個）での代用可。
タイム（ドライ）……小さじ1
タラゴン（ドライ）……小さじ1/4
セージ（ドライ）……小さじ1/2
海塩かシーズンド・ソルトか無塩《ソルトフリー》のシーズニング……少々
カイエンペッパー（トウガラシ）……少々
水……6～7カップ

※白味噌を使う場合は、水よりも和風のだし汁（昆布と干し椎茸か、カツオ節で取ったもの）を用いるといい。

◆**作り方**

❶厚手の鍋にバターと油を熱し、ニンニク、タマネギ、セロリをしんなりするまで炒める。
❷残りの材料を加え、水（または、だし汁）を注ぎ、野菜が柔らかくなるまで（約20分）煮る。
❸少し冷ましたら、何回かに分けてミキサーにかけ、黄金色のなめらかなクリーム状にする。
❹鍋に戻して、焦げつかないように時々混ぜながら再び温めればできあがり。

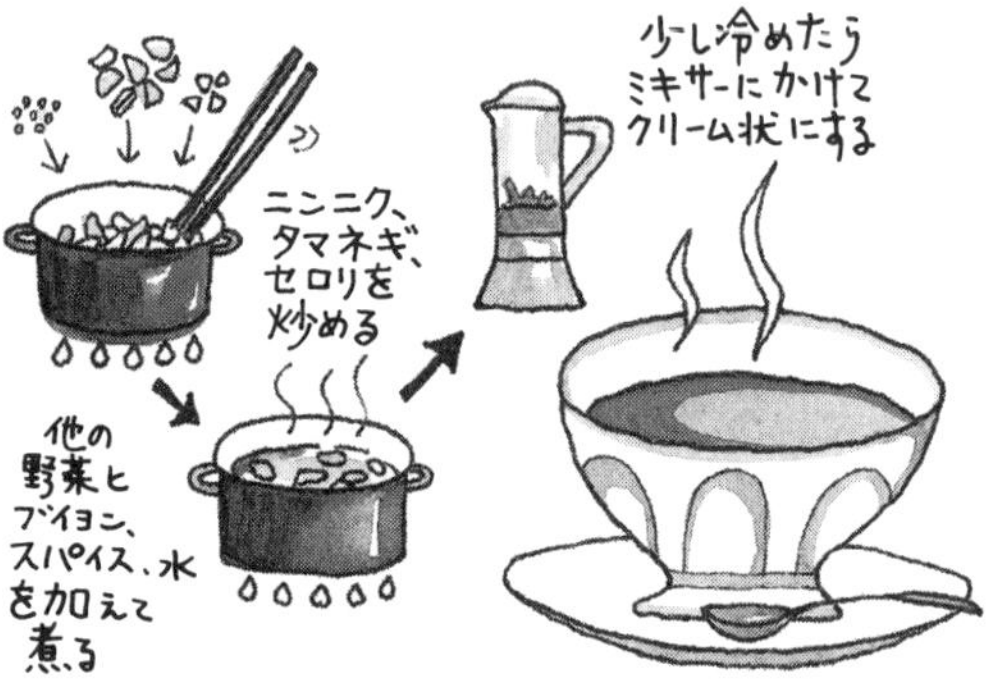

【ゴールデン・ポテトスープ白味噌仕立て】

中華風野菜炒め

45分

◆メモ

手元にある野菜なら何でも使える野菜炒めです。ブロッコリーやサヤエンドウは炒める前に湯通しするか、あらかじめ蒸しておきます。サヤエンドウの湯通しは1分、ブロッコリーを蒸すのは5分が目安です。

◆材料（3〜4人分）

[野菜]

干し椎茸（野菜スープに浸して戻す）……10個

野菜スープ……2カップ

長ネギ（斜め切り）……3本

中国野菜（チンゲン菜かタア菜。ざく切り）……4カップ

サヤエンドウ（湯通しする）……2カップ

キャノーラ油……少々

[香辛料]

ニンニク（みじん切り）……1かけ

ショウガ（みじん切り）……小さじ1

キャノーラ油……少々

※少量をニンニクとショウガにまぶしておく。

[合わせ調味料]

椎茸の戻し汁……1カップ

たまり醤油か濃い口醤油……大さじ2

ハチミツ……小さじ1

豆腐味噌……大さじ1

※オイスターソースでの代用可。

レモンの搾り汁……小さじ2

カレー粉……小さじ$\frac{1}{2}$

※材料を合わせておく。

[とろみ液]

片栗粉……大さじ1

水……大さじ2

ゴマ油……小さじ1

※材料を合わせ、なめらかになるまで混ぜる。

◆作り方

❶材料を取りやすい順番に並べておく。(1)油、(2)[香辛料]、(3)長ネギ・サヤエンドウ・椎茸・中国野菜、(4)[合わせ調味料]、(5)[とろみ液]の順。

❷あらかじめ熱くしておいた中華鍋に油を入れ、[香辛料]を炒める。

❸香りが立ったら長ネギを加えてさっと炒

め、椎茸とサヤエンドウを加えて鮮やかな緑色になるまで炒める（サヤエンドウが焦げつきそうだったら、椎茸の戻し汁を小さじ数杯入れる）。

❹中国野菜を加えてサッと炒める。

❺［合わせ調味料］を加え、中国野菜がしんなりしてきたら、［とろみ液］を加えて混ぜればできあがり。

広東風シーフードサラダ 45分

◆**材料（2人分）**

チンゲン菜（せん切り）……………2カップ
緑豆モヤシ………………………2カップ
サヤエンドウ……………………2カップ
ニンジン（せん切り。選択自由）½カップ
キクラゲ（水で戻す）……………1カップ
キャノーラ油（選択自由）………小さじ2
エビか他の魚介類………………3カップ
リーフレタスかロメインレタス（太めのせん切り）……………4カップ
ホウレンソウか小松菜の葉（ざく切り）……………………………2カップ

※白菜（せん切り）での代用可。

◆**作り方**

❶キクラゲを柔らかくなるまで水で戻して細切りにし、そのまま使うか、キャノーラ油でサッと炒める。

❷モヤシは一口大に切る。サヤエンドウは1分間熱湯に浸したら、すぐに冷水につけ、水けを切って2センチ幅に斜め切りする。

❸同じくニンジンも熱湯に1分間浸し、すぐに冷水に取る。

❹生のエビを使う場合は沸騰した鍋に殻ごと入れ、ピンクがかった白になるまで（3〜4分）ゆでて冷水に取る。

❺❹のエビの殻をむいて縦二つに切り、湿ったペーパータオルでワタを十分に取り除く。

※調理ずみの冷凍エビを使う場合は、3〜5分蒸して解凍する。

※冷凍のカニを使う場合は、解凍して洗い、殻を取り除く。

❻大きめのボウルに入れた緑葉野菜にエビとほかの野菜を加え、ドレッシング（下段参照）であえればできあがり。

［訳者注］エビ、カニの代わりに、マグロ、ヒラメ、アジなど好みの刺身を用いれば和風サラダになる。

広東風ドレッシングの作り方

◆**材料（2人分）**

シャンツァイ（香菜＝コリアンダーの葉。みじん切り。選択自由）……………………大さじ2
アサツキか万能ネギ（みじん切り）……………………………大さじ1
ショウガ（みじん切り）……小さじ¼
ゴマ油……………………小さじ1
ハチミツ…………………小さじ½
レモンの搾り汁……………大さじ2
キャノーラ油………………大さじ2
オイスターソース…………小さじ1
たまり醤油…………………大さじ1
海塩（選択自由）…………小さじ¼

◆**作り方**

❶材料を全部合わせてよく混ぜ、サラダの上からかけてあえる。

※和風の醤油ドレッシングについては四一六ページ参照。

フレッシュアップルソース
5分

◆**メモ**

朝食には最適で、子供たちにとってまさに理想的な食べ物です。体の組織の中で役立つアップルソースは生、または加熱していないものだけです。加熱したものは酸性で、役に立つどころか、とても有害です。このアップルソースは、必ず胃が空の状態のときに食べるようにしてください。

◆**材料（1～2人分）**

搾りたてのリンゴジュースか水 ………………… 1/2カップ
リンゴ（皮をむいて四つ切り）…… 大2個
シナモンかナツメグ ……………… 小さじ1/2
※両方（各小さじ1/4ずつ）用いてもよい。
バナナ（生か冷凍）……………… 1本
※パパイヤ（1/2個）か完熟の柿（かなり柔らかくなっているもの2個）での代用可。

◆**作り方**

❶材料を全部ミキサーにかけてなめらかにすればできあがり。

オールドファッション風レンズ豆スープ赤味噌仕立て
75分

◆**材料（メインコースとして3人分）**

水 …………………… 7&1/2カップ
［訳者注］水の代わりに和風のだし汁を用いると、さらにおいしくなる。
ニンニク（みじん切り）………… 1かけ
タマネギ（乱切り）………… 大1個
ニンジン（乱切り）………… 大2本
セロリ（乱切り）…………… 2本
レンズ豆 ………………… 1&1/2カップ
※アズキでの代用可。アズキは煮えるまでに時間がかかるので、前もって固めに煮ておくとよい。スープを作るとき、アズキの煮汁を水に加えて7&1/2カップの分量にする。
野菜ブイヨン ………………… 1個
※赤味噌（大さじ1）での代用可。
タイム（ドライ）………… 小さじ1/2
オレガノ（ドライ）………… 小さじ1
パプリカ ………………… 小さじ1
シーズンド・ソルト（スパイクハンター社もしくはバイオフォース社のものなど。選択自由）………… 小さじ1/2
［訳者注］塩を使わずに、ブイヨンと赤味噌の両方を用いるとぐっと和風になりコクが増す。
コーン（生か冷凍。選択自由）… 1カップ
パセリ（生。粗めのみじん切り）………………… 大さじ1～2

◆**作り方**

❶スープ鍋に水（または、だし汁）を沸騰させ、ニンニク、タマネギ、ニンジン、セロリ、レンズ豆（または固めにゆでたアズキ）、野菜ブイヨンを加える。
❷再び沸騰したら、火を弱めてスパイス、調味料を加えて1時間煮る。
❸クリーム状に仕立てたければ、半量をミキサーかフード・プロセッサーにかけてピューレ状にして鍋に戻す。
❹再び温め、好みでコーンを加えて5分煮る。
❺器に盛り、パセリを散らせばできあがり。

ハチミツ入りコーンブレッド

35分〜60分

◆メモ

このコーンブレッドの生地は、先に用意しておくことが可能です。そのときは、冷蔵庫に入れておいて、焼く30分前までに取り出してください。

◆材料（4人分）

黄色のコーンミール……1カップ
※黄色のコーンミール（3/4カップ）とフスマ（1/4カップ）でも可。
全粒粉……1カップ
海塩……小さじ1/2
ベーキングパウダー（ふくらし粉）……小さじ1
ベーキングソーダ（重曹）……小さじ1
ハチミツ（生のものが好ましい）1/4カップ
溶き卵……1個
バターミルク……2カップ
［訳者注］プレーンヨーグルトでの代用可。
あるいは豆乳（2カップ）にレモン汁（小さじ4）を加えて酸敗凝縮させたものでもよい。
コーン（生か冷凍。選択自由）……2カップ
バター……小さじ1

◆作り方

❶オーブンをあらかじめ190度に温めておく。
❷乾いている材料を全部合わせ、次に液体の材料を注いであえる。コーンも加えてコーンブレッドの生地を作る。生地はいくらかダマがあってもいいので、混ぜすぎないようにする。
❸バターをぬった鉄板に❷を注ぎ、竹串を刺しても何もつかなくなるまで焼けばできあがり。コーンを入れなかった場合で30分、入れた場合で55分。

ピタトースト

10分

◆材料（4人分）

全粒粉のピタブレッド（半分に切る）……2枚
バター（柔らかくする）……大さじ2
ニンニク……小1かけ
タイム（ドライ）……小さじ1/2
サボリ（ドライ）……小さじ1/2

◆作り方

❶ニンニクつぶし器を使ってニンニクを押しつぶす。
❷バターと合わせ、ハーブを加えてフォークでよく混ぜる。
❸ピタブレッドの半分にぬり、グリルかオーブントースターで、こんがりするまで焼けばできあがり。
※翌日バナナセーキを予定しているときは、就寝前にバナナ2〜2本半を、皮をむいて冷凍しておくこと。

朝食用フルーツ盛り合わせ　15分

◆**材料（6人分）**

メロンかハネジューメロン（一口大に切る）…………1個

スイカ（ボール状にくりぬく）…　3カップ

キウイ（皮をむいてスライス）………　4個

パパイヤ（皮をむいてスライス）
…………………　大1個か小2個

※モモ（大3個）での代用可。

大粒のブドウ…………　2カップ

小粒のブドウ…………　6房

※ハサミで各3～4束に分ける。

ナシ（皮をむいて櫛形に切る）……　大1個

◆**作り方**

❶丸い大皿にメロン、スイカ、キウイ、パパイヤ、大粒のブドウを盛りつけ、その周りに小粒のブドウの房をナシと交互に配置して皿の縁を飾る。

❷好みのフルーツディップ（四〇八ページ参照）を添えればできあがり。

【朝食用フルーツ盛り合わせ】

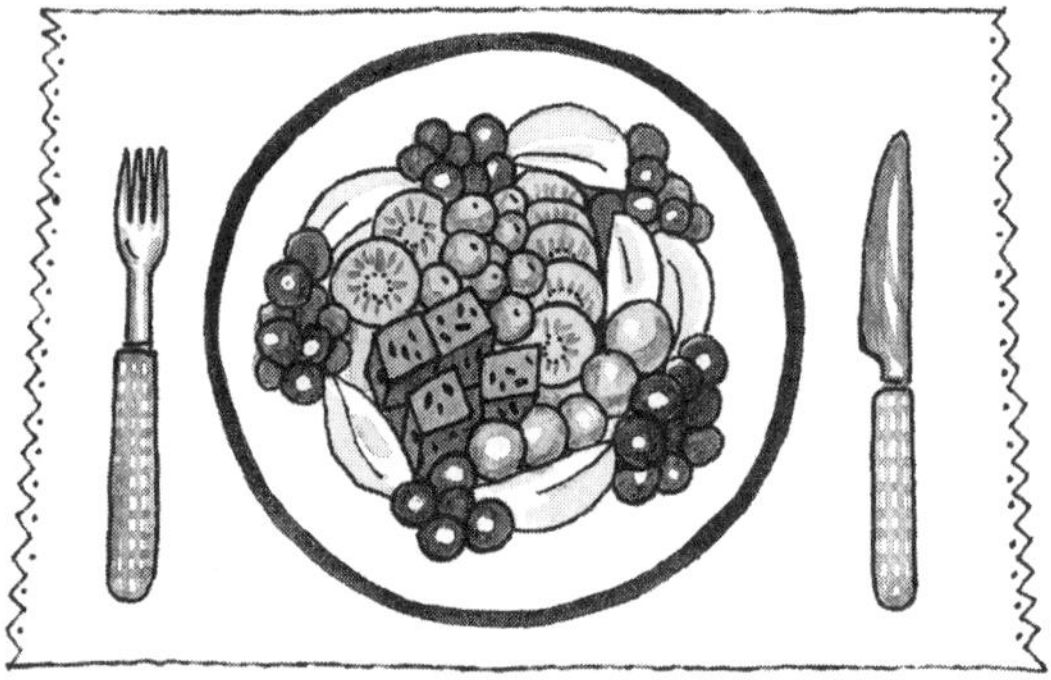

バナナセーキ　3分

◆**材料（1人分）**

フレッシュアーモンド・ミルク（四二八ページ参照）……………　1カップ

冷凍バナナ…………　2～2&1/2本

※分量はバナナのサイズやセーキの好みの濃さで異なる。

ナツメグ（選択自由）…………　適宜

◆**作り方**

❶ミキサーに材料を入れ、クリーム状になるまで撹拌すればできあがり。

カリッとしたローストポテト　35分

◆メモ

フライドポテトに代わるとびきりおいしいポテト料理です。ポテトに目がない人は、油で揚げていないにもかかわらず、大好きになることでしょう。ただし、おいしいからといって食べすぎるとせっかくの減量の進歩を止めてしまいますのでご用心。控えめにしておきましょう。どんちゃん騒ぎのパーティ用の食べ物としてではなく、特別な日のごちそうと考えれば、新しい食生活のレパートリーの一つとして、このポテトを楽しむことができるでしょう。

◆材料（2～3人分）

ジャガイモ……………………5個
溶かしバターかオリーブ油　大さじ1～2
おろしニンニク……………少々
シーズンド・ソルト………少々

◆作り方

❶ジャガイモを竹串が通る程度に柔らかくなるまで（約20分）蒸す。柔らかくなりすぎないように注意。
❷冷めたら6ミリ幅くらいの薄切りにして、鉄板に隙間をあけないように並べる。
❸その上から溶かしバターにおろしニンニクを加えたものを刷毛でぬり、シーズンド・ソルトを振る。
❹グリルに入れ、表面がパリッとしてキツネ色になるまで（約10分）焼けばできあがり。裏返す必要はない。

［訳者注］バターの代わりにオリーブ油を使うと、さらにヘルシー。味もぐっとアップする。

【カリッとしたローストポテト】

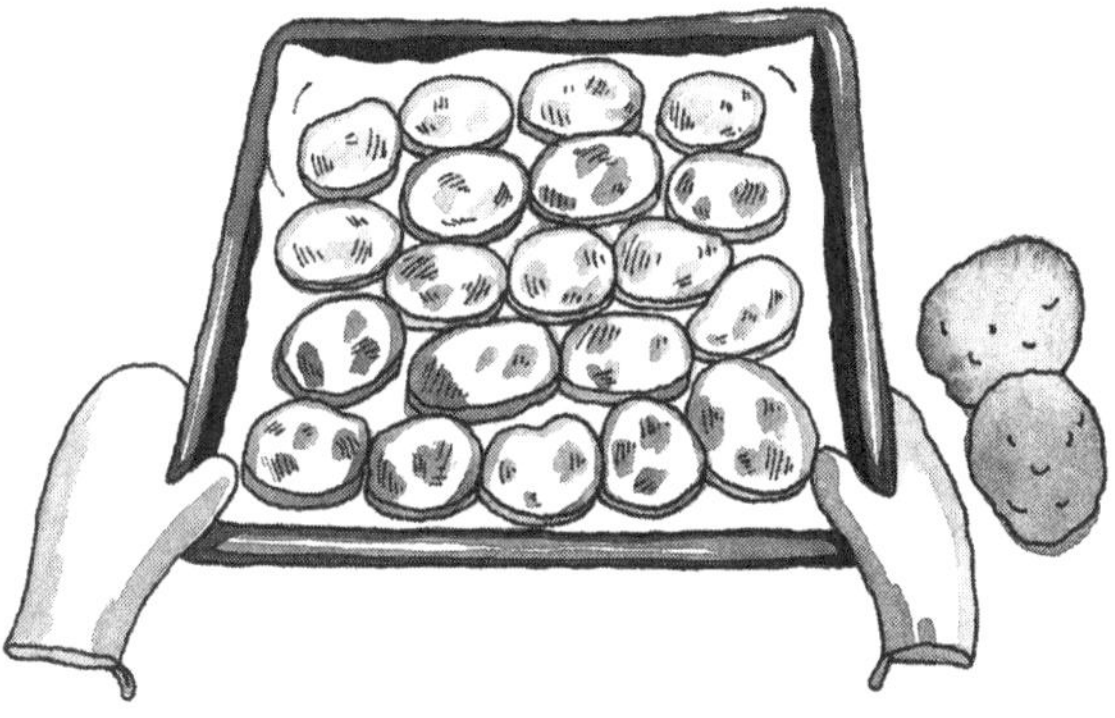

夏の緑葉野菜サラダ

15分

◆**材料（2人分）**

レタス各種（サラダ菜、サニーレタス、リーフレタス、ロメインレタスなど）……………………………各数枚ずつ
ホウレンソウか小松菜の葉 ……… 2カップ
ルッコラ（選択自由） …………… 1カップ
※ダイコンの若葉か春菊、クレソン、ミツバなどでも代用可。
キュウリ（皮をむいて薄切り）……… 2本
アルファルファ ………………… 2カップ
オリーブ ………………………… ½カップ
※榎茸（1袋）での代用可。
オリーブ油（選択自由） ………… 適宜

◆**作り方**

❶レタス類、ホウレンソウ、ルッコラを洗って水けをよく切り、一口大にちぎってボウルに入れる。
❷残りの材料を加え、「クリーミー・アボカド・ドレッシング」（下段参照）を約½カップかけてよくあえる。味をみて、さらに大さじ数杯足してもよい。好みでオリーブ油を加えればできあがり。

クリーミー・アボカド・ドレッシングの作り方

◆**材料（2人分）**

アボカド …………………………… 1個
ニンニク（みじん切り）……… 小1かけ
水 …………………………… ¼カップ
オリーブ油 …………………… 小さじ2
サワークリーム ……………… 大さじ2
生のディル …………………… 大さじ1
※ドライディル（小さじ1）での代用可。
ハチミツ ……………………… 小さじ½
海塩かシーズンド・ソルトか無塩《ソルトフリー》のシーズニング ……………… 小さじ½
レモンの搾り汁 ……………… 大さじ2

◆**作り方**

❶アボカドを縦半分に切り、皮をむいて種を除いたら、大きめの乱切りにする。
❷ほかの材料とともにフード・プロセッサーかミキサーにかけてなめらかなクリーム状になればできあがり。

※「夏の緑葉野菜サラダ」用ドレッシングとして、または生野菜や蒸し野菜用ディップとして、あるいはサンドウィッチのトッピング用などに使う。

第五部

日本の読者のみなさんへ

——「フィット・フォー・ライフ」をより深く理解するために

（特別寄稿）松田麻美子

I 今、アメリカはこうなっている

◉最も新しい食事習慣とは

二〇〇六年現在、アメリカではベジタリアン（注）の食事に非常に高い関心が寄せられている。人口のおよそ一〇%がベジタリアンだといわれ、男女を問わず、小学生から大学生、果ては高齢者まであらゆる階層に属する人たちの間に広がっている。

ほんの数年前まで、「ベジタリアン」というだけで、変人扱いされていたのだが、今はもう立派な市民権を得ている。田舎町のスーパーでさえ、豆乳や米乳、豆腐、大豆ホットドッグ、ベジバーガー（野菜バーガー）が並んでいる。ベジタリアン専門のレストランが次々にオープンし、どこも大盛況だ。二〇〇二年の「ミートアウト（肉追放）事務局」（世界最大の「草の根」食事教育キャンペーン）の調査では、普通のレストランでも客の三分の一はベジタリアン・メニューを注文するという。もちろん、レストランばかりか企業の社員食堂や大学の学生食堂にも、たいていの場合ベジタリアン・メニューが用意されていて、全米の学生食堂で今最も人気のあるメニューは、ベジタリアン食である。

というのも、全米の大学生の一五〜二〇%はベジタリアンだからだ。自分はベジタリアンだと考えている一〇代の女子は三六%にも上るという統計もある。最近の調査によると、「肉なしデー」を週二日以上実施している家庭が、全体の半分以上あり、「肉なしデー」週四日以上の家庭も二〇%に達し、人口の二八%が一年前よりも「肉なしデー」を増やすようになってきている、という。ベジタリアン人口は毎週二万人ずつ増え続けている。

今やステーキハウスでさえ、サラダとベークドポテトだけを堂々と注文でき、ファストフード・レストランではハンバーガーの代わりにベジバーガーが買える時代となっている。書店にはベジタリアン向けのレシピブックが並び、飛行機の機内食サービスのときには「チキン？　フィッシュ？　オア・ベジタリアン？」と訊《き》かれ、テレビにはベジタリアン専門の料理番組も登場している。四つ星、五つ星のホテルや一流レストランのシェフたちはベジタリアン・メニューの開発にしのぎを削っているし、ジャパニーズ・レストランでは野菜の太巻きやアボカドの手巻き寿司が注文でき、スーパーには玄米ご飯の野菜寿司さえ並んでいる。

大都市のベジタリアン専門のレストランはいつもいっぱいだし、オーガニックの野菜や果物、木の実や種子類だけを使ったローフード・レストラン（四八度以上で加熱したものは出さない）は、今最もトレンディーで、なかには三か月先でないと予約ができないほどの人気店もある。

今日、テレビやラジオのスイッチをひねれば、減量のために、そしてガン（特に乳ガン、前立腺ガン、大腸ガン）や心臓病、2型糖尿病などの予防のために、動物性食品を極力減らし、もっと果物と野菜、全穀類、豆類の摂取量を増やすよう、健康のエキスパートたちが呼びかけているため、ベジタリアンの食事は、もはや決して一時的な流行ではない。アメリカ社会に見られる最新の習慣といっていいだろう。ステーキハウスでサラダとコーン、ベークドポテトしか注文しない人も決して珍しくないし、「肉食離れ」が着実に進んでいることは確かな事実である。

【注】ベジタリアン（菜食主義者）について㈡（二〇二ページ参照）

健康上、信条、宗教上、動物愛護などの理由から、肉や魚、卵、牛乳、乳製品といった動物性食品を避け、野菜、果物、穀類、ナッツや種子類、豆類などの植物性食品だけを食べる人々のことを指す。またベジタリアンは、ほぼ次の六種類に分けられる。

①ビーガン（vegan）——動物性食品は一切取らない徹底したベジタリアン。絶対的菜食主義者とも呼ばれる。

②オボ・ベジタリアン（ovo-vegetarian）——肉、魚、牛乳、乳製品は取らないが、卵は食べるベジタリアン。

③ラクト・ベジタリアン（lacto-vegetarian）——肉、魚、卵は取らないが、牛乳、乳製品は食べるベジタリアン。

④ラクト・オボ・ベジタリアン（lacto-ovo-vegetarian）——肉や魚は取らないが、卵と牛乳、乳製品は食べるベジタリアン。

⑤ペスコ・ベジタリアン（pesco-vegetarian）——牛乳、乳製品、卵、魚は取るが、家禽類、赤身肉（牛・豚・羊）は取らないベジタリアン。

⑥セミ・ベジタリアン（semi-vegetarian）——牛乳、乳製品、卵、家禽類、魚は取るが、赤身肉は取らないベジタリアン。

◉アメリカ人が肉を食べなくなった三つの理由

かつて肉が主食と言われていたアメリカで、なぜ、「肉食離れ」の傾向がこれほどまでに進んでいるのか。その主な理由として次の三点が挙げられる。

(1)肉食は人間の健康にとって良くないことが分かってきたから

工業先進国アメリカにおける二大死因はガンと心臓病である。そして、栄養科学や医学の分野で何千と行なわれているどの研究も、この死因の元凶が動物性食品の過剰摂取にあることを証明している。ベジタリアンは血中コレステロール値と血圧がともに低く、心臓発作を起こす率も肉食者の一〇分の一以下、ガンは肉食者のわずか四〇％にすぎない。脳卒中、高血圧症、糖尿病、骨《こつ》粗《そ》鬆症《しょうしょう》、肥満などそのほかの病気になる率も、肉類常食者とは比べものにならないほど低く、そして平均寿命も一五年（卵・牛乳も取らないビーガンの場合）長くなっているのである。

(2) 肉食は地球環境破壊につながるから

動物性食品を食べれば食べるほど、結果的に地球という命に強烈な損傷を与えていることになる。

今日の地球温暖化の大きな原因となっているのは、牛が引き起こす大気汚染である。牛たちは毎日四二六七立方メートルものメタンガスを吐き出している。豚が出す大量の排泄物はアンモニアガスを放出し、それによって生じる酸性雨も大きな環境問題となっている。

海ではマグロ漁業の漁師たちがイルカを殺したり、作業中に失われた網が海の中を漂流し、多くの海洋生物を殺し続けている。一方、陸地では熱帯雨林を牧場化するための破壊も信じ難いスピードで進んでいる。毎分八〇エーカー（約九万八〇〇〇坪）もの熱帯雨林が破壊されていき、わずか二五年間で中央アメリカの熱帯雨林の三八％がアメリカ人の胃袋を満たすための牧草地と化してしまった。オーストラリア北東部では世界遺産とも呼ばれるその地域一帯の見事な熱帯雨林の八〇％がすでに伐採され牧場化されている。手頃な値段で食べられるオージー・ビーフステーキについて、どれだけの日本人がそのことを知っているだろうか。あなたが中央アメリカで育てられる仔牛肉一〇〇グラムを食べるとき、あなたは四・四坪の熱帯雨林を破壊していくことになる。肉（魚）食を選択することは、間接的に地球の破壊行為につながっているのだ。

畜産・酪農は実際にはかなり非経済的な産業であることを知るべきだろう。アメリカで生産される穀物の八〇〜九五％は家畜の飼料である。一エーカーの牧場で牛たちが産出するものは、同じ農地面積でカラス麦が生み出すタンパク質の量の一〇分の一、カロリー量の二五分の一にしかならないのだ。まして家畜たちに食べさせる飼料（穀物・大豆）は膨大な量となっていて、平均的アメリカ人が一人一年間肉食をやめれば、それに使われた穀物と大豆は七人の人間の空腹を一年間十分に満たせるだけの量なのだ。この地球上には、栄養不足で亡くなっていく五歳以下の子供たちが毎年六六〇万人もいる。

食肉生産は大豆生産に比べ四〇倍もの化石燃料を必要とし、果物の五〇倍、ジャガイモや小麦生産の一〇〇倍もの水を必要とする。排泄物の量も、家畜はアメリカ人全体の一〇倍にも上っている。森林伐採による土の流出、農薬、堆肥などを含めたアメリカの家畜農業がもたらす有害有機廃棄物による水質汚染は、地方自治体とほかの国内産業全体を合わせた量より三倍も多い。

さらに加えて食肉生産は大量の農薬を使用するので、環境問題をいっそう深刻にしている。また家畜の体内に大量に蓄積された農薬は、その肉を食べ牛乳を飲むことによって人々の体内に取り込まれることになる。河川に流出した農薬は湖沼や海洋を汚染し続けている。

環境汚染の問題は、人々が肉食をすればするほど深刻化していく。また、農薬の使用、熱帯雨林の伐採、地球の砂漠化、湖沼や海洋の汚染は、地球に棲む多くの動物たちを急速なスピードで絶滅に向かわせているのだ。

アルバート・アインシュタインは述べている。

「人間の健康と、地球上に棲む生き物の生存の可能性を最も高められることは、人間がベジタリアンになることである」

(3) 肉食は動物愛護の精神に全く反するから

今日、食用として飼われている動物たちの状態は惨憺《さんたん》たるもので、私たちの想像の範囲をはるかに超えている。牛、豚、鶏たちは皆、来る日も来る日も狭くて不潔な環境の中に押し込められ、抗生物質やホルモン剤入りの飼料で育てられて殺されていく。そうした事実が次第に明らかになるにつれ、それに耐えられない動物擁護の人たちが最近とみに増えてきた。多くの子供たちが、この事実を学校で教わり、彼ら自らがベジタリアンの食べ方を選択し、それに家族が追随するという逆の現象も見られている。

一九九八年三月、あるティーン向けの雑誌に悲しそうな目をしている牛が「お願いだから、私を食べないで」と訴えている写真とともに、「果物や野菜を食べると、キミはもっと健康になれる。お皿の上のハンバーガーは死んだ牛の筋肉なんだヨ」というメッセージを伝えるための記事が掲載された。この記事の中で、「肉食をやめたのは、動物を傷つけたくないから」という子供たちの発言が紹介されていた。

このように、肉食の習慣が、食べる人の体や心を傷つけるばかりか、環境を破壊し地球を傷つけ、地球の生態系を脅かし、生命のある動物たちを虐待していることはもはや否定できない事実である。それに反し「人体に優しいベジタリアンの食事は、地球や地球に棲むすべての生き物たちにとっても優しい食べ物」であり、飢えている多くの人々をも救うことができるのだ。

近年ベジタリアンがアメリカで急増しているのは、こうした理由が大きく作用している。

◉ある牧場主の告白

かつて米国モンタナ州に在住していたハワード・ライマンは、二〇〇〇頭の乳牛、五〇〇〇頭の食肉用雄牛、一万二〇〇〇エーカー（約一四六九万平米）もの穀物用農地、そして従業員三〇人を抱える大規模な農場経営者だった。

彼は当然のごとく、毎日のように肉を食べていたのだが、あるとき脊髄に腫瘍が発見された。農場で大量に使用する農薬が原因だった。再び歩けるようになる可能性が一〇〇万人に一人という大手術に成功したあと、彼は牧場を手放した。

除草剤、殺虫剤、成長ホルモン、遺伝子組み換え、動物の屑肉飼料に頼る農業経営は間違っている、と悟ったからだという。そのツケが回り回って自分のところに降りかかってきたことに気づいたのである。彼は言う。

「我々は一個人として大きな過ちを犯している。この過ちは我々の土地、我々の森、そして我々の川を滅ぼそうとしている。そして同時に、我々自身さえも滅ぼそうとしている。我々は動物を食べている。しかしそれは健康のためには何の役にも立っていない。もしこの動物たちが我々人間たちに復讐をし始めたのだとしたら、肉食者を病気で苦しめること以上に見事な仕返しはないだろう」

彼はベジタリアンに転向した。カウボーイの州モンタナでは、「肉を食べない」と公言することは、カウボーイとして恥ずべきことであり、馬を盗んで逃げようとして捕まるより悪いとされるほどのことだ。

ところがやがて、三五〇ポンド（一五八・八キロ）あった体重が二二〇ポンド（九九・八キロ）に減り、三〇〇あったコレステロール値も一三五に下がり、異常に高い数値を示していた血圧も正常以下になると、彼はベジタリアンになったことに誇りを感じるようになった。肉体的に健康になり、心も晴れやかになったからだ。彼はここでもう一つ新たな発見をすることになる。それは、「すべてを決定するものは食卓で手にするフォークの周辺にある」ということだった。

私たち自身と私たちを取り巻く環境の両方が今日直面しているさまざまな問題や悩み、多くの病気や苦痛、そのどれもが正しい食べ物を選択することによって解決されるということに彼は気づいたのである。それは目から鱗が落ちる思いだった。

イギリスでＢＳＥ（牛海綿状脳症）騒ぎが起きたとき、彼はテレビの人気番組に出演し、次のような証言を行なった。

「牛をミンチにして牛の餌《えさ》にするのはやめるべきだ……牛を牛で養うようなことを今やめなかったら、この一〇年間でエイズなどよりもっとずっと恐ろしいことが起こるだろう」

彼は現在、「人類が将来生き残れる地球を残すための会（Voice for A Viable Future)」の創設者として、環境保護を重視した食生活や農業を提唱する活動を積極的に行なっている。

◉私たちが守るべきもの

今紹介した元カウボーイのハワード・ライマンは、「良心的な食べ物」を人々に訴えるために全米を回って講演活動を行なっているが、講演会で彼はまず、人々に次の三点について尋ねる。

——あなたが食べようとしているものは、

①誰が作ったものなのか。
②それにはどんなものが使われているのか。
③その食べ物は自分の体や心の健康やこの地球の環境にとって、そしてこの地球上の動物たちにとって、どんな影響を与えるのか。

なぜこれらのことを自問しなければならないのか。ライマンは次の三つの理由を挙げる。

㋐あなた自身の健康、そしてあなたの子供や子孫たちの健康のために。
㋑この美しくかけがえのない地球の環境を守るために。

㋒動物たちのために。

動機づけは何であってもかまわない。どの理由がきっかけであっても、あなたが口に運ぶものを慎重に選択するようになれば、㋐㋑㋒の問題は良い方向に向かい、すべてのものが健康で幸せになれるとライマンは言う。

私たちが行なっている行動はすべて、自分自身に対してばかりか人間という大きな家族、そしてこの地球環境を分かち合っているほかの生き物たち、さらにはこうしたすべての生き物が生命を営んでいるかけがえのない地球に大きなインパクトを与えている。だからこそ私たちは食べるものを口にするとき、何を選択するかを意識しなければならないのだ。

朝食に何を食べようかといった非常に単純な選択の累積効果は、何十億という人々が毎日それを行なったときには、非常に強大な力となる。事実あなたの食べ物の選択が、今日の私たちの社会が直面している健康や環境問題と密接に関わりを持っている。

あなたが選択して口に運ぶものが、あなた自身の健康や幸福ばかりか、あなたの周りの人々、この地球上のすべての生き物の健康と幸福、それからこの地球そのものの健康と幸福を決定するということを忘れないでほしい。

前述のジョン・ロビンズ（三三六ページ参照）は言う。

「食べる肉の量を減らすことは、私たちの環境を破壊するのを止めさせ、私たちの天然資源を守るために、あなたができる唯一かつ最も強力な行為である」

◉スポック博士もベジタリアンだった

『スポック博士の育児書』で世界的に有名なベンジャミン・スポック博士は、八五歳のときに脳梗塞で倒れ、三年ほど言語障害に悩まされていたが、その後にベジタリアンに転向し、見事に症状を改善している。

倒れる前の一年間というものは、脚の衰えや動脈硬化、不整脈といった持病に加え気管支炎も繰り返し、かかりつけの医師の診断は、年齢的にも治る見込みはなく、症状はますます進行していくだろうというものだった。ところがベジタリアンに転向し動物性食品を完全にやめてしまったところ、心臓・呼吸器系の持病、脚の症状はすっかり改善され、すばらしい健康体を取り戻してしまったのである。しかも、食習慣を変えて三か月の間に五〇ポンド（約二三キロ）の減量にも成功し、一九九八年三月、九四歳で亡くなるまで、文筆活動や全米各地での講演を精力的にこなしていたのだ。

カリフォルニア大学医学部教授で、カリフォルニア州ソーサリトの非営利組織「予防医学研究所」の創立者でもあるディーン・オーニッシュ博士は、今、全世界から注目を浴びている。博士は狭心症の患者を投薬や手術に頼らず、低脂肪（一〇％）のベジタリアン・ダイエットと、エクササイズ、ストレス・マネージメントで改善させる方法（「オーニッシュ博士の心臓病改善プログラム」）を開発し、伝統的な治療法よりもはるかに効果のあるその画期的な療法が話題になっているのである。

博士のプログラムは、劇的にコレステロール値を下げ、血管内に形成された閉塞物を縮小または消滅させることができる。

それに対して、少量の赤身肉、鶏肉、白身魚が許されている米国心臓協会推薦の食事では、胸の痛みがさらに悪化し、患者たちの冠動脈内にできたプラーク（脂肪性沈着物）が小さくなるどころか、逆に成長しているのだ。博士のやり方は手術や薬の投与をしなくても保険が適用できる治療法の第一号となり、今日では患者の費用をカバーする保険プログラムが四〇種類ある。オーニッシュ・プログラムは医学専門誌ばかりか、『タイム』誌をはじめ、数々の一般雑誌やテレビの報道番組で紹介され、大手の病院ではこのプログラムを採用する医師も増えている。博士は述べている。

「**心臓病であろうとなかろうと、この食事法はほとんどの大人たちにとって、世界一健康的なものである**、と私は確信している」

◉公的機関によるベジタリアン食のすすめ

近年、アメリカの公的機関による植物性食品の推奨が目立っている。以下、いくつかを紹介しよう。

■「責任ある医療を推進する医師会」（会長・ニール・バーナード博士、ジョージタウン大学医学部教授）では、ベジタリアンの食事をしていれば楽にコレステロール値を下げることができ、ガンや心臓病を予防できるとして、ベジタリアンの食事をすすめている。同会は米国政府がすすめる「フードガイド・ピラミッド」（一三二ページ参照）について、「肉や乳製品および油脂・砂糖などは、避けるほうが安全である」という多数の研究結果に背くものだと強く批判している。

さらに最近では、低脂肪のビーガンの食事はカロリー制限やエクササイズよりも、ずっと減量効果があることを研究によって証明し（一三週間で平均六キログラムの減量）、減量のベストアプローチとしてメディアが大々的に報じている。

■米国政府（農務省と保健社会福祉省）は五年ごとにダイエタリー・ガイドライン（食事指針）の見直しを行なっているが、一九九五年以降の見直しでは、ガンや心臓病・脳卒中・糖尿病・肥満といったアメリカの流行病を防ぐために、食事は全穀類（未精製穀類）、豆類、野菜、果物を中心にすることが強調されている。また、「健康を維持し、さまざまな病気を予防するために必要な栄養は、果物、野菜、穀類、ナッツや種子類といったベジタリアンの食事で十分まかなえる」として、初めてベジタリアンの食事を公式に認めている。

■米国栄養士会の一九八八年度の報告文書には、「肉を食べない人々は大腸ガンになる危険率が少ないばかりではなく、心臓病、肥満、糖尿病、高血圧症、骨粗鬆症、腎石、胆石、憩室症、乳ガン、肺ガンなどになる危険も少ない」とすでに記されており、一九九七年以降のものでは「正しく構成されたベジタリアンの食事は健康的で、必要な栄養を十分に与えてくれ、心臓病、ガンといった退行性疾患の予防と治療に役立つ」と断言している。

■一九九六年に米国がん協会が発表した「食事と栄養、ガン予防に関するガイドライン」や、一九九七年十月に発表された米国ガン研究財団と世界ガン研究基金の「ガン予防一五か条」でも、植物性食品を基本とした食生活が推奨され、多種類の野菜や果物を一日五皿、そして豆類や未精製の穀類から構成されたものを優先的に摂取するよう記されている。

■WHO（世界保健機関）とFAO（国連食糧農業機関）は、「今日、世界的に急増中の肥満やガン、心臓病、2型糖尿病の主要原因は、果物や野菜の圧倒的な摂取不足と、脂肪・砂糖・塩の過剰摂取にある」として、二〇〇三年一一月、これらの病気予防のために果物と野菜の摂取量をもっと増やすことを世界中に促進していく方針を発表した。

◉禁煙運動から禁肉運動へ

一九六四年当時のアメリカでは喫煙はきわめて一般的な習慣で、どのレストランやオフィスでも自由にタバコを吸うことができた。当時ほとんどの医師たちは、肺ガンが喫煙によって起こされるはずはないと主張していたのである。ところが「タバコは肺ガンの直接の原因だ」という米国衛生局長官の警告に耳を傾けたアメリカの庶民たちは禁煙に努め、もはや喫煙者は二二・五%に減少した（ちなみに日本人の喫煙率は、男性四六・八%、女性一一・三%）。

現在、少数派になってしまった彼らは肩身の狭い思いをしながら、タバコに火をつけている。そして今日、肉食は喫煙と肺ガンの関係と同様に、私たちを取り巻く生活習慣病（ガン、心臓病、脳卒中、糖尿病、骨粗鬆症など）と密接に関係していることを非常に多くの専門家らが指摘している。

二〇〇五年に改定されたダイエタリー・ガイドラインでは、果物、野菜の摂取をもっと増やすこと、そして穀物は未精製の全穀物に変えること、という二点が強調されている。肉食の国として知られてきたアメリカでも二〇一〇年代には、肉食者が今日の喫煙者同様マイノリティーとなるかもしれない。

非常に多くの人々がタバコをやめたように、人々の食習慣が変わる日が訪れつつある。現にファストフード・レストランでハンバーガーではなく、サラダだけを注文する常連客が出現し始めている。二〇〇四年に公開された映画『スーパーサイズ・ミー』が「アメリカ国民の約三分の二は過体重」という衝撃的なメッセージを伝えて以来、肉は肥満や心臓病・脳梗塞・糖尿病などのリスクを助長するが、果物や野菜はこれらの病気や障害を予防・改善するのに役立つ、というニュースを目や耳にしない日はないからだ。

ベジバーガーやベークドポテトを食べている大勢の客で賑わうレストランの片隅で、肩身の狭い思いをしながらステーキを食べるアメリカ人の姿を、あなたは想像できるだろうか。

Ⅱ 衝撃のデータ、「チャイナ・ヘルス・プロジェクト」

◉牛乳を飲まない中国人が、なぜ骨粗鬆症にならないのか

ベジタリアンの食事がガンや心臓病を予防し、健康にとって最良のものであることを強力に証拠づける画期的疫学調査が、「栄養・健康・環境に関するチャイナ・オックスフォード・コーネル・プロジェクト」である（「チャイナ・ヘルス・プロジェクト」または「チャイナ・スタディ」とも称されている）。

これはアメリカのコーネル大学教授で、栄養生化学の分野では今日世界で最も傑出した存在のコリン・キャンベル博士が指揮し、同大学とイギリスのオックスフォード大学が中国政府の協力を得て行なった、世界史上例を見ない大規模な研究である。

その目的は、心臓病・大腸ガン・乳ガンなどアメリカでは一般的な病気が中国で少ない理由を解明するためで、『ニューヨーク・タイムズ』紙は、これを「食事と病気形成に関する最も広範にわたる研究」であり、「疫学的研究のグランプリ」と高く評価している。

この研究は、一九八三年から一九八九年にかけて中国全土と台湾から総計一万六七〇〇人を対象に「食事と健康状態、ライフスタイル、社会的・経済的特徴に関する一三六七項目」について行なった調査と、これより先一九七三年から一九七五年にかけて中国政府によって実施された中国人八億人以上を対象とした調査（全人口の約九七％に相当）の両者の結果を比較分析し、食事を含む「ライフスタイル（生活習慣）と病気形成との関連性」を指摘したものである。その調査の数値と、さらに日本人の数値とを比較したものが、四七〇〜四七一ページの図表である（日本人の数値は二〇〇三年度厚生労働省「国民栄養調査」による）。

この調査で、中国の田舎に住む人々はほとんどが徹底した菜食主義（低脂肪、高繊維の食事）で、コレステロール値や血圧が低く、肥満や心臓疾患、ガン（大腸ガン、前立腺ガン、乳ガン）、糖尿病、骨《こつ》粗鬆症《そしょうしょう》といったいわゆる生活習慣病が非常に少なく、これらの病気は肉食をしている裕福な人だけに見られる贅沢病にすぎないことが明らかになった（私たちの知っている中華料理は、中国では裕福な人の食べ物の部類に属する）。

このデータと、アメリカ人の食生活および健康状態とを比較分析して明白になったことは、**すべての動物性食品が、ガンや心臓病、糖尿病、骨粗鬆症、肥満といったいわゆる生活習慣病になる危**

険率を上昇させるということである。

【解説】

アメリカ人の動物性タンパク摂取量は中国人の七倍、脂肪摂取量は約二・四倍。逆に食物繊維の摂取量は中国人のほぼ三分の一。まさにこの**食習慣がアメリカ人に心臓病、ガン、肥満、糖尿病、骨粗鬆症が多いことの決定的な要因**である。

＊　＊　＊

コレステロール値は、(図には記されていないが)中国人の最高がアメリカ人の最低と一致している。コレステロール値が高いと、心臓病やガンになる危険が増す。**植物性食品中心の食事をしていれば、コレステロール値は理想的な数値**（一五〇㎎／$d\ell$）**に保てる。**

＊　＊　＊

中国人のカルシウム摂取量はアメリカ人の半分以下。しかも、中国人はほとんど牛乳を飲まないのにもかかわらず骨が丈夫で、中国には骨粗鬆症という言葉自体がないほどだ。動物性タンパクを取れば取るほど、尿として失われるカルシウムの量が多くなる。

キャンベル博士は次のように述べている。

「皮肉なことに、**骨粗鬆症はカルシウムの摂取量が最も多い国々に生じる傾向がある。**しかもそのほとんどが、タンパク質の豊富な乳製品から摂取されている。実は、中国のデータが示しているように、人間

【図4】
「チャイナ・ヘルス・プロジェクト」統計結果と日本人との比較

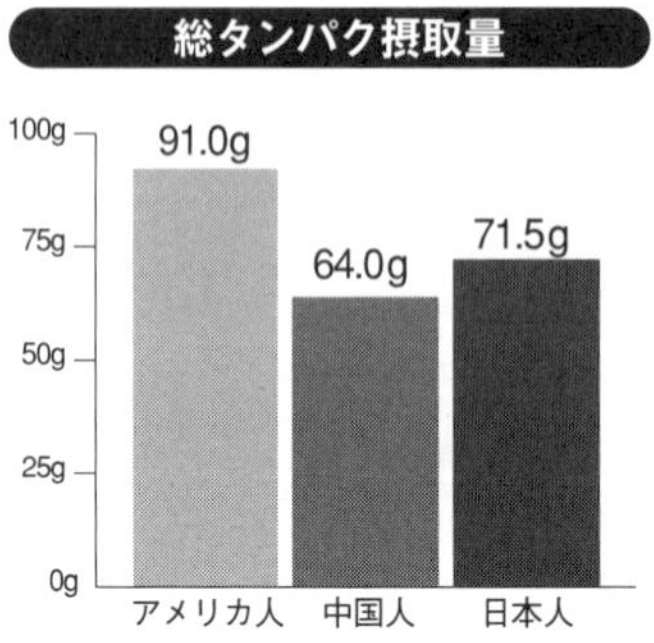

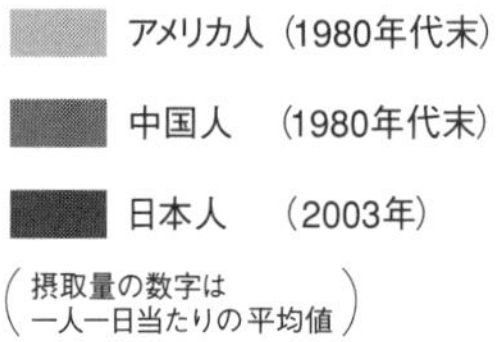

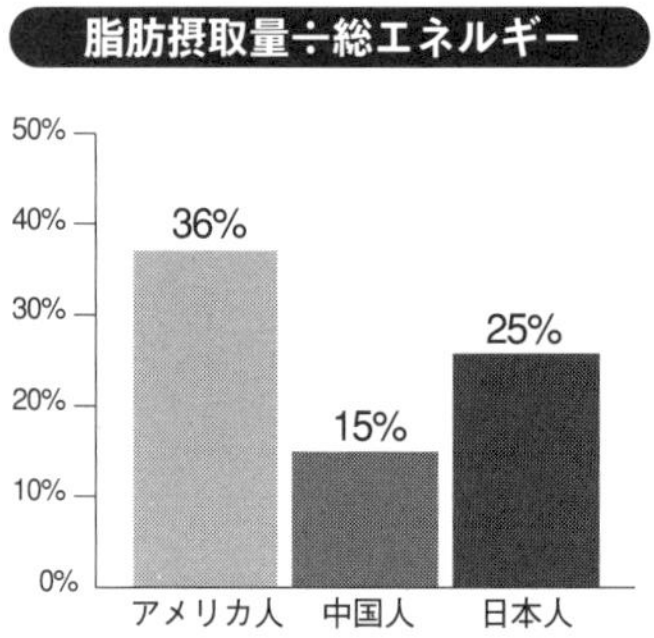

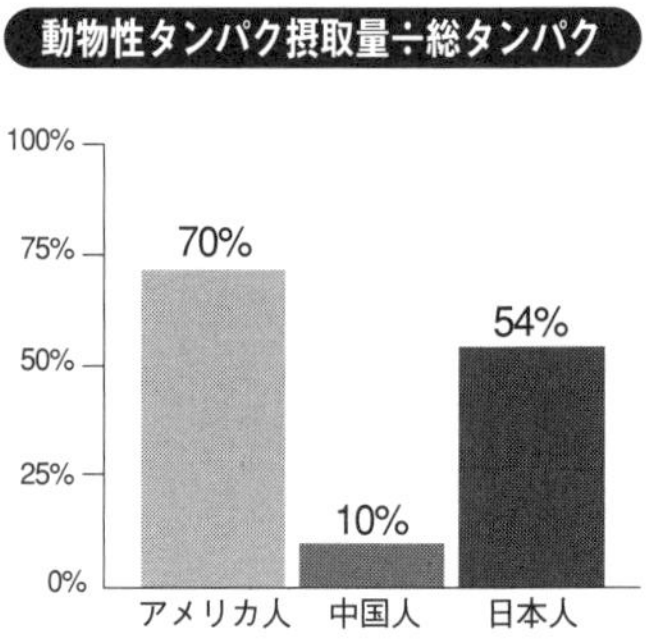

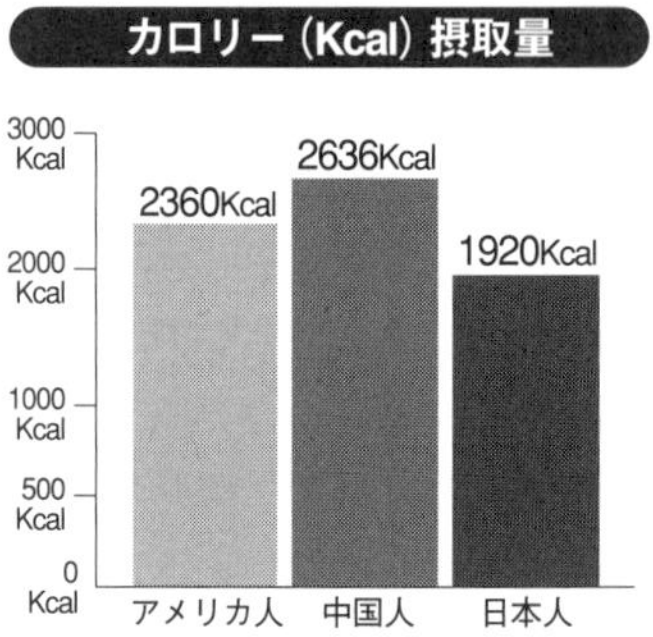

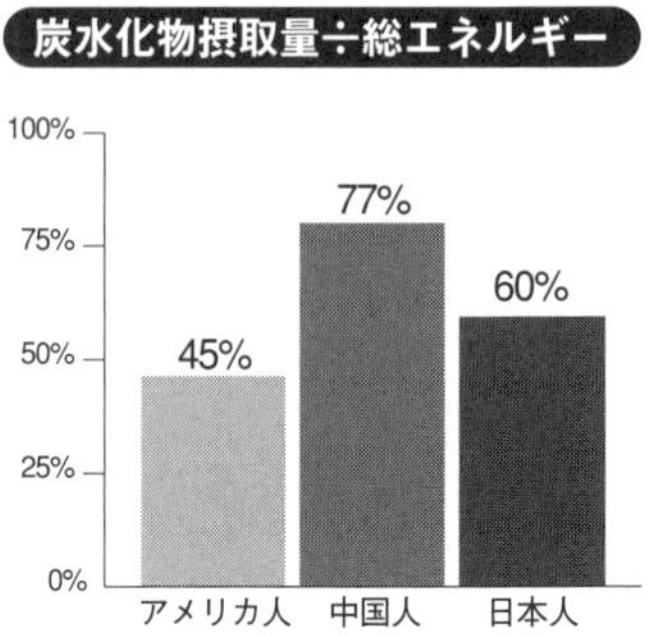

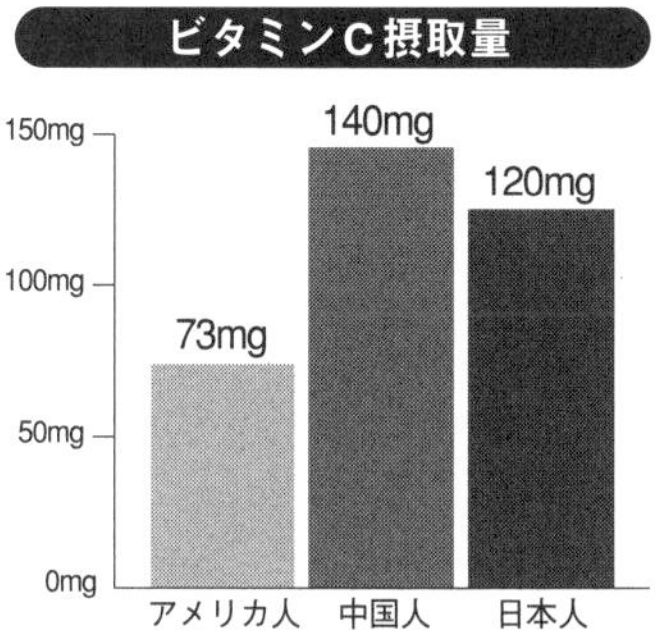
ビタミンC摂取量
150mg
100mg
50mg
0mg
73mg
140mg
120mg
アメリカ人
中国人
日本人

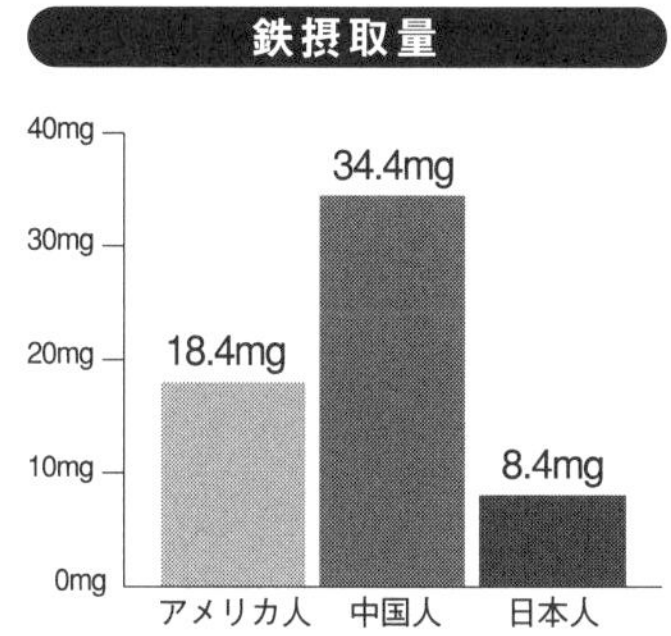
鉄摂取量
40mg
30mg
20mg
10mg
0mg
18.4mg
34.4mg
8.4mg
アメリカ人
中国人
日本人

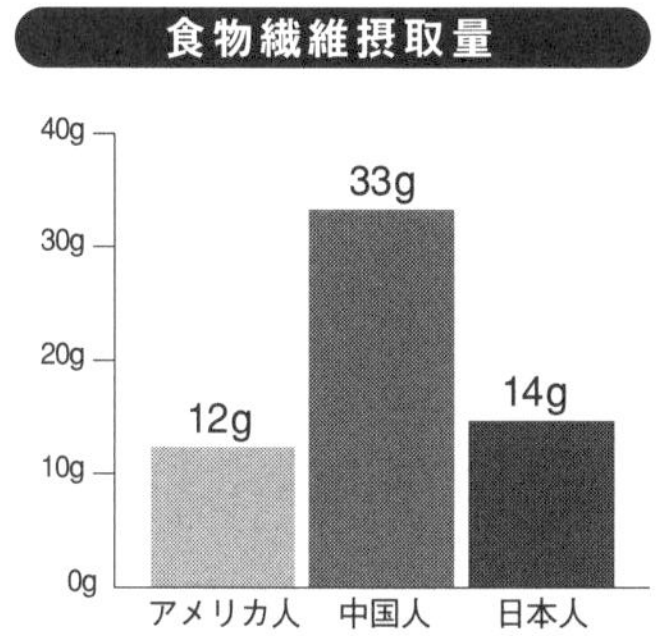
食物繊維摂取量
40g
30g
20g
10g
0g
12g
33g
14g
アメリカ人
中国人
日本人

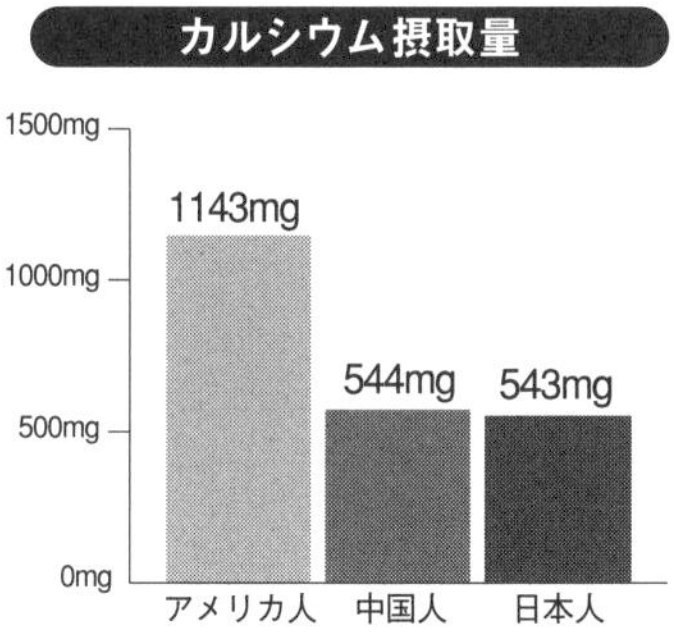
カルシウム摂取量
1500mg
1000mg
500mg
0mg
1143mg
544mg
543mg
アメリカ人
中国人
日本人

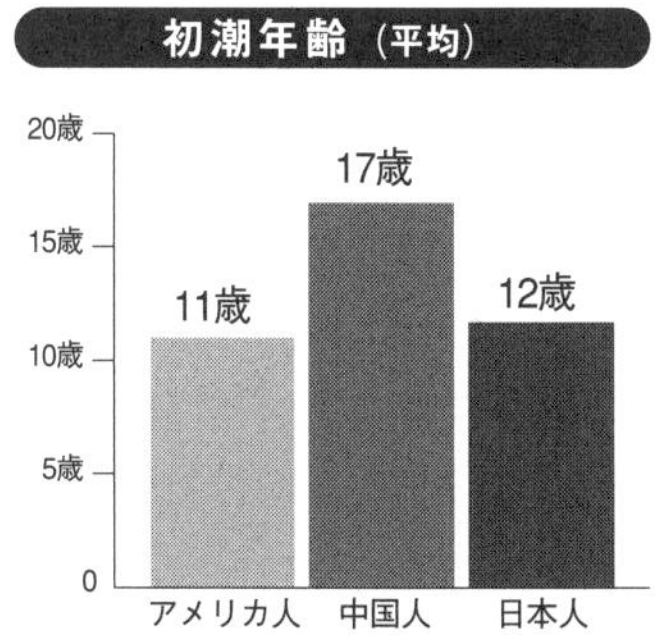
初潮年齢（平均）
20歳
15歳
10歳
5歳
0
11歳
17歳
12歳
アメリカ人
中国人
日本人

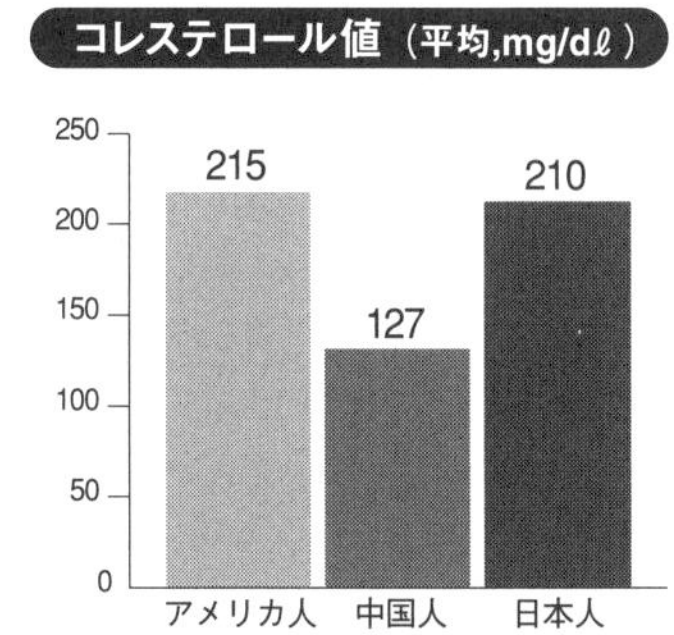
コレステロール値（平均,mg/dℓ）
250
200
150
100
50
0
215
127
210
アメリカ人
中国人
日本人

【表1】
「チャイナ・ヘルス・プロジェクト」統計結果と日本人との比較（つづき）

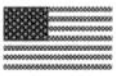 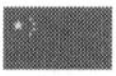 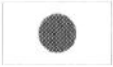

	アメリカ人（1980年代末）	**中国人**（1980年代末）	**日本人**（2003年）
心臓病の発症率	非常に多い	非常に少ない	増加中
ガンの発症率	非常に多い	非常に少ない	増加中
糖尿病	非常に多い	非常に少ない	増加中
骨粗鬆症	非常に多い	ほとんどなし	増加中
ＢＭＩ（体格指数＝体重を身長の二乗で割った数値）	25.8	20.5	22

【表2】
「チャイナ・ヘルス・プロジェクト」で分かったこと

	動物性タンパク	**植物性タンパク**
ガンの発症率	↗上昇させる	↘低下させる
コレステロール値	↗上昇させる	↘低下させる
ＬＤＬ（悪玉）コレステロール値	↗上昇させる	↘低下させる
心臓病の発症率	↗上昇させる	↘低下させる
血圧	↗上昇させる	↘低下させる
腎臓からのカルシウムの損失量	↗上昇させる	↘低下させる

は私たちが考えているよりも少量のカルシウムしか必要としていない。そして、その必要十分な量は野菜から取ることができる」

近年明らかにされてきているどの研究結果も、骨粗鬆症の原因はカルシウムの摂取量が不足しているのではなく、動物性タンパク、塩、穀類（特に精製穀類）、加工食品などの取りすぎ、カフェインやアルコール摂取の悪習慣、喫煙、運動不足にあることを証明したものになっている。また、牛乳をはじめとしたカルシウム補助剤を摂取しても、体の役には立たないことも証明されている。

五〇歳以上の日本人女性の二人に一人が襲われるというこの**骨粗鬆症の原因は、日本人が欧米人に比べて牛乳の摂取量が足りないからではない。**牛乳・乳製品の摂取量は四七四ページの表が示すとおり、過去五〇年間でおよそ一九倍にも増えている（一九五〇年の摂取量は一人当たり一日六・八グラム、二〇〇三年では一二六・四グラム）。当然カルシウムの摂取量も二七六ミリグラムから五四三ミリグラムと、約二倍に増えた。ところがなぜか、この病気は一九五〇年代より今日のほうがずっと深刻な問題となっているのだ。

今日、日本人はカルシウム摂取量が足りないと盛んに指摘されているが、この問題をカルシウムを補うという面からしか捉えないのでは、体内のカルシウムの代謝の周辺で行なわれている生化学反応（骨粗鬆症）について、半分しか見ていないことになる。**カルシウムの摂取量が足りないことよりも、体内に貯えられているカルシウムが浪費されてしまっていることのほうが、ずっと深刻な問題であり、それに取り組まない限り、骨粗鬆症の問題は決して解決しないだろう。**

【表3】
日本人の「動物性食品の摂取量」と「ガン、心疾患および脳血管疾患による死亡者数」の関係

		1970年と今日との比較	1950年と今日との比較
前立腺ガン		9.53倍に増加	101.42倍に増加
肺ガン（気管支ガンを含む）		5.41倍に増加	50.69倍に増加
大腸ガン（注1）		4.58倍に増加	10.44倍に増加
乳ガン		3.94倍に増加	6.83倍に増加
胃ガン		1.01倍に増加	1.59倍に増加
くも膜下出血		2.83倍に増加	9.41倍に増加
脳梗塞		1.37倍に増加	23.65倍に増加
急性心筋梗塞		2.14倍に増加	—
心筋症		134.92倍に増加	—
心不全		1.60倍に増加	11.13倍に増加
老衰死亡者数		約0.6倍に減少	約0.4倍に減少
平均寿命伸び率（注2）	男	113%の伸び	132%の伸び
	女	114%の伸び	136%の伸び
肉の摂取量（注3）		1.81倍に増加	9.16倍に増加
牛乳・乳製品の摂取量（注3）		1.60倍に増加	18.59倍に増加
油脂類摂取量		0.67倍に減少	4倍に増加
動物性タンパク摂取量		1.12倍に増加	2.18倍に増加
（動物性タンパク÷総タンパク）の数字		1.22倍に増加	2.14倍に増加
（タンパク÷総エネルギー）の数字		1.07倍に増加	1.15倍に増加
（脂肪÷総エネルギー）の数字		1.32倍に増加	3.25倍に増加
（炭水化物÷総エネルギー）の数字		0.89倍に減少	0.76倍に減少

資料：厚生労働省「人口動態統計」2003年度／厚生労働省「国民栄養調査」2003年度
（注1）大腸ガン（内訳は下記のとおり。通常、結腸ガンと直腸ガンを併せて大腸ガンと称している）
・結腸ガン　6.77倍（対1970年）　17.74倍（対1950年）
・直腸ガン　2.79倍（対1970年）　5.75倍（対1950年）
（注2）数字は毎年伸びてはいるが、生活習慣病が人々を蝕んでいる。
（注3）動物性食品の摂取量の増加とともに、欧米型生活習慣病死が増えている。

【図5】 日本人の死因の変化

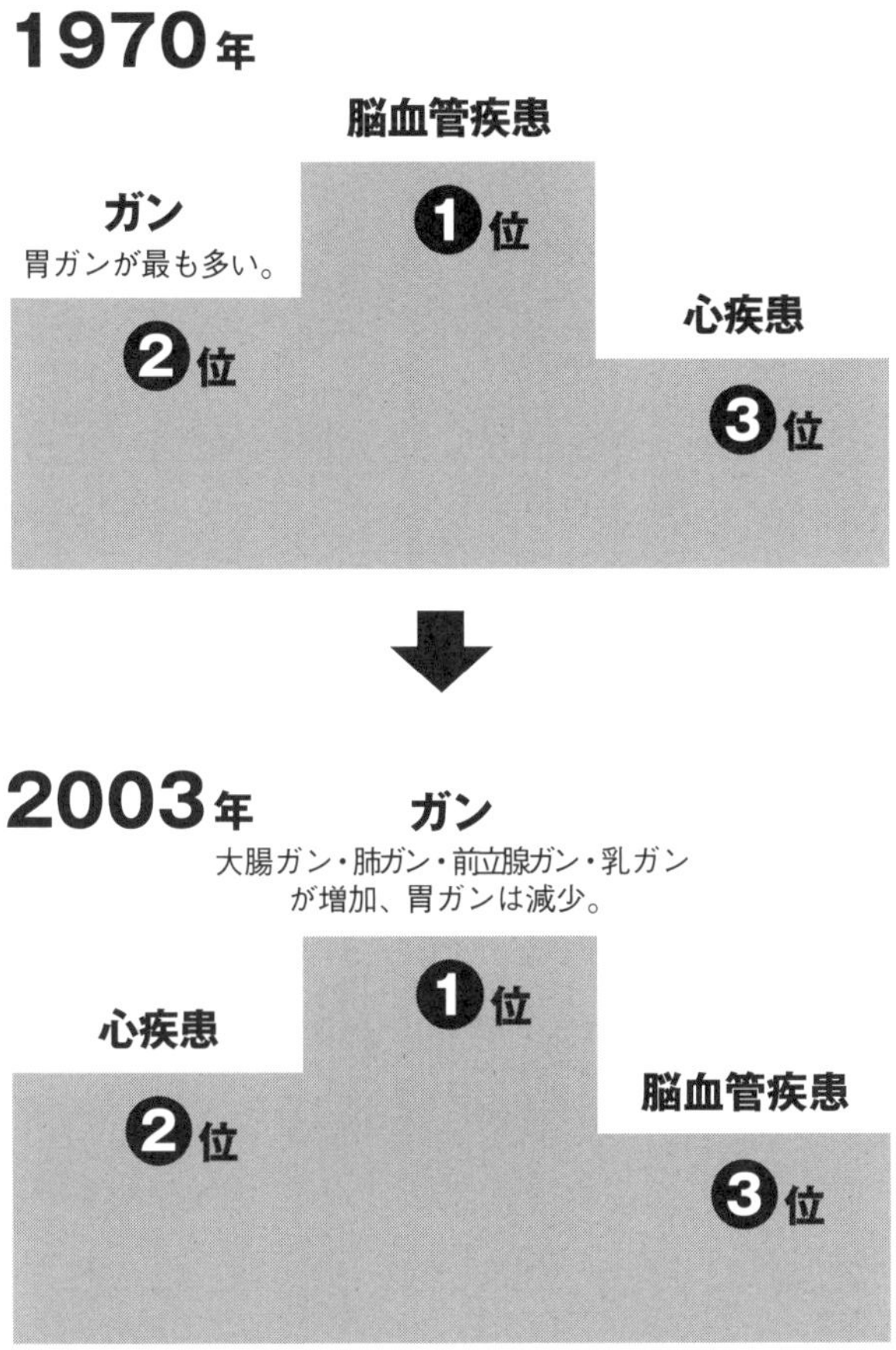

＊1970年以降、アメリカ生まれのフライドチキンやハンバーガーをはじめとするファストフード・レストランが次々に日本に進出し、日本人の食生活パターンは急速にアメリカナイズされてしまった。動物性タンパク・脂肪の摂取量が増え、その数字に比例するように、それまでごくわずかだったガン（大腸ガン・前立腺ガン・乳ガン）や心臓病、脳梗塞が急速に増加した。

牛乳の摂取に関してはすでに述べたが（二二四ページ参照）、実際にはほとんど利用できないカルシウムであるにもかかわらず、牛乳にはカルシウムが豊富に含まれるという事実と、人々が恐れている骨粗鬆症という病気とを巧みに利用して、アメリカの乳牛業者が牛乳の摂取量を増やそうと目論んでいることがこの問題の背景にある。以前から長きにわたりアメリカで行なわれてきたこうした企業戦略を、日本では内容の真偽を確かめもせずに鵜呑みにしているのが現状なのである。

＊　＊　＊

脂肪の摂取量が多いと、初潮の始まる年齢を早め、後に乳ガンになる危険率を高める要因となる。

二〇世紀の初め、アメリカ人の少女たちの初潮年齢は、今日の中国人並みだったが、食生活が変わり、脂肪の摂取量の増加と反比例して初潮年齢は低下していった。初潮年齢の低下は、後に乳ガンになる危険性が高くなる前ぶれでもある。初潮年齢が低下し、それと比例して乳ガンの発生率が増加している。

その同じ道を辿っているのが日本だ。一九五〇年、日本の少女たちの初潮平均年齢は一五・二歳だった。二〇〇三年では一二歳である。そして二〇〇三年の乳ガンによる死亡者数は一九五〇年の六・八三倍、一九七〇年の三・九四倍だ。キャンベル博士によると、最近の北京では、高まるファストフード・レストランのハンバーガー人気と並行して、脂肪摂取量も増え、若者の摂取カロリーに占める脂肪摂取量の割合は三〇％にも達しているという。「チャイナ・ヘルス・プロジェクト」のデータが取られた一九八〇年代の一五％（平均）に比べ二倍になっている。ただし、農村地域ではまだこの傾向は見られない。ちなみに今日の日本人の脂肪摂取量は、総エネルギー（カロリー）の二五％（これは一九五〇年の三・二五倍、一九七〇年の一・三二倍に当たる）。北京の食の欧米化は戦後の日本以上に速いスピードで進んでいるようだ。

＊　＊　＊

中国人とアメリカ人のタンパク質、脂肪、食物繊維の摂取量の違いが、両者の健康状態に見事に反映している。キャンベル博士はこう警告している。

「喫煙が肺ガンの直接原因であるのと同じように、動物性食品は骨粗鬆症など一連の病気と直接関係している。タンパク質の八〇〜九〇％を植物性食品から摂取し、脂肪は摂取エネルギー全体の一〇〜一五％にするのが望ましい」

日本人の脂肪摂取量がこの領域にあったのは一九五五年から六五年の間である。その頃の私たちは、肉はほんの少量を味つけ程度に野菜の中に混ぜて使うのがせいぜいで、肉の塊であるステーキやローストビーフ、ポトフーなどを日常的に食べられるのはごく一部の恵まれた家庭に限られていた。電気冷蔵庫のない家庭も多く、肉を保存することができるのは裕福な家庭だけだったのである。

ところがそれから約五〇年、今日では、財布の中身を気にしなくても、誰もがステーキを気軽に食べられるという世の中になった。統計（四七〇ページ）を見ると、日本人のタンパク質摂取量は動物性食品からのほうが多く（五四％）、脂肪摂取量は総カロリーの二五％で、中国人の一・六七倍も取っている。この二つの数字は毎年増えていき、同時にガン（大腸ガン、前立腺ガン、乳ガン）や心臓病、脳梗塞、くも膜下出血、糖尿病、骨粗鬆症といった生活習慣病の発症率も上昇の一途を辿っている。

わが国の栄養士たちは、一般的にタンパク質は動物性タンパクと植物性タンパクをそれぞれ同量ずつ取るのが望ましいと指導しているが、それは人々を誤った方向へと導いているといえる。繰り返すが、動物性タンパク質食品は、高タンパク、高脂肪、高コレステロールであり、食物繊維、抗酸化物質、ファイトケミカル（植物に含まれる有効化学物質）といった、ガンや心臓病を防ぎ、免疫機能を高めるのに役立つものの含有量はゼロ。ビタミンやミネラルもほとんど含まれていない。**動物性食品に含まれている栄養で、体が必要とするものは、植物性食品の中にすべて含まれている。**

[注] ファイトケミカル（phyto-chemicals）について

近年世界中で行なわれている非常に多くの疫学的な研究から、果物や野菜の中には、ビタミンやミネラル、繊維、カロリー（炭水化物）、タンパク質などの成分以上に大切で、この世に存在するどんなものよりも健康を促進し、免疫機能の働きを高めてくれる成分があることが分かってきた。その成分とは、すべての植物中に自然に存在している「ファイトケミカル」と呼ばれるもので、植物の色素や香りを構成している成分である。この成分は、過剰な酸素の引き起こす酸化によるダメージから自らを守るための物質で、ガン・心臓病・糖尿病・高血圧・骨粗鬆症・関節炎のような慢性病と闘ったり、それらを予防したりするのに役立つといわれている。

世界の三大長寿村として知られるヒマラヤの麓のフンザ、ロシアのアブハジア共和国の人々、エクアドルのビルカバンバの人々、あるいは中国の田舎に住む人々に心臓病や大腸ガン・乳ガン・前立腺ガンなどが非常に少ないのは、彼らの食事が果物・野菜・全穀物といった植物性食品を基本とし、ファイトケミカルを豊富に取り入れているためだということが明らかになってきている。オーニッシュ博士のプログラムが心臓病患者を好転させるのに成功しているのも同様である。植物性食品中心の食事（低脂肪、低タンパク、高繊維）の中にはファイトケミカルが豊富に含まれている。みなさんにもすでにお馴染みのベータカロテンやリコピン、ポリフェノールといったものである。

Ⅲ アメリカから何を学ぶか

◉アメリカ並みに悪化している日本人の体

今や私たち日本人は、フライドチキンやハンバーガー、ピザ、アイスクリーム、ステーキといったアメリカからやってきた食習慣にすっかり浸ってしまっている。先に紹介した「チャイナ・ヘルス・プロジェクト」が示唆していることは、私たちにとってもはや対岸の火事ではないのだ。

今日の心筋症による死亡者数は一九七〇年の一三四・九一倍、前立腺ガンは九・五三倍、肺ガンは五・四一倍、大腸ガンは四・五八倍、乳ガンは三・九四倍、くも膜下出血は二・八三倍、脳梗塞は一・三七倍、急性心筋梗塞は二・一四倍、肥満、糖尿病、骨粗鬆症の発生率もますます上昇している（四七四ページの表参照）。

この事実と、日本人の肉類・乳製品の摂取量が一九七〇年の二倍近くに増えたこととは、単なる偶然の一致ではない。ファストフード・チェーンが日本へ上陸し始めたのが一九七〇年である。日本人の脂肪摂取量が中国人並みだったのは一九六五年のこと。フライドチキンやハンバーガー、ピザに代表されるファストフード・レストランが普及した今日では、健康状態もアメリカ人並みといっていい。むしろ日本人の子供たちのほうが、アメリカ人の子供たちよりも運動不足で、動脈硬化が進んでいるというデータもある。

日本人のコレステロール値（平均二〇四mg／dℓ）はほとんどアメリカ人と変わらなくなっている。すでに女子高生の五人に一人はコレステロール値が二〇〇mg／dℓを超えている。コレステロール値が一五〇mg／dℓを超えた途端、心臓病への危険信号が灯ることは「フラミンガム心臓研究（マサチューセッツ州フラミンガムで行なわれた大規模な心疾患研究）」の結果が示している。二〇〇mg／dℓ以下に保っておけば安全であるというのは、正しい認識ではない。二〇四という平均値は安全圏ではないのだ。

そのコレステロール値も植物性食品中心の食事に変えることによって、簡単に下げることができる。同時に動脈硬化、心臓病、ガン、脳梗塞、くも膜下出血、肥満、糖尿病、骨粗鬆症になる危険率も劇的に低下する。キャンベル博士は言っている。

「人間はそもそも基本的にベジタリアンなのである。バラエティーに富んだ植物性食品を食べ、動物性食品の摂取は極力控えるべきである」

ファストフードやグルメ料理の中には、食物繊維や抗酸化物質、ファイトケミカルを多く含む食べ物がほんのわずかしか入っていないことにあなたは気づいているだろうか。

◉鶏肉、豚肉、魚もヘルシー食品ではない

日本の栄養士たちは、健康維持のためには動物性タンパクと植物性タンパクとを同量に取るのが好ましいと言っているが、動物性タンパクを取るときは、コレステロールも脂肪も取り込むことになる。栄養士たちがすすめることもあって、鶏肉や魚は赤身肉（牛や豚肉）よりはいいと思っている人が多いようだが、脂肪がやや少ないだけで、魚の種類によってはコレステロール値は赤身肉よりずっと多い（イカ、ウナギなど。また、ウニ、タラコ、あん肝などは言語道断）。さらに魚の汚染度は肉より高いことも忘れてはいけない。

沖縄の人々が健康で長寿なのは、毎日食べる豚肉のおかげだ、と非常に多くの人が信じている。しかしこれは、単に沖縄以外の地域の高齢者と比べて、沖縄の人のほうの数値が良かったことから都合良く結びつけた結論であって、豚肉をたくさん食べていた人を選んで調査した数字ではない。

同じ沖縄の住民で豚肉を食べない高齢者と比較すると、「長寿と健康は豚肉のおかげ」といった結論は導かれないだろう。現に『オキナワ式食生活革命――オキナワ・プログラム（The Okinawa Program）』（二〇〇四年、飛鳥新社刊）の著者らの二五年にわたる研究が、「沖縄の人々の長寿と健康は豚肉のおかげではない」ことを明らかにしている。

アメリカでは、ほかにも世界一長寿地域「OKINAWA」を紹介する新聞や雑誌の記事をよく目にするが、その秘訣として豚肉を挙げているものを私はまだ見たことがない。

沖縄住民の長寿の最大の理由は、豚肉ではない。ファイトケミカルやビタミン、ミネラル、食物繊維が豊かな海藻や野菜、果物、大豆などをほかの地域の人々よりもはるかに多く取っていることにある。その中に豊富に含まれているビタミンや、細胞の酸化を防ぎ老化のプロセスを遅らせる抗酸化物質、免疫機能を高めガンや心臓病を予防するのに役立つファイトケミカルなどは、どれも健康で長生きするために絶対に欠かせないものだ。そのほか豊富な日光、温暖な気候、きれいな空気、ストレスのないゆったりとした生活環境もほかの地域に比べ恵まれている。実際、健康や長寿にとっては、これらの要素のほうが豚肉よりもはるかにプラスに作用することを、近年、世界各地のどの研究も証明している。

「チャイナ・ヘルス・プロジェクト」で明らかになったことは、動物性タンパクはどんなものでも（赤身肉、鶏肉、魚を問わず）、ガンや心臓病の発症率、コレステロール値、血圧を上昇させ、また腎臓からカルシウムを失わせるということである。植物性タンパクにはこれと全く反対の性質があるのだ。キャンベル博士はさらに言う。

「動物性食品は一口噛んだ瞬間から、危険が始まる。そしてそれを一口食べるごとに、その危険度は増していく。動物タンパクはガン細胞成長のメカニズムのスイッチをオンにしてしまうのだ」

一九九〇年十二月号の『ニューイングランド・オブ・メディスン』誌は食事と大腸ガンに関して行なわれた大がかりな研究について報告している。八万八〇〇〇人という膨大な人数の女性を調べた結果は、肉を食べれば食べるほど、大腸ガンや乳ガンになるリスクが増すというものだった。この研究を指揮したハーバード大学公衆衛生学部、栄養学部長のウォルター・ウィレット博士は、「肉を食べても絶対大丈夫な量とは○《ゼロ》グラムである」と言い切っている。

また、どんな肉でも（揚げる、焼く、あぶる、オーブンで焼くなどして）加熱すると、複素環アミンや多環芳香族炭素などの強力な発ガン性化合物が形成されることも最近分かってきた。

「肉や脂肪を多く食べても、大腸ガンの発症は特に増えない」という最近の日本の新聞記事をご記憶の方は、全く反対の本書の情報に戸惑いを感じているかもしれない。だが、一つの研究結果だけを信じるのは危険なことである。肉類の摂取とガン（特に大腸ガン、乳ガン、前立腺ガン）は極めて密接な相関関係にあることを証明する研究は、世界中に枚挙にいとまがないからだ。これらのガンは特に肉の摂取習慣の多い国々に極めて多く、野菜や果物、穀物や豆類中心の食事をしている国々にはずっと少ないことを示すデータもある。

多くの人は自分の習慣が否定されているような情報は、気に入らないものである。そういう人には「野菜・果物をよく取っても、大腸ガンになるリスクは大差ない――」というニュースは大歓迎されたに違いない。しかし同様に、野菜や果物の摂取量が多ければ多いほど、ガンや心臓病・脳梗塞・糖尿病・骨粗鬆症などの生活習慣病のリスクが減少することを証明する研究も数え切れないほどある。

毎日サラダを食べている人は、一日おきにしか食べない人より乳ガンになるリスクが五〇％低く、ブロッコリーをよく食べる人は滅多に食べない人に比べ、消化器官のガン（特に大腸ガン）になるリスクは一〇分の一に減少する。

また、野菜や果物・全穀類の摂取量が多いと（食物繊維摂取量一日三五グラム以上。平均日本人の約二・五倍）、大腸ガンになるリスクが四〇％減ることを証明した世界最大規模の研究（四〇万人を対象にヨーロッパ一〇か国で実施）もある（注）。

（注）「Nutrition and Cancer」（2003, 46 (2) : 131〜138）

「Reuters」（2001, Jun. 23）

グルメブームの今日、日本ではかつてさほど多くなかった心臓病、大腸、乳房、前立腺などのガン患者が、世界に例を見ないほどの速さで増加中である。医療費の総額は三〇兆円を突破し、全国約一八〇〇の健康保険組合は毎年一兆円規模で増えていく医療費のためにパンク状態になっている。

アメリカの知識人たちが始め出したベジタリアン・タイプの食事への転換は、自分自身の健康のためばかりでなく、世界中の人々、地球上に棲むすべての生き物、そして、人間の自分本位な食生活のため時々刻々傷つけられていくこの地球にとっても、すばらしい選択になるはずだ。

ライフスタイルの転換を選択するのはみなさん一人ひとりの判断となる。私のメッセージの目的は、みなさんをベジタリアンに転向させることではない。スリムで健康に長生きするために役立つ「正しい情報」を提供することである。情報を与えられたあとの選択は、あくまでもみなさん一人ひとりの手に委ねられているのである。

Ⅳ あなた自身の「実行」を促すために

◉日本のみなさんの疑問への回答

ここまで読み終えた方の多くは、「フィット・フォー・ライフ」の原則は確かに理にかなっている、と納得されたことと思う。しかし、いくら理に適っているように見えても、それは欧米人にとっての話であって、日本人に向くかどうかは別問題である、と懐疑的になっている方もまだおいでかもしれない。そこで、本書が説く「三つの原則」は、日本人であろうとアメリカ人であろうと、同じ体・消化機能を持った人類である限り普遍的なものであるということをあらためて知っていただくために、以下、質疑応答形式で「フィット・フォー・ライフ」のすばらしさを強調したいと思う。

＊　＊　＊

問1　果物は果糖が多く、血糖値を上昇させてしまうのではないか？

回答　「果物は果糖が多いので、そんなに食べたら血糖値が上がってしまう。まして糖尿病の人が食べるなんてとんでもない」と、果物を敬遠する人がたくさんいるのは実に残念なことだ。果糖に関するもっともらしい俗説を信じている人には、ここでもぜひパラダイム（ものの見方、概念）を転換していただきたいと願うばかりだ。

果物と市販されている菓子を同一扱いしている限り、生涯スリムで健康に長生きするチャンスに恵まれることはない。果物は正しく食べる限り（食後のデザートとしてではなく、胃が空のときに食事として取る限り）、食べたいだけ食べても血糖値の上昇を心配する必要は全くない。

それは果物の中の炭水化物のほうが菓子の中の炭水化物（白砂糖や白く精製された米粉や小麦粉）よりも性質がずっと複雑なため、血液の中へゆっくりと吸収されていくので、血液中を糖の洪水にしてしまうようなことにはならないからである。

また果物の中の糖（果糖）は肝臓や体の細胞に吸収されるとき、白砂糖やデンプンから作られる糖分子のように、インスリンの助けを必要としないので、インスリンを使いすぎて枯渇させたり、膵臓を働かせすぎて疲れさせてしまうこともないのだ。

一方、菓子に含まれる精製された白砂糖や化学的な処理を経て抽出された人工のブドウ糖は、腸壁から急激に吸収され、即座に血糖値を上昇させ、大量のインスリンを要求して膵臓に負担をかけるようなやり方で糖分子を組織へ分配していく。

その結果、膵臓を疲れさせ血糖値のバランスが保てなくなる。そればかりか、炭水化物（糖）の代謝にはビタミンB群（特にB1）やクロミウム、カルシウムが必要だが、白砂糖は精製過程でこれらの栄養を失ってしまっているため、体の貯えから奪ってこなければならない。**果物は糖代謝に必要とされる成分をすべて併せ持っている。要するに果物は菓子とは全く性質の異なったエネルギー源なのである。**

そもそも水分や食物繊維を豊富に含んでいる果物は、白砂糖入りの菓子と異なりすぐにお腹がきつくなり、不必要に食べすぎることはほとんどない（空腹のとき、みかんが二〇個も三〇個も食べられるものかどうか試してみるといい）。そればかりか果物からは糖分子やさまざまなアミノ酸、ファイトケミカル、ビタミン、ミネラルなど栄養がたっぷりと与えられるため、脳の視床下部にある満腹中枢がすぐに刺激され、満腹のサインが出される。**万が一食べすぎるようなことがあったとしても、菓子の場合のような弊害はほとんど起こらない。**

もう一つ、決して忘れてはならない重要なことがある。私たちの体の一番のエネルギー源となる炭水化物中の糖分のことである。私たちはご飯を食べてもパンを食べてもうどんを食べても、消化の複雑なプロセスを経て、その中に含まれている炭水化物（これらの穀物はデンプンと呼ばれる多数の糖分子でできている）を、糖分子一つでできている単糖類に変える。

あなたはうどんやパスタを食べるとき、どれだけの糖を体内に取り込んでいるか考えたことがあるだろうか。うどんやパスタ一人前（乾麺の重量で一〇〇グラム）から得られる糖はミカンのおよそ一〇・

八個分、またはバナナ三・三本分、あるいはぶどう（デラウェア）五房分、あるいはグレープフルーツ三・五個分に含まれる糖に相当する。

つまりうどんを一杯食べるのもぶどうを五房食べるのも、体に与えられる糖の量は同じなのだ。うどんやパスタ（全粒粉やアーティチョークのパスタでない限り）は、食物繊維が失われているから、白砂糖同様、血液中を瞬く間に糖の洪水にしてしまう。糖代謝に必要なビタミンB群（特にB1）やクロミウム、カルシウムも含んでいない。

一方、果物は糖代謝に必要な要素をすべて併せ持っている。ガンや心臓病を予防するのに役立つ食物繊維や抗酸化物質、ファイトケミカルなども豊富に含んでいる。デンプン質食品のように消化に体のエネルギーを浪費してしまうこともない。どちらがヘルシーで優れたエネルギー源かは誰にでもすぐに分かるはずだ。

血糖値の高い人は、果物を食べないことよりも、まず白米、白いパン、白砂糖などの精製穀物の摂取をやめることのほうが先決である。そして果物よりも野菜の摂取量を増やし、バナナやデーツのような甘い果物は避ける。果物を取るときにレタスやセロリ、白菜（生）を添えると果糖が血液中に吸収されていくスピードをさらに遅らせることができる。野菜ジュースも非常に効果がある。本書のプログラムに従えば、これを実行することは容易なことだ。

脂肪の摂取量を総エネルギーの一〇％以下に抑えることも忘れてはならない。体に余計な脂肪が多ければ多いほど、インスリンの働きが妨げられ、糖が細胞に吸収されずに血糖値を上げてしまう。

喫煙や飲酒などの悪習慣を改めることも大切だ。タバコやアルコールは肝臓の組織を傷つけ、糖代謝の機能を正常に行なわれなくしてしまうからである。

「毎日果物を一個以上食べるのは中性脂肪値を高め脂肪肝になるから良くない」と警告する健康の専門家が多数いるが、これは果物が悪いのではない。果物の食べ方が間違っていたり、肝臓が正しく機能していないからである。米国政府の「ダイエタリー・ガイドライン（食事指針）」では、ガンや心臓病、糖尿病の予防のために（バナナ、リンゴ、オレンジなどのサイズで）少なくとも一日に二〜四個の果物を食べるようにすすめている。糖尿病の人でさえ「フィット・フォー・ライフ」のプログラムでインスリン注射から解放された人々が世界中に大勢いる。

問2　米を主食とする日本人には果物は向かないのではないか？

回答　本書のプログラムのバックボーンとなっているナチュラル・ハイジーンを紹介すると、必ずといっていいほど、次のような意見によって反対される。

「日本の気候風土からいっても、日本人には米が最も適した作物であり、私たちは昔からずっと米を主食にしてきている。健康のためにはその土地で豊富に取れるもの（日本では米）を常食にするのが最良であることは当たり前のことである。日本人には果物は向かない。果物をご飯の代わりにするなど、とんでもない話である」

日本人の米食の歴史はおよそ六〇〇〇年といわれている。これは六〇〇万年以上もある人類の歴史から見ると、実に一〇〇〇〇分の一以下にしかならない。本書でも述べられているように、私たちは、米やパン、肉、魚、卵などを食べる雑食動物のようにふるまっているが、人間は元来果食動物《フルータリアン》で、その生理的構造や機能は、米を食べるようになる以前の古代人のまま今も変わっていない。穀物を消化する能力には限度があり、デンプンを分解する酵素もプチアリンの一種類しかないことも古代人と同じである。

一方、穀物を主食とする鳥たちには四種類ものデンプン分解酵素が備わっている。植物学者の中尾佐助氏も、日本人が米を食べる歴史は人類の長い歴史の中ではきわめて最近のことであるとして、「私は歴史を長い物差しの中で考えるので、日本人の主食が米しかないような捉え方には賛成できない」と述べている。

このように、物事を考えるときにはパラダイムを転換して従来とは違った目で見てみると、今まで見えなかったものが見えてくることがある。果物が日本人の体に適さないなどということは決してないのだ。

問3　いくら果物が体にいいとはいっても、朝はご飯を食べなければ、とても力が出せないと思うのだが？

回答　問2の答は納得しても、「朝、果物しか食べないなんてことでは、とても力がつかない。力仕事をするにはご飯をしっかり食べて、満腹にさせておかないとダメなんだ」と言う人が大勢いる。これこそまさに、パラダイムの転換が必要なのだ。「腹持ちがいいこと（ご飯が入っているため胃が長時間しっくりと重くなっている状態）」イコール「栄養が十分に取れて力がつく」というわけではないのである。

そのご飯からエネルギーを得るには、まずそれを消化しなければならない。その消化に要するエネルギーはどこからくるか、考えてみてほしい。それは、体に貯えられていたもので、前に食べた食事によって作り出されたエネルギーである。「朝起きたとき、体は、一日の活動に必要なエネルギー二〇〇〇キロカロリーを肝臓に貯えている」とT・C・フライは述べている。

次に貯えられるエネルギーは今食べているものからできるのだが、消化が完全にすむまで作られることはない。したがって、朝食べたご飯は白米だけで完全消化にほぼ二時間半かかるので、午前中の労働用エネルギーには間に合わないのである。

また、朝食にご飯を食べる人は、たいてい卵や魚の干物といった動物性タンパクや油脂類（炒め物の油、サラダドレッシングやマヨネーズの油、バター）と一緒に食べている。組み合わせが正しく行なわれていない食べ物は、胃の中に八時間以上居座るので、完全に消化が行なわれないうちにタンパク質は腐り、炭水化物は発酵していく。食べたご飯はエネルギーになるどころか、発酵してアルコール・酢酸・二酸化炭素に変わってしまうのだ。

その点に関しても果物は、（空腹の状態のときに）正しく食べれば、腸壁から吸収されてエネルギーとして利用されるまでに一〇～二〇分しか要さないのである。朝ご飯をしっかり食べることは、（果物だけにしておけば）使わなくてすむエネルギーを、消化のために使ってしまうことになる。

まずは一週間、午前中果物だけにして、果たして本当にエネルギーが出ないのか、自ら実験してみてはいかがだろうか。このプログラムを批判する人はたいていの場合、自分で試みたことなどなく、これまで持ち続けてきた間違ったパラダイムにこだわっているだけなのだ。

なお、果物は満たされるまでたっぷりと食べていただきたい。これまでのダイエット本に書かれていたように、「リンゴ半分、ミカン一個」などと数量制限されることは一切ない。

問4 近所にいる普通の医者は、そんな非常識なことを言ったりしないが……。

回答 実のところ、ほとんどの医師たちは栄養学についての正しい知識を持っていない。アメリカには医学校が一二五あるが、栄養学が必須科目になっているのは三〇校だけで、平均的なアメリカの医学生が四年間に受ける栄養学に関する授業は、わずか二時間半だけである。彼らが学ぶのは、およそ二万の病気の名前と、それに対する治療法、薬理学、病理学、毒物学、手術の仕方などである。これらは皆、予防医学ではないため、医師たちの多くが自分の病気を予防したり、すばらしい健康状態を維持する方法を知らないのだ。

医者がこのような方法を知っていて患者に指導していたのでは、患者が二度と戻ってこなくなる。誰もが皆、健康になって医者に診てもらう必要がなくなってしまうからだ。これでは病院経営は成り立たず、医者を廃業しなければならなくなる。したがって医学校では、そもそもこのような方法を医者の卵たちに教える科目を設けてはいないのである。

アメリカ人の平均寿命は七七・六歳（二〇〇三年）だが、医師の平均寿命は七〇・八歳である（http://www.skepdic.com/deaddocs.html）。なんという皮肉な事実だろうか。日本の資料はないが、日本以上に医学が発達しているアメリカがこうなのだから、あとは推して知るべしだろう。

自分の健康をコントロールできず、「早死に」の可能性が高い人に向かって、はつらつと健康に生きる方法を尋ねたところで、正しい答が返ってくることを期待できるだろうか。「フィット・フォー・ライフ」の原則はナチュラル・ハイジーンの根本理念であり、「科学の真理」と「生命の法則」に基づくものである。この原則をライフスタイルに取り入れれば驚くような効果が出てくることは、世界中の何百万もの人が証明している。

食べ物が必要とされる条件の第一は、その燃料価値にある。私たちの食べ物の約九〇％は、生命機能を全うするに十分な糖を体に与えてくれるものでなければならない。果物は体にとって最良の糖資源である。「果物は付属的なもので、果物よりご飯をしっかり食べなければ力がつかない」と思っている人は、まさかご飯を食べてもすぐにはエネルギーにならず、それどころか今食べたご飯の消化のために大量のエネルギーを失っているなどとは全く知らなかったに違いない。果物は消化のためにエネルギーをほとんど使わずにすむ食べ物だ。つまり、ほかのどんな食べ物よりもその分のエネルギーを体にたっぷりと与えてくれる食べ物なのである。

問5 果物は体を冷やすので、体のために良くないのではないか？

回答「体を冷やすから良くない」と決めつけて、果物を食べない人も数多い。これは古くからある陰陽道の思想に基づく錯覚といえそうだが、それを信じて体に最も必要な食べ物を拒んでいるとしたら、気の毒である。

人類は陰陽道の思想が登場するずっと以前から、果物を主食として繁栄し、健康な子孫をたくさん残してきた。人間は主に果物を食べながら六〇〇万年以上にわたって強靭に生きながらえてきたのだ。今日の私たちの体は生理機能・構造上から見て、主に果物を食べてきた祖先の体と全く同じなのである。果物が体を冷やす悪いものなら、人類はとっくの昔に死に絶えていたことだろう。

果物は体を冷やすから良くないという考え方をしばらく忘れ、一～二週間の間、午前中果物だけを食べるとどうなるか、試してみてはどうだろうか。きっと信じられないような経験をするに違いない。

ただし、一つ注意していただきたいことがある。**それは果物は必ず室温で食べる**ということである。冷蔵庫から出してきたばかりのリンゴやミカン、ナシ、柿などを食べれば、消化器官が冷たくなるのは当然のことである。冷えたままのリンゴやナシを食べて体がゾクゾクしたからといって、「このプログラムは私には向かない」と早急に決めつけるような過ちは犯さないでほしい。果物が体に向かない人はいないのだ。

また、室温といっても冬の早朝「室内に置いてあった冷たいミカン」を食べて寒気を感じた人がいたとしても、それは一時的な現象である。これまでの誤った食習慣の影響で血液循環が悪くなっていて、正常体温を維持するのに体が手間どっているせいである。私たちの体は通常、熱い食べ物に頼って体温を維持しているというわけではない。

体温を正常に保つのに最も肝心なのは、燃料（エネルギー）となる糖の補給である。果物は自らの糖分を速やかに燃料に変え体に与えてくれる食べ物である。つまり、果物を食べると体温を維持するためのエネルギーを作り出すことができるのだ。体の機能が正常になれば、血液循環が良くなり、体温を正常に保つことが容易にできるようになる。繰り返すが、果物が体に向かない人はいないのだ。

初めのうち、果物を食べたあとで寒気を訴える人がいるが、そういう人は一枚余計に厚着すれば解決できることだ。プログラムを進めていくうちに体内の老廃物が取り除かれて血液循環が良くなるため、寒気を感じるようなことは自然となくなる。体温調節機能が高まり、冷え性だった人も改善される。私はそういう人を数多く見てきているし、私自身が極端な冷え性だったので断言できる。私の冷え性はその後、全くなくなってしまった。

カナダ北部やアラスカ、ロシア、北欧といった寒冷地の国々でも「フィット・フォー・ライフ」のプログラムを実行している大勢の人たちがいる。彼らは午前中に果物を食べることによって、大きな恩恵を受けているのだ。

問6　寒いときは冷たいミカンを食べるより、やはり熱い味噌汁やうどんのほうが、体の芯から温まるし、体にとっても果物よりいいのではないか？

回答　体内に熱いものを入れればその瞬間、体の中が熱くなるのはこれもまた当然のことである。

だが、熱い食べ物を体内に入れるたびに、消化組織の内側の敏感な粘膜を火傷《やけど》させていることを頭に入れておくべきだろう。味噌汁がおいしいと感じられる温度は八〇度から八二度だというが、八二度の湯の中に指を入れれば火傷することは、誰もが知っていることだ。温泉の温度にしても通常せいぜい四〇度から四二度である。

日本人に胃ガンや喉頭ガンが多いのは、熱いもので消化器官の内壁が火傷し、皮がむけた個所へ、発ガン性物質を含む食品添加物を用いた加工食品や大量の塩、香辛料を毎日送り込んで刺激し続けていることと深く関係している。

また、ノーマン・ウォーカー博士が指摘しているように（一〇三ページ参照）、加熱された食品は、生命の源である酵素をはじめ、ビタミン、ミネラルなどの栄養が破壊されてしまう。熱によって壊され自然のバランスを崩したこれらの栄養は、体にとっても有効に利用できないものなのだ。

水分を多く含む果物を食べるとトイレが近くなる。よく誤解されるのだが、これは果物が体を冷やしたせいなのではない。果物を食べると、まずその栄養素が腸壁から吸収される。そして残った水分は体内の老廃物や毒物を体外へ運び出すための輸送手段として使われるのだ。不要なものをできるだけ早く排泄しようとするため、手洗いが近くなるのだ。

寒いときにトイレが近くなるのは、体が体温を保つ目的で毛穴を閉じ、発汗によって排泄していた老廃物を膀胱を通して行なうようになるからである。

果物の摂取と体の冷えとを結びつけるのは早計である。トイレが近くなるのは、体が有害な老廃物の排泄を活発に行なっているという証拠であり、体にとってはありがたいことなのだ。決して困ったことでもなければ、迷惑なことでもない。

問7 果物や野菜の残留農薬についての心配はないのか?

回答 残留農薬を気にするあまり、生の果物や野菜をあまり取らないようにしている人がいるが、実際は農作物から摂取する農薬より、動物性食品から摂取する農薬の量のほうがはるかに多い。

残留農薬やほかの有毒な化学物質の残留物の九〇~九九%までが、肉、魚、卵そして乳製品を通して体内に取り込まれ、果物、野菜、穀物から入る分は一〇%以下であることを、米国環境保護局(EPA)から出版された『農薬監視ジャーナル』誌が明らかにしている。

これは動物性食品が食物連鎖の高い位置にあり、農薬を筋肉や脂肪組織に溜め込んだ動物や魚を最終的に人間が食べているからである。日本の資料ではないが、ある統計によれば、肉は植物性食品の一四倍、乳製品は五・五倍の農薬を含んでいるという。肉食者の母乳に含まれる残留農薬は、ベジタリアンと比べて三五倍も多い。

イチゴやサクランボのように丸ごとそのまま食べる果物は別として、皮をむいて食べることができる果物は、体内に取り込む農薬の量を少なくすることが可能である。農薬や防カビについて心配な人の中には、バナナが日本へ出荷される際には防カビ剤を浴びせられ中身にまで薬の成分が浸透している、という新聞記事を深刻に受け止め、バナナは食べないという人もいる。この問題に関して東京都食品環境指導センターは、大人で毎日一二〇本、子供で五〇本以上食べない限り心配することはない、と発表している。それでもまだ不安な人は、輸入バナナでも防カビ剤を使っていないものがあるので、それを買うといい。もちろん有機栽培された無農薬のものが最良であるが、たとえそうでないものを食べたとしても、体内に取り込む残留農薬は肉や魚を食べるよりずっと少ないのである。

問8　果物や野菜を多く取ると、カリウムの取りすぎになって良くないのではないか？

回答　体の要求に最も適した食べ物はカリウム値が高く、ナトリウム値の低いものである。というのは、体はしみったれと思えるほどナトリウムを溜め込むが、それに対してカリウムのほうは常に活発に排泄しているからである。ナトリウムは過剰に水分を引きつける性質があるため、むくみや高血圧、細胞への異常を引き起こすなど困った問題の要因となる。心配しなければならないのは、むしろナトリウムの取りすぎのほうである。

問9　果物だけの朝食は高くつくのではないか？

回答　朝食が果物ばかりでは高くつく、と思う人も多いことだろう。実はかえって安くつくのだが、その説明の前に、一つの方策を述べておこう。

大量に食べるのだから、産地から直接宅配してもらうのが最良の策である。形が悪かったり多少傷があったり、サイズにばらつきがあってもかまわないことを先方に伝えておくと、かなり安くして送ってくれる。生産者と仲良くなることだ。最近はあちこちのスーパーでも競って朝市や夕方市などと銘打った廉価セールを行なっているので、そうした機会も利用したい。また、行きつけの八百屋との交渉次第では、箱単位で買う場合にはやはりかなり安くしてくれるはずだ。

バナナなどは茶色い斑点が出てくると半額以下になるので、それを見かけたらすぐに買い込むことだ。茶色い斑点が現われるのは、バナナの中の炭水化物が完全に糖に変わったサインであり、食べ頃でもあるのだ。食べきれない分は皮をむいて、密閉容器かプラスチック製の冷凍バッグに入れて冷凍しておくと、スムージーやバナナセーキ（四二三、四四六ページ参照）用に重宝する。ちなみに、バナナに含まれるタンパク質は母乳と同じ比率（総エネルギーの五％がタンパク質）なので、バナナは優れた離乳食となるばかりか、子供に限らず大人まで、その空腹を満たしてくれる理想的な食べ物といえる。

では実際問題としてどれくらい安くなるのか考えてみたい。まず、これまで朝食用に買っていた卵、牛乳、白いパン、ハム、ソーセージ、バター、ジャム、コーンフレーク、清涼飲料、紅茶、コーヒー、あるいは和食党のための魚の干物、佃煮などは購入しなくなるので、その分の費用は浮くことになる。さらに加えれば、果物は調理不要なので何より準備に時間がかからない。「タイム・イズ・マネー」の考え方からすれば、浮いた時間は目に見えない大きな節約となる。まして電子レンジやガスなどの光熱費もかからず、水道水も果物を洗うときと使ったあとの皿洗いのときにしか使わないので、洗剤や湯も不要となる。光熱費、水道料、洗剤等々、節約できた費用の合計と食費を合わせて一か月いくらになるか予想してみてほしい。合計してみると、実は果物だけの朝食のほうがお金がかからないのである。

朝食をファストフードの店で取れば、およそ四〇〇〜五〇〇円かかる。バナナやリンゴ、パイナップルに同じ金額を使うとすると、一人では食べ切れないほどの量を買うことができる。

「フィット・フォー・ライフ」の朝食代は平均二〇〇〜三〇〇円ほどだ。パイナップル（一個二五〇〜三〇〇円）の半分をジュースにすると、コップに約二杯分取れ、空腹感をかなり満たしてくれる。その後二時間ほど経って、お腹がすいてきたら、グレープフルーツ一個かリンゴ一個、またはバナナ一〜二本を食べるといい。どれも一〇〇円前後のはずだ。

そして、金銭的にも最大のメリットといえるのが医療費や薬代の節約である。「フィット・フォー・ライフ」のプログラムを実践していくと、次第に体調が良くなり、持病も忘れ風邪もひかなくなる。消化不良、便秘、肩こり、頭痛用の薬を買いに行くこともなくなると同時に、病院にも行かなくてすむようになる。医療費が浮くことによって節約できる金額は一生を通じて莫大なものとなるだろう。疲労回復やスタミナをつけるために効果があるという宣伝文句のドリンク剤や栄養剤などを買わなくても、体の中からエネルギーがあふれ出てくるのが感じられるようになり、風邪で仕事を休むこともなくなるだろう。

以上のことを考え合わせてみると、果物を朝食にすることは決して高くつかないはずである。

問10　果物や野菜よりも肉を食べたほうがスタミナがつくのではないか？

回答　これは全くの幻想にすぎない。「相手に勝つように」と、高校野球の選手たちに朝からトンカツやステーキを食べさせるのは、あたたかい思いやりどころか、エネルギーを奪ってしまう無慈悲な行為になってしまう。肉を食べると熊やライオンとさえ戦えるほどエネルギーが出ると感じている人がいるが、それは豊富なエネルギーを肉が与えてくれたからではなく、肉に初めから含まれている尿酸や、体内で肉のタンパク質を分解したあとに生じる尿酸の化学成分が、交感神経を過剰に刺激するからである。

コーヒーを飲んだときと同じように高揚した気分になるが、これは尿酸という、タンパク質代謝の副産物による刺激の効果にほかならない。これを繰り返していると、体はその生理機能や構造からいって動物性食品をうまく処理するようにはできていないため、やがては慢性的エネルギー不足に陥り、同時に尿酸やそのほかの有害物質が体の組織の中に堆積していくようになる。気がついたときには慢性疲労、動脈硬化、高血圧症、痛風、関節炎、骨粗鬆症、胃腸障害、腎臓障害、心臓疾患、ガンといった生活習慣病に侵されていた、ということになるのだ。

問11　疲れを感じたときは、スタミナをつけるためになるべく多く食べたほうがいいのではないか？

回答　一般に、疲れや体力の低下を感じたとき、栄養をつけようと思ってたくさんのもの（特に消化に大変な動物性食品）を食べる傾向がある。非常に多くの人がたくさん食べればスタミナがつくと思っているのだ。これは大きな誤解である。体が疲れているときに最も必要なことは、食べることではなく「休息と睡眠」を取ることなのである。

疲れているときには消化能力がかなり低下する。子供はそれを無意識のうちに知っているので、食事どきであろうと何であろうと、疲れていればすぐ寝てしまう。大人たちは食事もせずに寝てしまうと、栄養が取れないのではないかと心配するが、本当は何が必要なのかということを、子供たちは本能的に分かっているのだ。

文明諸国に住む現代人は一般に慢性的睡眠不足で、そのため体の生命機能のすべてを司っている神経エネルギーの充電が満足になされていない。神経エネルギーが低下すると、当然疲れを感じ、やがて消化・代謝・排泄の機能が低下、有害な老廃物が組織に溜まり、体を毒血症にしてしまう。睡眠不足は病気の最大要因の一つである。

元来、**体に必要な栄養は、一般に思われているよりもずっと少ない。今日の文明諸国では栄養失調で病気になるよりも、栄養過多で病気になるほうが多いのだ。**ネズミやほかの動物たちを使った実験で、平常食べる量の五〇%しか与えないと、これらの動物たちは二倍長生きするという。そればかりか免疫機能が向上し、ガンや心臓病などの生活習慣病の発症率もずっと少なくなっている。

摂取する食事量が少ないと細胞の酸化によるダメージが少なくてすむばかりか、消化に必要とされる酵素の量も少なくてすみ、生命機能のすべてに関与している酵素の製造能力が節約できるからだ。その結果、病気にかからなくなるばかりか、長く生きられるようになるのである。九三歳で現役の医師である日野原重明博士も、一日一三五〇キロカロリーしか取っていない。

問12　サラダ（生野菜）は体に悪いのではないか？

回答　生野菜には生命を活性化してくれる水分や栄養が豊富に含まれている。ビタミン、ミネラル、抗酸化物質、酵素、必須脂肪酸、ファイトケミカル（植物に含まれる有効化学物質）、葉緑素、そして植物の中にある未発見の生命エネルギーなどが、文明社会に住む人々の健康を脅かしている心臓病、ガン、脳卒中、糖尿病などの予防に有効なことが、医学・栄養科学の分野での一連の研究から証明されてきている。特に**緑葉野菜を生で食べると、生命の源を豊富に体内に取り込むことができる。**

ただし野菜を加熱調理してしまうと、中に含まれている生命力は死んでしまい、体の細胞を活性化するための役には立たなくなってしまう。手をコンロに載せたら火傷を負うのと同じように、緑の野菜もまた、熱を加えると生命の源を満載している組織が死んでしまうのだ。活力は活緑（生きた緑葉野菜）の中にある。問7の回答でも述べたように、残留農薬が心配だから生野菜は食べないという人がいるが、真実は、加熱によって化学変化を起こした野菜の残留農薬は、体にとって排泄するのにいっそう困難となるだけで、なかには体内で化学変化を起こし発ガン物質に変わるものもある。「生」がベストである（三四九ページからの「第20章　サラダ・パワーとその無限の魅力」参照）。

問13　生のまま野菜を食べると寄生虫に感染するのではないか？

回答　体内（腸の中）に寄生虫をかかえている人が増加しているという。その原因は生野菜（サラダ）を食べる人が増えてきたことにある、というとんでもない噂が巷に横行しているのはまことに残念だ。
寄生虫は一昔前までは衛生設備の完備していない発展途上国特有のものだといわれていたが、最近まで欧米人の間にも十二指腸虫やサナダムシなどの寄生虫が棲みついていると話題になっている。それは事実であり、寄生虫の感染はアフリカよりアメリカのほうが多いと、米国国立衛生研究所のフランク・ニーバ博士は証言している。

ただし、その本当の主原因は、生野菜のせいではない。真実は、体に必要以上の高タンパク、高脂肪、低食物繊維、高度に精製加工された食品、ジャンクフード、カフェイン、アルコールなどを取る食習慣が元凶であり、大腸を寄生虫の幼虫を孵化させる格好の場所としてしまっていることにある。こうした食品中心の食事では、食物繊維が不足しているため排泄が遅れ、老廃物が長時間排泄されずに腸の中に留まり、寄生虫の繁殖にいっそう拍車をかけることになる。皮肉なことに、加熱したものを食べれば食べるほど、そして生のものが少なければ少ないほど、寄生虫の数は増えていく。

またT・C・フライは次のように述べている。

「加熱調理した食品、特に加熱したタンパク質食品を食べている人の腸内にはおよそ二ポンド（約九〇〇グラム）もの悪玉菌が棲み、有毒な副産物を生み出している。一方、生の食べ物（特に果物）を食べている人の腸内にはかなりの量の善玉菌（有用菌）が棲み、どれも発酵力が旺盛で、特にビタミンB12のような、体が利用できるビタミン類を作ってくれている」

もちろん、魚・肉類は十分な加熱によって、含まれている細菌を殺すことができるが、タンパクを加熱すればするほどタンパク質が凝固してしまうので、消化が困難になり、さらにバクテリアによって腐敗が生じ、消化器官の中に発ガン性物質が増えていくのだ。

肉や魚は寄生虫の宝庫である。寄生虫の研究を二〇年以上続けているこの分野の権威、ロス・アンダーソン博士は次のように述べている。

「豚肉や魚の中にいるサナダムシの中には、人の消化器官の中で四・六メートルから九メートルにまで成長するものがあり、食べたものの栄養を人間より先に吸収してしまう。人間が利用できるのは残りの分からとなり、その結果、貧血、慢性疲労、エネルギーの低下、アレルギー、過食、腎臓や肝臓障害などを引き起こす。それを防ぐには腸内を常にきれいにしておくことである」

腸内浄化のためには、体内をきれいにするのに絶対欠かせない「生命力を含んだ水」が必要となる。その水とは水道水やミネラルウォーターのことではなく、果物や生野菜の中に豊富に含まれているものである。そうしたせっかくの〝生命の水〟も加熱調理した時点で、すべて失われてしまうことになる。サラダを食べるのは、腸の中を寄生虫の孵化場所にしないためにも必要なことなのだ。

生野菜の中には酵素、ビタミン、ミネラル、抗酸化物質、ファイトケミカル、そして植物の生命力が満載されている。私たちの体の細胞はどれも皆、一つひとつが生きていて、これらの成分を必要としている。生きている体には、生きている食べ物が必要だからだ。生きた食べ物が与えられなければ、細胞はごくわずかなエネルギーしか生産できない。

細胞に必要な生きた生命の源（植物の中のエネルギー）が与えられなければ、その結果として免疫機能が低下し、さまざまな病気を引き起こすことになる。細胞の寿命は短くなり、老化を早めることは必至となる。

加熱調理したものを中心に食事をしている人は、ぜひ一度、生野菜中心の食事と食べ比べてみてほしい。生きているもののほうが多い食事をしていると、細胞が作り出してくれるエネルギーの量は比較にならないほど多くなる。免疫機能も高まり、体内に有害な細菌や発ガン性物質が侵入しても、難なく締め出してしまうことができる。

人間は誰でもおよそ一二〇歳までは生きられる素質を持っていることを忘れないでいただきたい。

問14 O《オー》－157騒ぎ以来、生野菜を敬遠しているのだが……。

回答 もし生野菜がO－157の犯人であったなら、サラダ・バーを利用しているアメリカ中のサラダ愛好者から次々に感染者が出て、どのサラダ・バーも皆、営業停止になっていることだろう。

真実を知ってほしい。O－157菌は牛の腸に棲む腐敗性大腸菌の一種で、この菌が最も多く発見されるのは食肉処理場の解体カウンターである。牛は死んだ瞬間から腸の浸透圧がなくなるため、存在が腸内だけに限られていたこの菌が腸外に出て肉の中へ侵入し始める。肉を長く保存すればするほど、細菌の数は増えていく。熟成した肉が柔らかくなるのは、この細菌のせいである（おかげという人もいるかもしれないが）。

アメリカでは毎年二万人が感染し五〇〇人が死亡しているというO-157の感染経路は多様であるが、そもそもの感染源は牛肉そのものであり、野菜ではない。日本ではカイワレがスケープゴートにされていたが、野菜や野菜の種がこの菌に直接または間接的に接触しない限り、この菌は野菜に付着することはない。

この細菌が人間の腸の中で成長し繁殖するような土壌を作り上げてしまうのは、間違った食生活に根本原因がある。新鮮な果物や野菜の摂取不足、動物性食品や加工食品の過剰摂取、タンパク質食品と炭水化物食品の同時摂取という間違った組み合わせの影響が大きい。毎日の食事量の七〇%を水分が豊富に含まれたもの（果物と野菜）になるような食事をしていけば、O-157のような悪玉菌は腸内で繁殖できない。前述したように、生のものを食べない人の腸は有害な副産物を作り出す悪玉菌を増やし、O-157やほかの寄生虫の温床となってしまう。

野菜の栽培段階で牛の堆肥を利用している場合、この菌が野菜につくことはあり得ることだが、それを心配して生野菜をすべて敬遠し、加熱したものしか食べないというのは実に愚かな選択である。繰り返すが、生の野菜は生きている食べ物である。その中には体を健康に保つのに欠かせない植物のエネルギーが満載されているのだ。

学校給食から生のものが姿を消していることは、国家の一大事といえる。嘆かわしいことに行政も栄養士たちも、子供たちの健康状態を加熱調理したもので低下させていることに気づいていないのだ。加熱調理したもので育てられた子供たちは、健康で長生きすることはできない。細菌はどこにでも存在している。私たちのすべきことは、食べるものを加熱殺菌して細菌を殺すことではなく、腸に悪玉菌が侵入してもすぐに撃退できるよう、腸の中を細菌にとって居心地のいい場所にしないよう保っておくことである。

問15 このプログラムに従うだけで子供の成長は大丈夫なのか？

回答 ベジタリアンに反対する人が第一にあげる理由が、「肉を食べないと子供の成長に必要なタンパク質が取れず、子供は大きくなれない」というものだ。特に、伸び盛りの子供をお持ちの親御さんなら誰しもこうした危惧を捨てきれないようだが、「フィット・フォー・ライフ」の根本原理となっているナチュラル・ハイジーンで育っている子供たちは一人として、栄養失調や発育不全、病気といったトラブルに悩んでいない。

親子三代にわたってこのライフスタイルを続けている家族の子供たちは、従来型食生活の子供たちより、はるかに健康でありスタミナを備え、精神的にも安定している。

体格の点でも、全く劣っていない。ナチュラル・ハイジーンの食事は、子供がたくましく丈夫に成長していくうえで必要な栄養をすべて与えてくれる。ベジタリアンの子供たちと従来型食生活の子供たちの成長および健康状態を比較調査した研究では、従来型の子供並みかそれ以上に背丈が伸びていたことが報告されている。

肉を食べない子供は鉄分やビタミンB12が不足するといわれるのも神話にすぎない（ビタミンB12に

ついては二一一ページ参照)。体が必要とする鉄分の九五%はリサイクルされており、残りの五%は食事から十分に摂取できる。最新の研究によれば、血液中の鉄分のレベルが少なければ少ないほど、体は食べ物から多くの鉄分を吸収するようになるという。反対に血液中の鉄分が多ければ、かえって過剰になった鉄分が酸化分子(フリーラジカル)と化し、ガン細胞を形成したり、動脈の内膜を傷つけ動脈硬化を加速する。それが心臓発作を引き起こす原因となるのだ。

蛇足になるが、「丈夫な骨を作り背丈を伸ばすため、子供には牛乳が必要だ」というのも全くの神話にすぎない。牛の赤ちゃんの体重と身長が誕生時の二倍になるまでにかかる日数は、たったの四七日間である。人間の赤ちゃんを牛のミルクで育てると、母乳よりも成長が速まるのはそのためだ。しかし、ミルクは赤ちゃん牛を育てるためのものであるため、人間の体にとっては大きな弊害がもたらされることを忘れないでいただきたい。

牛乳を飲むことは、非常に多くの飽和脂肪や、人間の体では処理できないカゼイン(複合タンパク質の一種)や乳糖を取り込むことになる。それはやがて、花粉症、アトピー性皮膚炎、喘息《ぜんそく》などのアレルギー、小児糖尿病、肥満、動脈硬化、心臓病、ガン、骨粗鬆症、白内障を形成する原因となる。

乳製品の摂取とこれらの病気との間には深い相関関係があることが、世界各国における多くの研究によって明らかにされてきている。最近では「子供を健康に育てたかったら牛乳や乳製品は与えないほうがよい」と言っている小児科や皮膚科の専門医が増えている。一九九八年三月に亡くなったスポック博士をはじめ、元ジョンズ・ホプキンズ大学医学部小児科部長で『Don't Drink Your Milk』(邦訳『牛乳には危険がいっぱい？』）の著者フランク・オスキー博士や、前出のロバート・メンデルソン博士らもその一人である。

「フィット・フォー・ライフ」がすすめているような食べ方を支持する健康の専門家が日本にはほとんどいないため、いろいろな点で「それで大丈夫？」といった疑問が湧くのも無理はないが、体の生理機能と構造について知識を深めていけば、この方法が間違っていないことを十分納得していただけるはずである。

問16　和食、特にご飯へのこだわりがどうしても残るのだが……。

回答　「食べ物の正しい組み合わせの原則」からいくと、寿司、うな重、天丼、カツ丼、親子丼、牛丼、刺身定食、焼き肉定食、焼き魚定食等々の典型的な日本人の食事はどれも皆、ご飯と肉や魚や卵の組み合わせで、「動物タンパク＋《プラス》炭水化物」という悪い形になってしまい、「そんなことでは食べるものがなくなってしまう。こんなプログラムは非現実的だ」といった印象を持った人もいることだろう。

しかし、そう悲観するには及ばない。これらのものが永久に食べられなくなってしまうわけではないのだ。本書はこれまでの食べ方を変えることを提案しているだけなのである。刺身もうなぎもトンカツもすき焼きも、すべて食べていいのだ。ただし今までのように、ご飯のおかずとしてではなく、山盛りの野菜と一緒に食べようと提案しているのだ。

チキンカレーやビーフカレーが大好きな人は、ライスにカレーをかけるのではなく、山盛りのせん切りキャベツや、カリフラワーを蒸してつぶしたものの上にかければいい。そのほか好きな野菜だったら、何でも使って試してほしい。「でもカレーはやっぱりライスと一緒じゃなければ」という人は、カレーの具として入っているチキンやビーフを残すことから始めてほしい。もっとベジタリアン食に近づきたい人には、ベジタブルカレーや豆のカレーもすすめたい。体にいいだけでなく、地球の環境保護にも役立つ。

また餃子ライスが好きな人は、餃子の具として干し椎茸《しいたけ》や豆腐、または高野《こうや》豆腐を使えば、ライスと一緒に食べても大丈夫である。ベジタブル餃子はアメリカのチャイニーズ・レストランの定番メニューになっている。

「刺身はアツアツのご飯で食べるのが一番だ」と言う人もいるだろう。しかしこの食べ方は、生まれたあとに身に付けたもので、本能的なものではない。こうした食べ方は、味蕾《みらい》細胞という舌先にある非常に小さな味覚器官を満足させるだけの効能しかない。そこから始まる九メートル以上もの消化器官が本来要求していることを完全に無視し、最終的には健康を犠牲にしてしまうことになる。せっかく摂取したタンパク質は腐り、炭水化物も発酵し、消化器官の中はすっかり混乱状態に陥ってしまう。私たちの周りに胃潰瘍の人が非常に多く、日本が世界有数の胃ガン多発国であることと、こうした食べ方とは決して無縁ではないのだ。

体にはかなりの適応力があるので、自覚症状を直接感じないかもしれないが、体内での消化の混乱は必ず起こっている。中年になると、ほとんどの人が朝起きたときの口臭が際立ってくる。オナラが臭いのも気になれば、大便も悪臭がするはずだ。こうした組み合わせをやめれば、口臭はなくなり、オナラも大便も臭くなくなる。実のところオナラはほとんど出なくなる。消化が完全に行なわれ、消化器官の中で食べたものが腐ったり、発酵したりしなくなるからである。

あなたの望む人生が、永久に病気や苦痛から解放され、スリムで健康に長生きすることであるなら、これまでの習慣を変えてみることだ。「刺身とご飯」というパラダイムを転換しなくてはいけない。

味蕾細胞は三週間ごとに入れ替わる。わずか三週間だけ正しい組み合わせを続けただけで、もう従来の食べ方には戻れなくなってしまうだろう。舌が新しい食べ方をすんなり受け入れてくれるからだ（もっともこれが本来の食べ方であるのだが）。そしてそのとき、あなたは消化器官の好調さとエネルギーの出方の違いに気づき、これまでいかに消化器官に負担を与えエネルギーを損失していたかを自覚することになるだろう。

問17　食事に招待されたときは、どう対処すればいいのか？

回答　このプログラムを守ろうとしていても、食事に招待され寿司やうな重を出されたとき、「これは組み合わせが悪いから食べられないんです」などと相手に言うわけにはいくまい。友人の誕生祝いでバースデーケーキをふるまわれれば、やはり断わりきれないこともあるだろう。

しかし、これもそんなに深刻に考えるには及ばない。このプログラムはできる範囲で実行すればよいからだ。たとえルール違反をしたからといって、罪の意識を感じる必要など毛頭ない。やむを得ずルール違反をしたあとは、次のような調節法を心得ておくと役に立つだろう。

昼食に寿司やうな重をごちそうになってしまったら、その日の夜に調節する。そんな日は夕食時になってもあまり空腹は感じないはずだ。動物性食品と炭水化物食品の組み合わせの食事は、消化に大変な時間がかかるからである。夕食時刻になっても空腹でなければ無理に食べる必要はない。次の食事は、空腹になるのを待ってからにすればいい。食事時間がきたからといって食べることはないのだ。消化器官がその間に、遅れている消化作業をしてくれるだろう。

こうした重い食事のあと、次の食事には新鮮な果物や野菜のジュース、あるいは果物かたっぷりの野菜サラダなど、水分の多いものにすることを心がけたい（タンパク質食品や炭水化物食品はやめる）。ただし、この食事も空腹になってからである。喉が渇いたときに飲み、腹が空いたときに食べるというのが本来の人間の姿なのだ。

夕食で違反をした場合には、翌日に調節を行ない、朝食は抜く。夜に重い食事をした翌朝は、たいていの場合、お腹がまだ満たされた状態にある。特に食事をした時間が、「同化のサイクル（午後八時以降）」に食い込んでいた場合には、「補給、同化、排泄のサイクル」すべてが狂い出し、消化器官は混乱状態になる。こんなときには、遅れている浄化作業のための時間を体に与えてあげるのだ。「一日丸ごと果物だけの日（三八〇ページ下段、三八三ページ下段参照）」として一日を過ごせば、生きている食べ物の成分が体に豊富に与えられ、浄化に拍車がかかることだろう。

温泉旅館に行くと食事のメニューはあらかじめ決まっていて、肉、魚、豆腐、茶碗蒸しなどの品々が、消化のメカニズムを全く無視した組み合わせで出される。生きている食べ物といえば、せいぜいキュウリのぬか漬け二切れぐらいだろう。こんなときの対策としては、最後に出されるご飯に手をつけないことだ。これだけで消化にかかる負担はずいぶん軽くなる。

最後に、一つだけ注意していただきたいことを述べる。それは、「たまに食べるのなら大丈夫」という本書の言葉を曲解しないでほしいということである。

「たまにはカツ丼もいいだろう、ずっと長いこと食べていなかったんだから」と自分を納得させ、その翌日には友人に「うなぎ屋」へ誘われ、その次の日には、「寿司もしばらく食べていなかった。たまにはいいだろう」と出かけて行き、またその次の日は、「てんぷら定食なんてほんとに久しぶりだなあ」などと繰り返していては、一年中久しぶりだらけになってしまい、何にもならない。ルール違反は最小限に留めてほしい。それが自分のためなのだから。

また、たとえ外食でも、できる限り正しい組み合わせを守る努力をしてほしい。選択に頭を使うので、初めのうちは少々面倒かもしれないが、すぐに慣れる。頭の体操としても楽しい訓練になるだろう。

V

日本人向けのメニュー

◉和風味への簡単アレンジ

読者の中には本書のレシピを見て、自分は和食党なのでこのプログラムを取り入れるのは無理だ、と決めてかかっている方もいるかもしれない。そうした方へのヒントをいくつか紹介したい。

「フィット・フォー・ライフ」のプログラムはみなさんが思っているほど複雑なものではないので、簡単に和風にアレンジすることができる。

また聞きなれない食品名を見て敬遠気味になるかもしれないが、ハーブやスパイス類、野菜ブイヨンはデパートや大手のスーパーマーケットでほとんど購入可能なものだ。ただ、すべての食品がすぐ手に入るものばかりとは限らないので、近所のスーパーで間に合わせられるものを使ったアレンジも補足した。

(1)「ご飯好き」用アレンジ

メニューの中で用いられているサンドウィッチやトルティーヤ、ピタブレッドをご飯に変えればいいだけである。大好きなご飯は肉や魚と食べ合わせるのではなく、豊富な野菜のおかずと一緒に楽しめばいいのだ（逆にどうしても肉や魚を食べたいときは、ご飯は避ける）。

ご飯はいろいろな食べ方ができる。例えば寿司などにするときは、ちらし寿司（干し椎茸、高野豆腐、ニンジン、カンピョウ、レンコン、サヤエンドウ入り）、太巻き寿司、キュウリのカッパ巻き、新香巻き、納豆巻きといった伝統的なものはもちろん、新しいタイプの寿司にも挑戦してほしい。カリフォルニア・ロール（「和風アボカドの手巻き寿司」三九二ページ参照）は絶品だ。まだ一度も試したことのない方は、ぜひトライしてほしい。ワサビ醤油で食べれば、中トロ巻きを食べているのかと錯覚してしまうくらいおいしい。アボカドは指で押さえてみて柔らかくなっていたら食べ頃である。

のりの上にご飯を広げ、アボカドやサラダ野菜や炒め野菜、温野菜ばかりか、キンピラゴボウ、ヒジキや切り干し大根、レンコンなどの炒め煮など、好みに調理した野菜を載せ自分流の手巻き寿司にすれば、和風トルティーヤが出来上がる。のりの代わりにリーフレタスやサニーレタスでも試してほしい。

従来よりずっと多くの野菜が摂取できるようになる。「地中海風ライスサラダ」（三九六ページ参照）もレパートリーに加えるといい。

(2)「味噌汁好き」用アレンジ

本書のレシピで紹介するほとんどのスープは味噌仕立てになっていて、日本人の口にも合うものばかりだが、純粋味噌汁大好き派の人は、従来どおりの方法で作ればいい。ただし、野菜をふんだんに使うこと。味噌汁や煮物のだしを取るとき、動物性食品のカツオ節を使うことになるが、それはたいした問題ではない。少量のカツオ節がこのプログラムを台無しにするようなことはない。メインになるおかずがタンパク質食品（肉や魚）の場合、炭水化物（ご飯）と合わせないということを守っていれば問題はないのだ。なお、スープの場合は、野菜ブイヨンがおすすめだ。チキンやビーフブイヨンには動物脂肪、そのほかの添加物が入っているので使わないこと。

(3)「納豆・豆腐好き」用アレンジ

豆類や豆腐・納豆などの大豆製品は、タンパク質と炭水化物の両方を併せ持った食品で、動物性タンパクよりはるかに優れたタンパク源である。これらは肉、魚、卵、チーズの代わりに大いに利用してほしい。大豆は動物性タンパクと異なり、「コレステロールなし、低脂肪、高繊維」という三拍子そろった優良食品。しかもオメガ3脂肪酸（体が合成できない必須脂肪酸）を含む不飽和脂肪が安定した形で含まれており、LDLコレステロール（悪玉）を常に減らすのに役立つ。さらに大豆に含まれるイソフラボン（植物性エストロゲン）は乳ガン、前立腺ガンの予防に役立つ。つまり大豆製品は、スリムな体型を保ち、動脈硬化、心臓病、脳卒中、ある種のガンを防ぐのに役立つ食品といえる。

アミノ酸、カルシウム、鉄、亜鉛、マグネシウム、カリウム、ナトリウム、主要ビタミンB群、コリン、ビタミンEも豊富に含まれている。

水煮した豆のタンパク質含有量が最大で大豆の一六%、そのほかの豆は一〇%以下と、肉や魚のタンパク質含有量（重量の二〇%前後）より低いため、ご飯と組み合わせても悪くない。

■豆腐――ほかのタンパク質食品と違ってアルカリ性食品であり、またキメの粗い大豆の繊維を含んでいないため、ご飯や穀類、パン類、麵類などの炭水化物と組み合わせても消化に負担がかからない。

■納豆――炭水化物の消化を助けるナットウキナーゼと呼ばれるデンプン消化酵素が含まれているため、ご飯との相性は抜群。中性脂肪値やコレステロール値を下げるほか、骨粗鬆症・血栓の形成・動脈硬化・ガン細胞の成長・肝機能障害や更年期障害・老化などの予防に役立ち、近年アメリカでも『NATTO』の名称で注目されている。

■その他の大豆製品――最近ではテンペ（Tempeh＝インドネシアの食べ物）や乾燥の大豆タンパク食品（小麦タンパクが含まれているものもある）も手軽に入手できるようになっている。ハンバーグや煮物には、これらのものを大いに利用することだ。

■煮豆――豆はタンパク質と炭水化物の両方を多く含む食品で、胃の中での消化にかなりの時間を要する。砂糖で甘く煮た豆は、その消化の間に砂糖が発酵を始め、胃の中にあるものすべてを腐らせ、バクテリアの餌《えさ》にしてしまう。砂糖の使用をやめ、「豆は砂糖と煮るもの」というこれまでの考え方を変えてほしい。野菜と一緒にスープやカレーに煮込んでみるといい。今までこんなおいしい食べ方を知らずにいたことを後悔することだろう。シェルトン博士（六四ページ参照）は、「豆類を炭水化物食品として扱っていて、穀類と合わせてもそれほど消化に負担はかからない」と言っている。

⑷「魚好き」用アレンジ

このプログラムには肉と野菜を組み合わせた「ステーキ党のサラダ」（四一五ページ参照）や魚介類と野菜を組み合わせた「広東風シーフードサラダ」（四四三ページ参照）が紹介されているが、刺身や焼き魚も同じ要領で、たっぷりの生野菜・海藻・温野菜・薄味で煮た野菜・野菜炒めなどと組み合わせてサラダにすればいい。

ご飯なしの手巻き寿司もおすすめだ。手のひらにのせた一枚ののりの上にレタスの葉を広げ、新鮮な刺身と大根のツマ、ワカメ、アルファルファ、せん切りのキュウリやニンジン、色とりどりのピーマン、ズッキーニ、スカッシュなどを載せて巻き、ワサビ醬油で食べる。おそらく刺身の新しい食べ方を発見して驚くことだろう。刺身とご飯という味覚に慣らされてしまった舌の味蕾《みらい》（味覚を感じる細胞）を元に戻す努力をしてほしい。食後、胃がスッキリしているので二度驚くことになるだろう。

⑸「鍋料理好き」用アレンジ

鍋料理は野菜を豊富に取ることができるすばらしい食べ方にアレンジできる。魚（または鶏肉）と野菜の組み合わせを十分に楽しんでほしい。ただし、魚と鶏肉の両方を一緒に使ってはいけない。一度に取る凝縮食品（この場合は動物タンパク）は一種類だけである。そして野菜サラダをたっぷりと添えることを忘れないように。残り汁でうどんや雑炊を楽しむのは、翌日の楽しみに取っておくことにして、その日は食べないようにする。このようにすれば、正しい組み合わせを守れ、食欲も味蕾も心ゆくまで満たされ、胃も心地よい状態を保て、食後に眠くなるようなことはなくなる。

(6)「和風サラダ好き」用アレンジ

ドレッシングを和風にアレンジするには、スパイスやハーブの代わりに醤油、梅干し、ワサビ、シソの葉、ショウガ、アサツキ、ユズなどを使うとよい。

中華風のアレンジなら五香粉《ウーシャンフェ》、八角、豆板醤《トウバンジャン》、芝麻醤《チーマージャン》、オイスターソース、ゴマ油などを使う。

エスニック風アレンジならニョクマム、ナンプラー、サルサ、ピカンテソースなどを使う。

またドレッシングに用いる酢（市販の醸造酢）は唾液の分泌を止め、デンプンの消化・吸収を遅らせてしまうばかりか、消化器官・肝臓・腎臓にとって非常に有害となる。赤血球細胞の数を減らし、貧血の原因ともなるので、酢が必要なときは、レモンや日本の柑橘類（ユズ、カボス、スダチなど）の搾り汁、または梅酢を使って代用する。二杯酢には梅酢と醤油を使い、三杯酢や甘酢にはグレープフルーツ・甘夏・夏みかんなどの搾り汁を利用すると、砂糖を使わなくてすむ。いろいろな材料を試していくうちに、お気に入りのドレッシングやソースのレパートリーが広がっていくのは楽しいことだ。

以下、いくつかのオリジナル和風サラダの作り方を紹介しておこう。

ヒジキの白あえワサビ醤油風味サラダ

ビタミンやカルシウム、タンパク質が豊富に取れる一品。ヒジキはカルシウムの宝庫で、グラムあたりのカルシウム量は牛乳の一四倍。アメリカのサラダ・バーには水に戻したヒジキも並んでいる。

作り方 ヒジキの戻したもの、青菜（小松菜、ホウレンソウなど）を蒸して四〜五センチに切ったもの、ピーマン（赤・黄・緑）やニンジンのせん切りなどを、水切りした豆腐をつぶしたものとワサビ醤油であえれば出来上がり。

同じ材料を豆腐とワサビ醤油の代わりに、すりゴマまたはクルミなどのナッツを粉にしたもの、グレープフルーツの搾り汁、醤油少々とであえれば、洋風ヒジキサラダに変身する。

ヒジキとアボカドの梅肉あえサラダ

作り方 さいの目に切ったアボカドと戻したヒジキを梅肉であえる。皿の上にレタスやホウレンソウをちぎって敷きつめ、その上にあえたものを盛りつける。さらに櫛形《くしがた》に切ったトマト、せん切りにした赤・黄・緑のピーマン、セロリやキュウリなどをあしらえば出来上がり。白い皿を使えば芸術的な美しさだ。

ヒジキと蕎麦のサラダ

作り方 戻したヒジキ、ゆでて水洗いした蕎麦《そば》、万能ネギ（小口切り）、のりのせん切りを合わせ、蕎麦つゆであえれば出来上がり。

■ヒジキとオクラと納豆のサラダ

作り方 戻したヒジキ、オクラ（小口切り）、納豆、絹さや（生。刻む）、赤ピーマン（せん切り）、カボチャ（生。せん切り器で細長くおろす）、万能ネギ（小口切り）を用意。以上のものを、マスタードシード（練り辛子でも可）＋《プラス》醤油と、水（または昆布と干し椎茸で取っただし汁）を一対二の比率で合わせたドレッシングであえる。サンドウィッチのフィリング（具）にしてもいい。特にピタブレッドに詰めると、子供のお弁当に最適。

■和風アボカド・マヨネーズのサラダ

作り方 完熟のアボカドをつぶしてクリーム状にし、醤油（または味噌）とワサビを加えればアボカド特製マヨネーズの出来上がり。このマヨネーズはどんな野菜や海藻のサラダとも合い、野菜のスティック（セロリ、キュウリ、ニンジンなど）のディップ（ソース）としても絶品だ。薄めたいときはトマトとセロリのジュース（自家製）か水で割る。ワサビの代わりにディジョン・マスタードを使えばフランス風マヨネーズへと変身する。

(7)野菜の和風おかずの作り方

■白あえ・ゴマあえ

作り方 青菜やインゲンだけに限らず、さまざまな生野菜や海藻（特にヒジキ、ふのり、ワカメなど）も使ってほしい。ただし砂糖は使わずに、すりゴマや豆腐に少量のグレープフルーツや甘夏の搾り汁、醤油、だし汁を加えて作る。「果物はほかのものと合わせない」という原則に反するのでは、と心配する人がいるかもしれないが、一人分大さじ一杯程度なら問題ない。

■温野菜の味噌だれ添え

コンニャクや豆腐の田楽に用いる味噌だれ（味噌、だし、みりんで練り上げたもの）は、蒸した野菜（特にカリフラワー、ブロッコリー、ニンジン、芽キャベツ、カブ、スカッシュ、カボチャ、ズッキーニなど）にピッタリだ。

＊　＊　＊

そのほか野菜の煮物料理についても、関連書が数多く出回っているので、それを参考にしてほしい。また、『50代からの超健康革命』では、ご飯のおかずに向くレシピを多数紹介しているので、参考になるはずだ。

ズッキーニやスカッシュなど手に入らないものがあったとしても、本書のレシピはすべてほかの野菜での代用が可能である。手に入らないからといってあきらめることなく挑戦してみてほしい。なお、生のアーモンドはおそらく日本のスーパーにはまだ置かれていないだろう。残念なことに日本人の多くが、こんなにすばらしい自然のタンパク質食品の価値をまだ知らないからである。ただし自然食品の店や通信販売での入手は可能だ（五四二ページ参照）。アーモンドの代わりとして、ゴマやクルミもおすすめしたい。

参考文献

- Susan Hazard「Sugar and Carbohydrate Metabolism Disease」
- T . C . Fry「Human Physiology and Anatomy and Our Nature」
- Mike Benton「Sugar and Other Sweetners May Be Worse than Bad」
- T . C . Fry「Asertaining The Human Dietary Character」
- Mike Benton「Why Condiments Should Not Be Included in Diet」
- Robin Hur「Osteoporosis The Key to Aging」
  以上、「The Life Science Health System」（Life Science , 1984）より
- 「Health Science Newsletter」（Vol. 1 , No. 17）
- Gabriel Counawna「Raw vs Cooked Foods」
- 「Children Thrive on Vegetarian Diet」（New Century Nutrition Vol. 2 , No. 7, July 1996）
- John Robbins「Diet for A New America」
- Neal D. Barnard「Food for Life」
- T . Collin Campbell「The China Project」
- Erik Marcus「Vegan」
- Mark Warren Reinhardt「The Perfectly Contented Meat-Eater's Guide to Vegetarianism」
- T . Collin Campbell「Who's Mad……Cows or Humans ?」
- T . Collin Campbell「The Scientific Voice for A Plant Based Diet」
- Steve Lustgarden「The Power of Your Plate」（New Century Nutrition Vol. 2, No. 2, February1996）
- Robert Heaney「Calcium : How Your Diet Affects Requirements」（Vegetarian & Health Letter , February , 1998）
- 「Journal of Nutrition」（123 , 1615～22 , 1993）
- 「Journal of Nutrition」（111 , 553 , 1981）
- Joel Fuhrman「Osteoporosis How to Get It and How to Avoid It」（Health Science January / February 1992）
- Neal D. Barnard「Eat Right Live Longer」
- Mike Benton「The Danger of A High Protein Diet」
- Robin Hur「Osteoporosis」（Life Science Course）
- 「Good Medicine」（Vol. 2 , No. 2 , Spring 1999）
- 「American Journal of Public Health」（June 1997）
- Iacono G. Cavatio , Montalto G., et al.「Intolerance of Cow's Milk and Chronic Constipation in Children」（New England Journal of Medicine 339 , 110～4 , 1998）
- Wynder El , Fujita Y. , Hiyama T.「Comparative Epidemiology of Cancer Between The U. S. and Japan」（CANCER , 67 , 746～63 , 1991）

「フィット・フォー・ライフ」と私（「訳者あとがき」に代えて）

●「Fit for Life」との出会い――

私に「フィット・フォー・ライフ」の世界を紹介してくれたのは、ジョン・H・ティルデン医学博士（一八五一〜一九四〇、八三ページ参照）と少なからず因縁のある、スーザン・F・ドゥロウハンという私の親友だった。

ティルデン博士は一八九〇年から一九四〇年までの間、デンバーで開業していたが、「ナチュラル・ハイジーン健康法」を普及するための書物を多数著わしている。今から九六年前、スーザンの祖父はティルデン博士からナチュラル・ハイジーンの指導を受け、不治の病を克服した。スーザンがこの世に存在するのもティルデン博士のおかげである。

一九〇〇年代初期、スーザンの祖父はまだ二十代初めだったにもかかわらず、腎臓の具合が悪く医者にかかっていたが、治る見込みはなく、シカゴ中の高名な医師たちからは、そう長くは生きられないだろう、と見放されていた。

ところが、なんとしても結婚を望んでいた交際中の恋人とその兄のすすめにより、渋々出かけていったデンバーのティルデン博士のもとでナチュラル・ハイジーンのプログラムを指導され、ライフスタイルを改善したところ、すっかり健康を取り戻してしまったのである。

博士は腎臓移植手術をしたわけでもなければ、魔法の薬を使ったわけでもなかった。病気の根本原因は体内に長年溜め込まれていた有害毒素にあるとして、それを速やかに取り除くこと（解毒＝デトックス）と、体に最もふさわしい食べ物の摂取法についての指導を行なっただけである。

祖父は健康回復を待っていてくれたこの女性と結ばれてスーザンのママが生まれ、そのまた子供がスーザンと弟のリチャードだ。ナチュラル・ハイジーン実践の三代目として育てられた二人は子供の頃虫歯が一本もなく、風邪や腹痛で学校を休むこともなかったので、看護師をしている友人に「お宅のお子さんたちはどうしてそんなに丈夫なの？」と尋ねられたこともあるという。

そんな経緯から私は「ナチュラル・ハイジーン」と呼ばれる健康法に魅せられ、その後、本書の著者ハーヴィー・ダイアモンドの辿った行動と同じように「アメリカ健康科学カレッジ」で栄養科学について学び、ナチュラル・ハイジーンを指導する資格を取得した。

私は子供の頃から病弱で、中学生の頃からは余計な脂肪がたっぷりついたお腹や、大腸炎を伴う消化障害、毎月一度は起こす貧血、膝の関節の痛み、重症の肩こりや慢性疲労など、健康上の悩みをたくさん抱えていて、三十代になる頃には体力も体形も、まさに中年のおばさん並みだった。

それがナチュラル・ハイジーンに出会い、その健康法を実践するようになって以来、見事なほどに健康を取り戻した（私の体験に関する詳細は、拙著『常識破りの超健康革命』に記しているので、ここでは省略する）。

健康上の悩みがすべてなくなった私は、今や五十代の後半であるにもかかわらず、むしろ二十代の頃よりはるかに健康で、スタミナもずっとある。毎朝五キロ（週末は一〇キロ）のジョギングを軽くこなし、スクワットを一〇〇回、重さ二〇キロのベンチプレスを挙げるのが習慣となっている。

この一八年間、痛みや苦痛、疲れを感じたこともない。風邪を引くことも、消化のトラブルに悩まされることも一切なくなってしまった。医者に全くかからなくなり、歯科医で歯をクリーニングしてもらう以外の医療費は「ゼロ」である。体形は二十代前半の女性並みに変身し、肌は滑らかになり、クリームや乳液は不要となった。

現在、日米を往復しながらナチュラル・ハイジーンに基づく健康指導を行なっているが、スリムな体形とスーパーヘルシーな体を手に入れ、エネルギッシュに仕事がこなせるようになったのは、紛れもなくナチュラル・ハイジーンと出会えたおかげである。

●時代を超えた最高・最善のヘルス・アプローチ――

老若男女、人種の別なく**誰でもが**、そしてまた、**どんな時代でも、どんな場所においても**、ナチュラル・ハイジーンの教えに従えば、瞬く間にスリムに変身することが可能となる。そればかりか、これまで悩まされていたさまざまな健康上のトラブルも軽減、あるいは完全に追放されるようになる。それはナチュラル・ハイジーンが流行のダイエットや一過性の健康法とは全く異なり、時代を超えた一定不変の**「自然の法則」**に基づく健康理論を説いているからだ。

その意味で原著『Fit for Life』が今から二〇年前に刊行されたものであっても、その情報は決して時代遅れの旧聞に付すものではないことを、ここで強調しておかねばならない。

それどころか本書がすすめるごく単純な自然の食べ物（果物や野菜、未精製の全穀物、豆類で構成された低脂肪のプラントベースの食事）こそが、今日欧米社会で流行病と化している肥満を永久追放するのはもちろんのこと、ガン・心臓病・脳梗塞・糖尿病・骨粗鬆症といった生活習慣病を予防・改善する最も確実な方法であることが、この二〇年の間の欧米におけるさまざまな研究から、よりいっそう明らかになってきたのである。

これらの問題は、最先端の医療科学や伝統的な栄養学の手段をもってしても、これまで解決できずにきたことだった。そのため最近では、この分野の健康の専門家たちは、「ナチュラル・ハイジーンがすでに一七〇年も前から指導してきた低脂肪・未精製のプラントベースの食事」を重視する方向へと変わりつつある。

事実、テレビや新聞の健康情報では必ず、脂肪の摂取量を減らし、もっと新鮮な果物や野菜、未精製の穀物や豆類の摂取を増やすようすすめている。

しかし今から二〇年前、『Fit for Life』がアメリカに登場した当時、この分野の専門家たちにはこうした知識は全くなく、健康作りの鉄則は動物タンパクと牛乳・乳製品を重視した「四大基礎食品」（①

肉・魚類、②乳・乳製品、③穀類、④野菜・果物）のグループからバランスよく食べることだ、と信じられていた。

こうした状況下で「フィット・フォー・ライフ」に基づく低脂肪・プラントベースのプログラムを実行に移した人たちが、いとも簡単に減量に成功し、同時に花粉症や消化障害ほかさまざまな健康上のトラブルからも解放されるというケースが続出したのだ。

●全米を席巻した『Fit for Life』――

多くの実例が現出した結果、「フィット・フォー・ライフ」のプログラムはメディアからも絶賛されるようになったが、反面、医学博士や管理栄養士の資格を持つ人々のなかにはそれを快く思わない人もいて、本の内容や著者のハーヴィー・ダイアモンドに対して理不尽な批判や中傷を浴びせ始めるという事態を招くに至った。

「地球は自転している」と主張したガリレオの時代から今日まで、いつの時代でも「真実」を伝えようとする人々は世間から激しい中傷や批判を受けるのは世の常らしい。ハーヴィーの場合は、栄養科学の学位を取得した学校（アメリカ健康科学カレッジ＝現在の「Fit For Life® Sciences Institute and The College of Natural Health」）が、政府の認可を受けていないという理由で、「彼のヘルス・アプローチはまがいもので無効だ」と糾弾された。

この学校に関する一件について、ハーヴィーは後日、公式に次のように述べている。

「非認可の学校であったことは確かだが、それは認可を何度申請しても、米国政府が薬の使用を否定する代替医療を提唱するような学校には認可を与えようとしなかったからである」

ハーヴィーが学んだ学校が、たとえ国の認可を得られなかったからといって、ナチュラル・ハイジーンの理論には科学的な根拠がない、ということにはならない。ナチュラル・ハイジーンは一九〇〇年代初めまで、アメリカでは五流派あった病気治療のアプローチ（注）のなかでも、庶民から最も信頼を得ていた治療法だったのである。当然ながらナチュラル・ハイジーンによるヘルス・アプローチを専門に教える医学校も存在していた。

（注）病気治療のアプローチ

・ナチュロパシー（自然療法。ナチュラル・ハイジーンはこれに属する）
・ホメオパシー（同種療法）
・オステオパシー（整骨療法）
・サイコセラピー（心理療法）
・アロパシー（逆症療法。今日では対症療法と呼ばれているもので、現在の西洋医療はこれに属する）

しかし一九〇〇年代初め、ロックフェラーとカーネギーといった製薬業界とのつながりがきわめて密接な財団が、「医薬品を使用し、症状を治療することを重視するアロパシー」による医学を教える学校のみを認可するよう政府に働きかけた結果、薬に頼ることなく自然のアプローチを教えている学校は閉鎖に追い込まれた。

その後、T・C・フライが再びナチュラル・ハイジーン理論を教える学校（アメリカ健康科学カレッジ）を設立し、認可を求めて長年にわたって交渉を続けてきたのだが、ついに認可されないまま、彼はこの世を去ってしまったのである。

しかし「アメリカ健康科学カレッジ」のカリキュラムに関しては、教育学の権威で主要大学の教授や大手企業（GM、エクソン、ブリタニカなど）のコンサルタントも務めていたジョン・ベアー博士が、その著『ドクター・ベアーの非伝統的大学・学位ガイド（Bear's Guide to Non-Traditional College Degrees)』のなかで、「このカリキュラムは総合的で確実に価値がある」と高く評価している。

現在このカリキュラムはパリ大学医学部でも採用されているほか、ナチュラル・ハイジーン理論はアメリカのバスティヤー大学（Bastyr University）やカナダのカナダ自然栄養学校（Canadian School of Natural Nutrition）でも、病気改善の代替医療手段として教えられている。

ナチュラル・ハイジーンのアプローチで非常に多くの超肥満や病気の患者の改善・治療に成功し、全米で話題を呼んでいるジョエル・ファーマン医学博士は、医師たちを対象に、ナチュラル・ハイジーン理論による病気治療のためのコースを指導している。

世界的に活躍している医師ら六〇〇〇人がメンバーになっているPCRM（責任ある医療を推進する医師会）も、ナチュラル・ハイジーンのすすめと同じ、低脂肪・未精製のプラントベースの食事やエクササイズ、ストレス・マネージメントを推奨していることも特筆に値する。

さらに、今日「食習慣と病気の関係」についての研究では世界でナンバー1といわれるコーネル大学栄養生化学部名誉教授のコリン・キャンベル博士も、四〇年あまりにわたる研究生活の体験を通して「ナチュラル・ハイジーンの食生活をしている人々は、世界で最も健康だ」と証言している。

博士は、『ニューヨーク・タイムズ』紙が免疫学研究のグランプリと称えた「チャイナ・ヘルス・プロジェクト」のリーダーを務め、今アメリカで話題を呼んでいる『チャイナ・スタディ（The China Study）』（グスコー出版より二〇〇六年秋、刊行予定）の著者でもある。博士はこの本のなかで、「動物性食品の摂取と病気の関係」を縷々述べるとともに、「政界と食品業界と医学・科学に関する学会との衝撃的な関係」まで暴露している。

自らの研究や世界中で出版されている最も信頼のおける七五〇余の科学論文の結論から、博士は家族とともに、すでに一九九〇年代初めから食習慣をナチュラル・ハイジーンのすすめる未精製のプラントベースのものに変え、次のように述べている。

「七〇歳を過ぎても毎朝ジョギングをし、精力的に世界各地で講演活動を行なっていられるのは、この食習慣のおかげだ」

これでお分かりのように、ナチュラル・ハイジーンがバックボーンとなっている「フィット・フォー・ライフ」のプログラムは、（たとえそれが二〇年前に書かれたものであっても）今日最も効果があり、信頼のおけるヘルス・アプローチであることが、最新の科学によって裏づけられているのだ。

アメリカではいまだに書店で売れ続け、もはや「健康栄養学」を学ぶ者にとっては必読書としてバイブルのような存在となっている。

●『ライフスタイル革命』の刊行、そして『フィット・フォー・ライフ』へ――

しかしこのような真実を知らない日本の人々の中には、『Fit for Life』の日本語版（『ライフスタイル革命』のタイトルで一九九九年に刊行。私の拙訳）が発売後数年で絶版状態になったのは著者の学んだ学校が非認可校であったことが明らかにされたからではないか、と憶測する人もいたという。だが、これは以前刊行されていた出版社の編集部が閉鎖されたことに伴う不都合によって生じたことにすぎない。

また、シェルトン博士が主宰していたヘルス・スクールで、ファスティング（断食）が原因で死亡したという例が六件あったのはナチュラル・ハイジーンのアプローチに誤りがあるからではないか、という噂もインターネット上に出ているようだが、それも真実ではない。

ナチュラル・ハイジーンによる病気治療や改善のアプローチは、今日医療現場で行なわれているさまざまな薬による治療や化学療法、放射線療法よりずっと安全で確実なものである。現に入院中にどれだけの人が亡くなっていくかを考えてみるといい。今日、医師が処方した正当の薬が原因で亡くなる人は、ガンや心臓病で亡くなる人よりも多いのだ（注）。

（注）原因別年間死亡者数（二〇〇二年、米国の統計より）

・薬害死――――七八万三九三六人

・心臓病死――六九万九六九七人

・ガン死――五五万三二五一人

また日本の社会では、ナチュラル・ハイジーンのことを、ある種のカルトと見ている人さえいるようだが、ナチュラル・ハイジーンは別名「ヘルス・サイエンス」あるいは「ライフ・サイエンス」と呼ばれるように、生命科学の分野に属する哲学であって、決して宗教団体と関連しているものではないこともここで明言しておきたい。

ハイジーン（hygiene）とは「健康および健康維持のための科学。健康を保ち、病気を予防するための原則の理論」という意味であることが、ウェブスターの辞書に出ている。その語源はギリシャ神話の「健康」を意味する擬人化された女神「ハイジーア（ヒュギエイア）」から来ている。

今回、七年前に刊行された『ライフスタイル革命』の注釈個所を大幅に補筆・改訂し、邦題も原書のタイトルどおりに改題され、再び日本のみなさんに『Fit for Life』をお届けできることは、私にとって何物にも代えがたい喜びである。

私自身が健康を取り戻すきっかけとなった本書の内容は、健康や肥満に関する悩みをお持ちの多くの日本の方たちにとっても、すばらしい福音となることだろう。そうした方々が悩みや苦しみから解き放たれ、輝くばかりの健康とすばらしい未来を一日も早く手にしていただくことを願うばかりだ。

●「人は食べたものの四分の一の栄養で生きている」――

血圧や血糖値、コレステロール値や中性脂肪値、尿酸値や肝機能の数値などの異常ばかりか、余分な体重や便秘、花粉症をはじめとするさまざまなアレルギー、消化器官のトラブル、頭痛や腰痛などの痛みのそもそもの根本原因について、非常に多くの人が「自分自身が選択し、口に運んでいる食べ物が体にふさわしくないことにある」ということを理解していない。

シェルトン博士は次のように警告している。

「親が消化酵素の限界を正しく理理解し、今流行のバランスの取れた食事という悪習をやめない限り、子供は風邪や扁桃腺ばかりか、消化不良・下痢・便秘・発熱のほか、さまざまな病気や小児麻痺などで苦しみ続けることになるだろう」

体にふさわしくない食事は、子供にとっても大人にとっても、栄養として完全に利用できない物質で体を詰まらせ、長い歳月をかけて体内環境を汚染させていき（毒血症、八三ページ参照）、余分な体重や体の不調、エネルギーレベルの低下、血圧や血糖値、コレステロール値ほか人間ドックで明らかにされる数値の異常となって現われる、ということを私たちは忘れてはならない。

たいていの人々は「体の具合が悪いのは栄養が足りないに違いないからで、栄養があるといわれるもの（おおかたが肉や魚、牛乳など）をもっと食べれば栄養が補給され、その結果健康になれる」という思い違いをしている。

しかし今日、文明諸国に見られる**ほとんどの病気は、栄養不足のためではなく栄養過多が原因で**

あることを、さまざまな研究結果が明らかにしている。

およそ五〇〇〇年前に造られたエジプトのピラミッドには、次のようなメッセージが刻まれている。

「我々が食べているもののほとんどは余分なものといっていい。人は食べたものの四分の一の栄養で生きているにすぎない。残りの四分の三は病気の原因となり、そのおかげで医者は暮らしていけるのである」

●地球に優しい究極のスローライフ――

カナダの物理学療法学者で自然療法医学者でもあるローラ・ニューマン博士は、次のように述べている。

「私たちは食べ物についての正しい知識を応用することによってしか、体を完全な健康状態に保っておくことはできない。知識とそれを利用しようとする意志は、病気と闘う武器となる。自然は不注意を見逃してはくれない。そして無知であることは悲惨な状態をもたらすだけである」

肥満や病気を追放し健康な人生を送るため、私たちに最も必要な「真のヘルス・ケアのプログラム」とは、政府が提唱しているような「早期発見とハイテクを駆使した医療器具や遺伝子治療のための医薬品の開発による早期治療」といったものではない。

そもそもナチュラル・ハイジーンの教えとは、病気を引き起こさないように肥満や病気の根本原因を取り除き、体内環境を有害物質で汚染させない食事やライフスタイルを行なうような、**庶民を健康に**

導くための教育のプログラムである。そして、それこそが本書のめざすところのものである。

第五部でも述べたことだが、先進諸国の肉食中心のライフスタイルがこの地上から森林を奪い、地球の砂漠化を増大させる大きな要因となっている。私たちにできることは日々の食事の内容をほんの少し変える程度のことかもしれないが、この一人ひとりの小さな「ライフスタイル革命」こそが、自らの体を癒していくと同時に、「地球との共生」の第一歩となっていくことを、ぜひ知っておいてほしい。

肉食を減らすことによる環境保護への恩恵は計り知れない。近年、日本においても「スローライフのすすめ」が提唱されているが、「フィット・フォー・ライフ」に基づくライフスタイルこそ、最も地球に優しいスローライフといえるだろう。

私たちの健康と幸福は地球の命と深く結びついている。一人ひとりの「フィット・フォー・ライフ」の実践が大きな輪となったとき、それは地球にとって最大の救世主となることだろう。

読者のみなさんが本書に出会い、人間にとって最も大切な「生命の法則（三つの原則）」を学べたことにより、みなさんのこれからの人生はすばらしいものに変わっていくに違いない、と私は確信している。

みなさん一人ひとりの行動、食べることに関する正しい選択こそが、地球の危機に歯止めをかける第一歩となることを信じて――。

二〇〇六年三月

松田麻美子

※松田麻美子さんが会長を務める「日本ナチュラル・ハイジーン普及協会」主宰の「超健康革命の会」が発足しています。本書や『常識破りの超健康革命』『子供たちは何を食べればいいのか』『50代からの超健康革命』で推奨しているライフスタイルに共鳴する方々が、最新情報を学んだり、意見交換したりすることを目的としています。会に関するお問い合わせは、「超健康革命の会」事務局（TEL&FAX ○三-三七七五-四五○三　正午～午後六時まで対応）までどうぞ。なお、詳細は日本ナチュラル・ハイジーン普及協会のホームページ内（http://natural-hygiene.org/shr.aspx）にてもご覧いただけます。

また、松田麻美子先生への講演依頼についてのお問い合わせも、右記宛にお願いいたします（ただし、松田先生への質問の類いは受け付けておりませんので、あしからずご了承ください）。

店舗紹介

◎本書掲載のレシピに使用される食品は自然食品や健康食品を扱っているお店で購入できますが、生のナッツ類やドライフルーツなどを入手できない場合や通信販売をご利用されたい方は、下記のお店にお問い合わせください。

【アリサン(有)】(通信販売用名称:テングナチュラルフーズ)

〒350-1251　埼玉県日高市高麗本郷185-2
TEL:042-982-4812　FAX:042-982-4813
http://www.alishan-organic-center.com/jp/

◎下記は国産の有機野菜を扱っているお店です。
代表の新井さんは「フィット・フォー・ライフ」の実践者で、
松田先生の本はお店に常時在庫しています。

【(有)ナチュラルマート】

〒150-0012 東京都渋谷区広尾5-19-5 広尾フラワーホーム1F
TEL:03-6408-2528　FAX:03-6408-2529
http://www.naturalmart.jp/

◎各種ジューサーの取り扱い店については、314ページをご参照ください。

◎フラックスシード(加熱したもの)は、下記にて通信販売が可能です。

【ガデリウス(株) 神戸支社**】**

〒651-0086　神戸市中央区磯上通6-1-9-6F
TEL:0120-264-825　FAX:0120-264-827
Eメール:amani@gadelius.com

◎アメリカからの個人輸入については、325ページをご参照ください。

(以上、編集部)

ホ

●ほかほかのバターコーン・トルティーヤ……405
●ホットサンド（カリフラワーの）……404
●ホットサンド（野菜）……424
●ポテトスープ白味噌仕立て（ゴールデン）……441
●「ポテト大好き！」サラダ……411
●ポテトボート……394
●ポリートミスト（蒸し野菜の盛り合わせ）……437

マ

●マッシュルーム・クリームソース……409
●マッシュルームのバター炒め（とびきりおいしい）……430
●マヨネーズ・ドレッシング（カレー風味の）……403

ム

●蒸した（スチーム）アーティチョーク……438
●蒸し野菜の盛り合わせ（ボリートミスト）……437

メ

●メキシコ風アボカドサラダ（グアカモーレ）……412
●メロンのシュープリーム（イチゴと）……434
●メロンのソフトクリーム……434

ヤ

●焼き魚ステーキ風……419
●焼きそば（せん切り野菜入り）……414
●野菜炒め（中華風）……442
●野菜グラタン（カリカリパン粉のトッピング付き）……412
●野菜系フルーツの盛り合わせ……396
●野菜サラダ（農場の）……431
●野菜ジュースカクテル（新鮮な）……393
●野菜のオーブン煮……433
●野菜ホットサンド……424

ラ

●ライスサラダ（地中海風）……396
●ライタ（キュウリの）……420
●ライト・ドレッシング……390

リ

●緑葉野菜サラダ（夏の）……448

レ

●レタスのフランス風（グリーンピースと）……433
●レンズ豆スープ赤味噌仕立て（オールドファッション風）……444

ロ

●ローストチキン（簡単な）……395
●ローストポテト（カリッとした）……447
●ロメインレタス巻き（アボカドの）……437

ワ

●和風アボカドの手巻き寿司……392
●和風サラダ（魚党の）……416

フィット・フォー・ライフ

健康長寿には「不滅の原則」があった！

2006年 3 月29日　　第 1 刷発行
2024年 8 月20日　　第20刷発行

著　者　ハーヴィー・ダイアモンド
　　　　マリリン・ダイアモンド
訳　者　松田麻美子
発行者　佐藤八郎
発行所　グスコー出版
　　　　〒140-0014　東京都品川区大井 1-23-7-4F
　　　　販売：Tel 03-5743-6782　Fax 03-5743-6783
　　　　編集：Tel 03-5743-6781　Fax 03-5743-6783
　　　　http://www.gsco-publishing.jp/

印刷・製本　　シナノ

ISBN978-4-901423-10-6

ハーヴィー・ダイアモンド（Harvey Diamond）

「アメリカ健康科学カレッジ」（現在の「Fit For Life® Sciences Institute and The College of Natural Health」）において最高学位取得後、同カレッジの検定コースの指導にあたっていたほか、カリフォルニア州サンタバーバラの「ホリスティック医学教育研究所」ほかで栄養科学を指導。心身ともに健康的な生き方を指導する講師、カウンセラーとして世界的に活躍、「ラリーキング・ライブ」「オプラ」「ナイトライン」「グッドモーニング・アメリカ」ほか、多数のテレビショーに出演している。

マリリン・ダイアモンド（Marilyn Diamond）

ニューヨーク大学を次席で卒業、ファイベータカッパ（成績優秀な学生から成る米国最古の学生友愛会）会員。「アメリカ健康科学カレッジ」で栄養カウンセラーの免許取得。ダイエット／エクササイズ関連の著書多数を出版しているほか、人々に「愛・幸福・健康」を指導する活動を世界各地で積極的に行なっている。本書『フィット・フォー・ライフ』のプログラムの普及のために、長年の間貢献し続けている。

松田　麻美子（まつだ・まみこ／訳・補遺）

自然健康·治療学博士（Ph. D. in Natural Health & Healing）。日本ナチュラル·ハイジーン普及協会会長。1978年、米国ウェスリヤン大学卒。1992年、「アメリカ健康科学カレッジ」で栄養科学の最高学位を取得。2006年、米国ナチュラル·ヘルス大学卒。

栄養科学、自然健康・治癒学を修め、ヒューストン・ナチュラル・ヘルス協会／ヒューストン・ナチュラル・ハイジーン・ネットワークを主宰。日本におけるナチュラル・ハイジーン（自然健康法に基づく究極の健康栄養学）のパイオニアとして活躍。現在、米国ヒューストンに在住。日米間を往復し、「健康な体づくり」のための研究と指導に取り組んでいる。ハーヴィー、マリリンとは公私にわたって親交を結んでいる。

著書に『常識破りの超健康革命』『子供たちは何を食べればいいのか』『50代からの超健康革命』『女性のためのナチュラル・ハイジーン』、訳書に『チャイナ・スタディー』（いずれも、グスコー出版刊）がある。

日本ナチュラル・ハイジーン普及協会：http://natural-hygiene.org/

総索引（項目、人物名、書名など）

※重複して登場するものは主要ページ、初出ページを主に掲載。

ア

アインシュタイン（アルバート・）……201、202、256、457
アーサー・C・ガイトン……200
『アーリー・アメリカン・ライフ』……138
アール・ウェアーランド……77
アイザック・ジェニングス……63
アドレイン・ダ・シュライヴァー……193
アブハジア共和国……106
アミノ酸……194
アミノ酸プール……198
アメリカ合衆国のための食事改善目標（ダイエタリー・ゴール）……74
アメリカ健康科学カレッジ……61、62、532、534
アメリカ心臓病協会……277
アメリカ生理学会……1、63
アラン・ウォーカー（ジョンズ・ホプキンズ大学、人類学者）……147
アリストテレス……202
アレキサンダー・リーフ（科学者）……106
アルキメデス……202
αリノレン酸……219
アンジェラ・ランズベリー……7

イ

E・S・ナセット……199
『医師の忠告に反して健康な子供を育てる方法』……225、293
医師の平均寿命……495
一日の最初の食事……309
EPA（米国環境保護局）……219、499
イワン・パブロフ……111

ウ

『ウィークリー・ワールド・ニューズ』……106
ヴィッキー・G・ハフネイゲル（産婦人科医）……283
ウィリアム・A・エリス……236
ウィリアム・J・メイヨー……148
ウィリアム・オールコット……63
ウィリアム・カステリ（ハーバード大学医学部教授）……150、183
ウーピー・ゴールドバーグ……7
ウェイン・W・ダイアー（作家）……11
ウォルター・ウィレット（ハーバード大学、医学博士）……225

ウ・ヤンキン ……… 106

エ

『栄養学・食餌療法学論評』 ……… 199
『栄養と健康』 ……… 209
『栄養学に関して、いつも知りたいと思っていること』 ……… 73
エクササイズ(運動) ……… 245
『エコロジカル・ダイエット——生きのびるための食事法』 ……… 336
SIDS(乳幼児突然死症候群) ……… 295
エドワード・A・タウブ(医学博士) ……… 18
エドウィン・モーゼス ……… 202
エネルギーの階段 ……… 210、318
FAO(国連食糧農業機関) ……… 465
FDA(米国食品医薬品局) ……… 209、219
エマニュエル・M・ビスキュシ(医学博士) ……… 12
エレノア・マックビーン ……… 265
エンプティー・カロリー食品 ……… 334

オ

O－157 ……… 508
オーニッシュ博士の心臓病改善プログラム ……… 462
『オキナワ式食生活革命——オキナワ・プログラム』 ……… 483
オメガ3脂肪酸 ……… 217

カ

カーネギー ……… 534
カール・ルイス ……… 202
カール・ラムホルツ(科学者) ……… 214
過酸症 ……… 148
カステリ ……… 183
果食動物 ……… 145
風邪 ……… 179
カゼイン ……… 234
カテキン ……… 263
果糖 ……… 149、488
カナダ自然栄養大学 ……… 535
カフェイン ……… 260、285
『カリフォルニア食糧品ジャーナル』 ……… 222
ガリレオ ……… 135
カレン・アレキサンダー ……… 7
カレン・マルダー ……… 7

ガン予防15か条 …… 464

キ
喫煙 …… 285
キャンディス・バーゲン …… 7
牛乳神話 …… 221
牛乳宣伝キャンペーン …… 224
『牛乳には危険がいっぱい?』 …… 224、511
キリスト …… 202
凝縮食品(果物、野菜以外の食品) …… 94、99、116

ク
果物摂取のための待ち時間 …… 161
果物の正しい食べ方 …… 155、157、160
クラウディア・シーファー …… 7
クリヴ・マッケイ(コーネル大学、博士) …… 265

ケ
ゲイ・ガイアー・ルース(心理学者) …… 77
K・R・シドゥワ …… 65
K・S・ローレンス(医学博士) …… 19
解毒(デトックス) …… 94、114、117、530
玄米の炊き方 …… 339

コ
酵素 …… 104
酵素抵抗連鎖結合 …… 125
コーヒー、紅茶 …… 259
国際肥満学会 …… 149
国立ガン研究所 …… 182
コペルニクス …… 135
コリン・キャンベル(コーネル大学、博士) …… 467、476、477、482、535

サ
菜食主義者(ベジタリアン) …… 202、453
サプリメント(栄養補助食品) …… 271
サラダ・バー …… 352

シ
ジーン・ハックマン …… 7
シェール …… 7
ジェラルド・スミス(コーネル大学メディカルセンター) …… 134
『自然の恵み健康法——野菜とフルーツの自然食』 …… 104、312
シビル・シェパード …… 7
シャーリー・マクレーン …… 7
ジャック・D・トロップ …… 75

ジャン・エドワード・モーゼ …… 12
ジューサー …… 314、315
ジュディス・ロディン(イェール大学教授) …… 149
シュバイツァー …… 202
消化酵素 …… 117、122
『消化腺の仕事』 …… 111
『小児科学』 …… 226
ジョエル・ファーマン(医学博士) …… 535
食後のフルーツ …… 151
「食事と栄養、ガン予防に関するガイドライン」 …… 464
植物油 …… 364
食物酵素 …… 123、124
食物繊維 …… 204
ジョン・アスピナル …… 193
ジョン・H・ティルデン(医学博士) …… 83、529
ジョンズ・ホプキンズ大学 …… 134、147、511
ジョン・B・ヴォーガン(カイロプラクティック博士) …… 11
ジョン・ベアー …… 535
ジョン・ロビンズ …… 336、461
シルベスター・グラハム …… 63
白砂糖 …… 267、346、488
人工乳 …… 294
新鮮な空気 …… 249
『人体生理学』 …… 200
新フードガイド・ピラミッド …… 133
人類が将来生き残れる地球を残すための会 …… 460

ス

『スーパー・サイズ・ミー』 …… 466
スチュアート・レヴィー …… 235
『スポック博士の育児書』 …… 224、462
『スリープ・リサーチ』 …… 265

セ

生命の法則 …… 9
責任ある医療を推進する医師会(PCRM) …… 226、233、276、463、535
セネカ …… 6
全国ハイジーン協会 …… 64
全国酪農評議会 …… 232
全粒紛(ホールウィート) …… 41、169、338

ソ

ソクラテス …… 202

タ

ダイエタリー・ガイドライン（食事指針）…… 464、466、491
『ダイエタリー・ガイドライン（食事指針）2005年度改訂版』…… 227
ダイエタリー・ゴール（アメリカ合衆国のための食事改善目標）…… 74
代謝のプロセス …… 84
『タイム』…… 463
WHO（世界保健機関）…… 465
食べ物の正しい組み合わせ …… 120

チ

『小さな惑星の緑の食卓』…… 196
チェビー・チェイス …… 7
チャイナ・スタディ …… 467、536
チャイナ・ヘルス・プロジェクト …… 467、481、535
チャンピオン・ジューサー …… 314、331
超健康革命の会 …… 9、541

テ

T・C・フライ（「アメリカ健康科学カレッジ」学部長）… 2、64、200、493、506、534
低血糖症 …… 277
低速圧縮型ジューサー …… 314
ディーン・オーニッシュ（カリフォルニア大学、医学博士）…… 462
デーヴィッド・ルーベン …… 73
デーヴィッド・L・ルイス …… 138
店舗紹介 …… 542

ト

同化（吸収と利用）のサイクル（午後8時〜午前4時）…… 78、172
毒血症 …… 83
『毒血症が明らかにしたこと』…… 83
『ドクター・ベアーの非伝統的大学・学位ガイド』…… 535
『毒針』…… 265
ドライ・フルーツ …… 324
トルーディ・マックワーター …… 12
トルストイ …… 202

ナ

『ナショナル・ジオグラフィック』…… 106
ナチュラル・ハイジーン …… 8、59
『ナチュラルハイジーン式育児法』…… 281

ニ

ニール・バーナード（「責任ある医療を推進する医師会」会長）…… 463
肉なしデー …… 452
24時間周期の体のリズム …… 77
日光 …… 249

『ニューイングランド医学ジャーナル』……235、295
『ニューイングランド・オブ・メディスン』……484
乳糖不耐症……233
乳幼児突然死症候群(SIDS)……295
『ニューヨーク・タイムズ』……8、468、535

ノ

『農薬監視ジャーナル』……499
ノーマン・ウォーカー……103、235、312、498
ノーマン・カズン……253

ハ

『バージェン・レコード』……149
ハーバート・M・シェルトン……112、153、281、521
ハーバード大学……183、225
ハーバード・ベントン(ボストン・ベス・イスラエル病院、医学博士)……254
バーナード・ショー……202
『ハイジニック・システム』……64
排泄のサイクル(午前4時〜正午)……78、171
バスティヤー大学……535
『パブリッシャー・ウィークリー』……8
パリ大学医学部……535
ハワード・ライマン……458

ヒ

BSE(牛海綿状脳症)……459
ビーガン……453
PCRM(責任ある医療を推進する医師会)……535
ピタゴラス……202
必須アミノ酸……195
ヒポクラテス……63、202
ビタミンB12……211
病気治療のアプローチ……534
『病気の解剖学』……253
ビルカバンバ……106、200、479

フ

ファイトケミカル……478
『フィット・フォー・ライフ』……7、37
フィリス・テリー・ゴールド(心理学博士、サイコセラピスト)……12
フィリップ・ノーマン……112
フード・ガイド・ピラミッド……130、132、463
仏陀……202
不飽和脂肪酸……217

プラーク（脂肪性沈着物）……108、463
フラックスシード……219
プラトン……202
フラミンガム心臓研究……150、482
フランシス・ムア・ラッペ……197
フランク・オスキー（元ジョンズ・ホプキンズ大学医学部小児科部長）……224、512
フリーラジカル（遊離活性基）……263
ブルース・エイムス（カリフォルニア大学バークレー校、博士）……267
フンザ……106、200、479

ヘ

『米国医師会ジャーナル』……112、210
米国栄養士会……232、464
米国がん協会……183、464
米国ナチュラル・ハイジーン協会……75
pH（ペーハー）バランス……261
ベジタリアン（菜食主義者）……202、453
『ヘルシー・クッキング革命』……299
『ヘルス・サイエンス』……277
『ヘルス・リポーター』……45、273
ベンジャミン・スポック……462
ヘンリー・フォード……138

ホ

飽和脂肪酸……217
ホール・フード……159
ポール・マッカートニー……7
「補給・同化・排泄」のサイクル……77
補給（摂取と消化）のサイクル（正午〜午後8時）……78、172
母乳……294
ポリフェノール……270

マ

マーク・トウェイン……256
マーブ・グリフィン……7
マイク・ピアザ……202
マイク・ベントン……188
マイ・ピラミッド……133
マイロン・ウィニック（コロンビア大学「人間栄養学研究所」所長）……271、283
マクロビオティック……158

ミ

ミートアウト（肉追放）事務局……451
三木睦子……4

メ

メアリー・ハート …… 7
メイヨー・クリニック …… 148
メリー・ゴーヴ …… 63

ユ

有酸素運動 …… 245

ヨ

ヨーグルト …… 237
予防医学研究所 …… 462
四大基礎食品グループ …… 130

ラ

ラッセル・トゥロール …… 64
ラルフ・シンケイ …… 45、283

リ

リチャード・O・キーラー …… 222
緑茶（日本茶） …… 263
『リラックス反応以上のもの』 …… 254

レ

レオナルド・ダ・ヴィンチ …… 202、256

ロ

ロイヤル・リー（栄養学研究財団、博士） …… 266
ローフード・レストラン …… 452
『ロサンゼルス・タイムズ』 …… 106、222、223、272
ロジャー・ウィリアムス（テキサス大学、医学博士） …… 338
ロックフェラー …… 534
ロバート・バーラーニ …… 197
ロバート・メンデルソン（医学博士、作家） …… 11、225、293、512

ワ

ワイン …… 269

特選レシピ索引

ア

●アーティチョーク（蒸《スチーム》した）……438
●アーモンド・ミルク（フレッシュ）……428
●アスパラガス入りのパリジェンヌのサラダ……410
●アスパラガスのイタリア風味……440
●アップルソース（フレッシュ）……444
●アボカドサラダ（グアカモーレ）（メキシコ風）……412
●アボカド・サンドウィッチ……390
●アボカド・ドレッシング（クリーミー）……448
●アボカドの手巻き寿司（和風）……392
●アボカドのトルティーヤ巻き……432
●アボカドのロメインレタス巻き……437

イ

●イチゴとキウイのサラダ（フルーツディップ添え）……407
●イチゴとメロンのシュープリーム……434
●田舎風コーンチャウダーの味噌仕立て……398
●インゲンのガーリック風味……395

ウ

●ウドのサラダ……440

エ

●栄養満点エンドウ豆のスープ……413
●エネルギーサラダ……389
●エンドウ豆のスープ（栄養満点）……413

オ

●オールドファッション風レンズ豆スープ赤味噌仕立て……444
●おばあちゃんのコールスロー（キャベツのサラダ）……429
●温野菜のレモンバターソースかけ……436

カ

●ガーリッククルトン……402
●ガーリックハーブ・ドレッシング……397
●香り高きキャベツのシュトルーデル（パイ皮包み）……435
●カリカリパン粉のトッピング付き野菜グラタン……412
●カリッとしたローストポテト……447
●カルフォルニア・トスターダ……422
●カリフラワースープ白味噌仕立て（完璧クリーミー）……394
●カリフラワーとグリーンピースのクリームスープ白味噌仕立て……424
●カリフラワーと豆のドライカレー……418
●カリフラワーのホットサンド……404
●カレー（普通の）……419
●カレー炒め（キャベツの）……403
●カレー風味のコーンサラダ……439
●カレー風味のチキンサラダ……403
●カレー風味のマヨネーズ・ドレッシング……403

カ

●簡単なフルーツサラダ……421
●簡単なローストチキン……395
●広東風シーフードサラダ……443
●広東風ドレッシング……443
●完璧クリーミー・カリフラワースープ白味噌仕立て……394
●完璧トウモロコシの懐かし味……415

キ

●キャベツのカレー炒め……403
●キャベツのサラダ（おばあちゃんのコールスロー）……429
●キャベツのサラダ（ピリッとしたコールスロー）……407
●キャベツのシュトルーデル（パイ皮包み）（香り高き）……435
●キュウリのディル風味……420
●キュウリのトルティーヤ巻き……408
●キュウリのライタ……420

ク

●グアカモーレ（メキシコ風アボカドサラダ）……412
●クスクス……432
●グッドウィッチ（ニューヨーク）……398
●クリーミー・アボカド・ドレッシング……448
●クリーミー・ドレッシング……412
●グリーンサラダ（フレンチ）……396
●グリーンピースとレタスのフランス風……433
●グリーピースのクリームスープ白味噌仕立て（カリフラワーと）…424

コ

●コールスロー（キャベツのサラダ）（おばあちゃんの）……429
●コールスロー（キャベツのサラダ）（ピリッとした）……407
●ゴールデン・ポテトスープ白味噌仕立て……441
●コーンサラダ（カレー風味の）……439
●コーンチャウダーの味噌仕立て（田舎風）……398
●コーン・トルティーヤ……406
●コーンブレッド（ハチミツ入り）……445

サ

●魚党の和風サラダ（鮭のステーキサラダ、魚の塩焼きサラダ、刺身サラダ）……416
●魚の塩焼きサラダ（魚党の和風サラダ）……416
●鮭のステーキサラダ（魚党の和風サラダ）……416
●刺身サラダ（魚党の和風サラダ）……417
●刺身サラダ用ドレッシング……417
●サツマイモの煮ころがし……440
●サンドウィッチ（アボカド）……391
●サンドウィッチ（正しく組み合わせた）……390
●サンドウィッチ（ピタブレッドに詰めた）……417

シ

●シーザーサラダ……402
●シーフードサラダ（広東風）……443
●シェパードパイ（ジャガイモのパイ）……408
●シチューを（二人で）……401

シ

●ジャガイモのお焼き（ニンジン入りハッシュブラウンズ）…………406
●ジャガイモのパイ（シェパードパイ）……………………………………408
●シュープリーム（イチゴとメロンの）……………………………………434
●シュトルーデル（パイ皮包み）（香り高きキャベツの）………………435
●醤油ドレッシング ……………………………………………………………416
●新鮮な野菜ジュースカクテル ………………………………………………392

ス

●スイート・スパゲティ・スカッシュ ………………………………………421
●スチーム（蒸した）アーティチョーク ……………………………………438
●ズッキーニのバジル風味ヴィネグレットソースあえ ……………………430
●ステーキ党のサラダ（テキサスサラダ）…………………………………415
●ストロベリー・スムージー …………………………………………………432
●ストロベリーセーキ …………………………………………………………428
●スパゲティ・スカシュ（スイート）………………………………………421
●スムージー（ストロベリー）………………………………………………432
●スムージー（フルーツ）……………………………………………………423

セ

●せん切り野菜入り焼きそば …………………………………………………414
●全粒粉のトルティーヤ ………………………………………………………400

ソ

●ソフトクリーム（メロンの）………………………………………………434

タ

●正しく組み合わせたサンドウィッチ ………………………………………390
●タブーラ（ひき割り小麦のサラダ）………………………………………435

チ

●チキンサラダ（カレー風味の）……………………………………………403
●チキンバーベキュー・ガーリック風味 ……………………………………430
●地中海風ライスサラダ ………………………………………………………396
●中華風野菜炒め ………………………………………………………………442
●朝食用フルーツ盛り合わせ …………………………………………………446

テ

●ディジョン・ドレッシング …………………………………………………415
●デーツセーキ …………………………………………………………………427
●テキサスサラダ（ステーキ党のサラダ）…………………………………415
●手巻き寿司（和風アボカドの）……………………………………………392
●照焼風ブロッコリーのニンニク炒め ………………………………………406

ト

●トウモロコシの懐かし味（完璧）…………………………………………415
●トスターダ（カリフォルニア）……………………………………………422
●とびきりおいしいマッシュルームのバター炒め …………………………430
●トマト・サルサ（フレッシュ）……………………………………………422
●ドライカレー（カリフラワーと豆の）……………………………………418
●トルティーヤ（コーン）……………………………………………………406
●トルティーヤ（全粒粉の）…………………………………………………400
●トルティーヤ（ほかほかのバターコーン）………………………………405
●トルティーヤ・スープ ………………………………………………………428
●トルティーヤ・ブギ …………………………………………………………425

ト
●トルティーヤ巻き（キュウリの）……408
●トルティーヤ巻き（アボカドの）……432

ナ
●長ネギのクリームスープ味噌仕立て（ニンジンと）……425
●ナッツとキュウリのフィンガーフード……401
●ナッツバターのディップ……397
●夏の緑葉野菜サラダ……448

ニ
●煮ころがし（サツマイモの）……440
●ニューヨーク・グッドウィッチ……398
●ニンジン入りハッシュブラウンズ（ジャガイモのお焼き）……406
●ニンジンと長ネギのクリームスープ味噌仕立て……425

ノ
●農場の野菜サラダ……431

ハ
●ハーブバターソース……439
●バーベキュー・オニオン……399、429
●ハーベストスープ白味噌仕立て……405
●バジル風味のニンジン……410
●パスタサラダのマリネ……426
●バターコーン・トルティーヤ（ほかほかの）……405
●ハチミツ入りコーンブレッド……445
●ハッシュブラウンズ（ジャガイモのお焼き）（ニンジン入り）……406
●バナナセーキ……446

ヒ
●ひき割り小麦のサラダ（タブーラ）……435
●ピタトースト……445
●ピタブレッドに詰めたサンドウィッチ……417
●ピリッとしたコールスロー（キャベツのサラダ）……407

フ
●フィンガーフード（ナッツとキュウリの）……401
●二人でシチューを……401
●普通のカレー……419
●フルーツサラダ（簡単な）……421
●フルーツ・スムージー……423
●フルーツディップ……408
●フルーツディップ添えイチゴとキウイのサラダ……407
●フルーツ盛り合わせ（朝食用）……448
●フレッシュアーモンド・ミルク……428
●フレッシュアップルソース……444
●フレッシュトマト・サルサ……424
●フレンチ・グリーンサラダ……396
●フレンチ・ドレッシング……411
●ブロッコリーのニンニク炒め（照焼風）……406
●ブロッコリーのレモンバターソースかけ……441

ホ
●ホウレンソウとモヤシのサラダ（醤油ドレッシング）……400